AF331894

TRAITÉ

THÉORIQUE ET PRATIQUE

DE

L'ÉLECTRO-HOMŒOPATHIE

SYSTÈME SAUTER

OU

NOUVELLE THÉRAPEUTIQUE

GUÉRISSANT D'APRÈS DES PRINCIPES CERTAINS
LES MALADIES CHRONIQUES ET AIGUËS
ET MÊME CELLES RÉPUTÉES INCURABLES.

Par M. J. G. de BONQUEVAL.

Prix: Sept francs.

PARIS

NOUVELLE LIBRAIRIE MÉDICALE ET SCIENTIFIQUE
ANCIENNE ET MODERNE DE

JACQUES LECHEVALIER

33, Rue Racine, 33

(Près l'Odéon et l'École de Médecine).

1885

TRAITÉ THÉORIQUE & PRATIQUE

DE

L'ÉLECTRO-HOMŒOPATHIE

TRAITÉ

THÉORIQUE ET PRATIQUE

DE

L'ÉLECTRO-HOMŒOPATHIE

SYSTÈME SAUTER

OU

NOUVELLE THÉRAPEUTIQUE

GUÉRISSANT D'APRÈS DES PRINCIPES CERTAINS

LES MALADIES CHRONIQUES ET AIGUËS

ET MÊME CELLES RÉPUTÉES INCURABLES.

Par M. J. G. de BONQUEVAL.

———

MONTDIDIER

IMPRIMERIE ADMINISTRATIVE & COMMERCIALE A. RADENEZ

—

1885

BUT DE L'AUTEUR

S'il est une chose à la mode aujourd'hui c'est de parler de la misère; mais dans la pensée de nos philanthropes modernes tous plus ou moins adorateurs du Veau d'or, il n'y a qu'une seule espèce de misère, la misère du pauvre...... le dénûment, l'affreux dénûment de celui qui n'a rien, ni argent, ni linge, ni pain, ni habitation digne de ce nom. Or, ce n'est là qu'une espèce de la nomenclature presque immense des misères humaines.

Parmi toutes ces misères, s'il en est une vraiment digne d'intérêt c'est celle de la maladie. Devant celle-là, quoi qu'on en dise, tous les hommes sont égaux, et la misère de l'homme riche est aussi grande que celle de l'homme pauvre. Souffre-t-on moins dans un palais que dans une mansarde ? Pour moi, le malade est le plus à plaindre des pauvres, parce que c'est le pauvre du plus grand des biens de ce monde, de celui sans lequel tous les autres ne sont qu'une dérision ajoutée à sa misère, et avec lequel au contraire toutes les misères quelles qu'elles soient deviennent supportables parcequ'elles sont réparables... la santé!! C'est ce sentiment de compassion profonde qui m'a déterminé à entreprendre l'œuvre, dont ce livre doit être, je l'espère, la réalisation : Donner à tout le monde, autant que possible, *mais surtout aux médecins*, la clef d'une nouvelle science thérapeutique arrivant à guérir aussi aisément et aussi promptement que possible, les maladies en apparence les plus compliquées et les plus incurables ; je demande pardon au lecteur d'avoir à formuler une phrase qui tout d'abord ne pourra manquer de paraître bien prétentieuse, mais quel que soit mon désir d'échapper au ridicule, c'est l'expression de la vérité pure, et je ne puis manquer à la vérité quoi qu'il m'en coûte.

Permettez-moi donc de vous demander une chose, c'est qu'avant de me taxer d'imprudence, vous lisiez attentivement ce livre fruit d'une longue expérience en même temps que de sérieuses études. Lisez d'abord, et vous jugerez ensuite.

J. DE BONQUEVAL.

PRÉFACE

Monsieur Pierre Véron écrivait il y a quelque temps:
(nouvelles du jour, 21 novembre 1883) — « La dernière
« invention des microbisants est relative à la fièvre
« jaune. On fait annoncer qu'un médecin exotique
« chargé par le gouvernement brésilien de rechercher
« les causes de la fièvre jaune est arrivé par une lon-
« gue série d'expériences à la conclusion que cette
« terrible épidémie est, elle aussi, causée par un mi-
« crobe. — Parbleu ! Une seule chose m'étonne: C'est
« que la longue série d'expériences ait été nécessaire
« pour arriver à cette conclusion réglée d'avance. —
« N'est-ce pas entendu ? La devise n'est-elle pas ? hors
« du microbe, pas de fléau ! — La même révélation
« nous apprend que le docteur exotique a donné un
« nom latin au microbe dont il est à la fois le révéla-
« teur et le parrain. Il l'a appelé *Cryptococcus Xan-*
« *togenicens.*

« Ah ! si Molière vivait ! comme cette latinité le ré-
« jouirait et ferait épanouir son rire de génie ! De quoi
« se plaindront désormais les gens atteints de fièvre
« jaune ? Ne sauront-ils pas à quoi s'en tenir sur la
« cause de leur décès?..... Je trouve, ajoute le spirituel
« écrivain, que la science moderne emploie peut-être
« un peu trop de temps à rechercher les causes de nos
« maux, ce qui ne lui en laisse pas assez pour chercher
« les remèdes. On a d'admirables et d'interminables

« nomenclatures aujourd'hui. On vous catalogue vos
« infirmités avec un luxe de termes techniques qui jette
« beaucoup de poudre aux yeux des profanes. Mais
« en sommes nous beaucoup plus avancés pour cela?
« — La belle affaire que de savoir qu'il y a du Crypto-
« coccus en jeu, si l'on s'empresse d'ajouter: C'est
« incurable! On est effrayé du nombre de maladies
« auxquelles la médecine applique cette épithète de
« désespérance: La Phtisie?...Incurable! — Le Can-
« cer?...Incurable. — Le Ramollissement? Incurable.
« — Le rhume de cerveau lui-même... incurable aussi,
« car les médecins consciencieux confessent qu'il se
« guérit bien plus vite tout seul que quand ils s'en
« mêlent. — Il me semble que si j'avais l'honneur
« d'être diplômé, je me dirais: Voyons, trop de mi-
« crobes. La nomenclature en est suffisamment tirée
« en longueur et je ferai mieux de chercher dans une
« autre direction. Je vais tâcher, ce qui sera plus ori-
« ginal, de tirer mes semblables des griffes d'un de ces
« microbes là; je vais tâcher de supprimer un para-
« graphe sur la liste des incurabilités.

« Ah! Comme il serait le bienvenu le docteur qui
« aurait une pareille inspiration! Comme on lui par-
« donnerait de ne pas donner un nom latin à son pro-
« cédé de sauvetage!

« Malheureusement, les investigations de la méde-
« cine sont dirigées dans un sens tout différent. Les
« médecins ne travaillent qu'à prouver leur savoir,
« sans s'inquiéter d'être utiles. Ils accumulent les
« gros rapports, les mémoires solennels. Bénéfice net
« pour l'humanité: *Zéro.* — On demande des hommes
« de bonne volonté pour chercher non pourquoi nous

« mourons, mais comment s'y prendre pour ne pas
« mourir. — »

C'est pour répondre à cet appel du bon sens que ce
livre se présente.

Les médecins, quoi qu'en dise M. Pierre Véron, se
sont beaucoup occupés de chercher à être utiles, et il
n'y a point à leur reprocher l'indifférence ou l'inertie.
Mais tandis que tout était lumière pour eux quand ils
cherchaient les maladies, il semblait que tout à l'entour d'eux devenait ténèbres quand ils s'ingéniaient à
les guérir, et on devine tout ce qu'ont dû souffrir de leur
impuissance tant d'hommes aussi distingués par l'hé-
roïsme de leur dévoûment que par l'éclat de leur génie,
quand on entend les plaintes amères que plusieurs
d'entre eux ont consignées à la postérité.

Sydenham, au XVIIe siècle, s'écriait sur la fin de sa
vie: « La médecine est l'art de babiller plutôt que
celui de guérir. »

Boerhaave, au XVIIIe siècle, ordonnait par son tes-
tament de brûler tous ses livres et papiers à l'exception d'un certain volume magnifiquement relié dans
lequel on ne trouva que ces mots: « Conservez-vous
la tête fraîche, les pieds chauds, le ventre libre, et
moquez-vous des médecins. »

Sprengel disait: « Le scepticisme en médecine est le
comble de la science: le parti le plus sage consiste à
regarder toutes les opinions avec l'œil de l'indifférence
sans en adopter aucune. »

Bichat déclarait de la matière médicale: « Ce n'est
point une science ; c'est un assemblage informe
d'idées inexactes, de moyens illusoires, de formules
aussi bizarrement conçues que fastidieusement assem-

blées. On dit que la pratique de la médecine est rebutante; je dis plus: elle n'est pas, sous certains rapports celle d'un homme raisonnable quand on en puise les principes dans la plupart de nos matières médicales. »

Broussais : « Je conviens que la médecine a rendu à l'être souffrant le service de lui offrir des consolations en le berçant toujours d'un chimérique espoir; mais il faut convenir qu'une pareille utilité est loin de la relever au milieu des autres sciences naturelles, puisqu'elle semble la placer sur la ligne de l'astrologie, de la superstition, et de tous les genres de charlatanisme. »

Magendie: « Sachez-le bien, la maladie suit habituellement sa marche sans être influencée par la médication..... Si même je disais ma pensée toute entière, j'ajouterais que c'est surtout dans les services où la médecine est la plus active que la mortalité est la plus considérable. »

Valleix, en tête de son *Guide Pratique,* si justement célèbre, laisse échapper ce cri du cœur : « Que de regrets on éprouve en voyant tant d'études, tant de veilles, de génie, dépensées pour obtenir d'aussi faibles résultats! »

Rostan : « Aucune science n'a été et n'est encore infectée de plus de préjugés que la matière médicale. »

Louis: « Depuis vingt ans j'ai dans les hôpitaux étudié tour à tour la plupart des méthodes curatives, ce qui m'a mis dans le cas de remarquer que la plupart de ces méthodes offraient des résultats déplorables; et je leur dois la perte de personnes bien chères. »

Malgaigne : « Absence complète de doctrines scientifiques en médecine; absence de principes dans l'application de l'art... empirisme partout... Voilà l'état de la médecine. »

Bouchardat: « La science médicale n'est pas faite, elle est pour ainsi dire à édifier. »

Marchal de Calvi: « Il n'y a plus en médecine, et depuis longtemps, ni principe, ni foi, ni loi. Nous construisons une tour de Babel, ou plutôt... nous n'en sommes pas même là : *Nous ne construisons rien.* »

Enfin, M. H. Moutanier écrivait en 1867 dans la *Gazette des Hôpitaux :* « C'est une science bien incomplète encore que la science médicale, et il est souverainement triste et presque aussi humiliant de voir où nous en sommes après vingt siècles d'observations, de recherches et de méditations. Nulle base vraiment solide, aucun criterium certain, des discussions interminables, des affirmations prématurées, des négations ridicules ; des théories aussitôt abandonnées et bientôt reprises presque sans modifications; toujours le même cercle parcouru et à peine élargi de loin en loin par quelque grand génie; tel est le bilan d'une des sciences les plus importantes et les plus utiles. »

Voilà les conclusions définitives de tout ce que la science a eu de plus honoré et de plus honorable; on y sent palpiter le découragement profond et sincère de nobles et grandes âmes ne trouvant au bout de tant d'études et de tant d'efforts généreux que la désillusion et le vide.

(Citations empruntées à l'opuscule du Dr Landry. — Lettres sur l'homœopathie...).

Or, ce livre expliquera pourquoi ils n'ont pas atteint le but qu'ils cherchaient, en démontrant que la route qu'ils ont suivie après leurs devanciers était une route sans issue possible, au bout de laquelle ils devaient infailliblement se heurter à une barrière infranchissable.

Il vous conduira ensuite pas à pas vers le chemin véritable, celui qui aboutit à la lumière et à la vie, et à chaque pas que vous ferez vous sentirez de plus en plus vivement que votre guide ne vous a point trompé, et que là est en train de s'édifier une nouvelle science médicale vraiment digne de ce nom, une science une et harmonieuse comme la vérité, qui ne donnera pas comme l'ancienne à ses adeptes, pour récompense de toute une vie de sacrifice, la désillusion et le vide, parcequ'au lieu d'être ainsi que l'autre, l'illusion, elle est la réalité !

Je puis dire ces choses sans orgueil, car cette science n'est point mon œuvre; je ne suis que la main chargée de la désigner à tous et d'en faire admirer les lignes et les contours; je ne suis que la voix chargée de dire et de répéter à ce dix-neuvième siècle qui va finir : Là est la vérité, là est le salut du présent, là est l'espoir de l'avenir !.....

On décriera la genèse de cette science aussi merveilleuse que nouvelle, et pourtant simple comme tout ce qui est absolument vrai; on verra comment elle a abouti, après une longue et pénible gestation dans l'esprit moderne, au grand et sublime Hahnemann d'abord, puis de là, en passant par Bellotti et Finella, aux merveilleuses pratiques du comte Mattei; et comment, de cette pratique selon toute apparence un peu inconsciente autant que mystérieuse, elle est sortie enfin, armée de pied en cap et forte et belle comme une armée rangée en bataille, grâce au génie d'un simple pharmacien.....

Grâce à lui désormais, cette science jusqu'alors un peu occulte, peut se montrer en pleine lumière, répondre de ses actes et défier les attaques.

Elle apporte ses titres à l'examen des savants, avec l'espoir qu'au lieu de la combattre comme une ennemie, on voudra bien l'aider comme une alliée; car bien loin de se déclarer d'emblée parfaite et immuable, elle appelle le concours de tous les esprits pour l'aider à se parfaire. Immuable!! Elle l'est dans son principe; autrement elle ne serait pas la vérité! Mais dans l'application de ce principe il y a beaucoup à faire encore, et la carrière est ouverte!

C'est le levier rêvé par Archimède pour soulever le monde, mais, pour arriver de cette affirmation à la pratique, ce n'est pas trop que d'exiger le concours de tout le génie humain.

Déjà grâce aux admirables remèdes sortis de ce principe on est arrivé à des résultats stupéfiants. Qui sait où l'on arrivera, avec le concours dévoué et désintéressé de l'esprit moderne?

TRAITÉ

DE

L'ÉLECTRO-HOMŒOPATHIE

OU NOUVELLE THÉRAPEUTIQUE

CHAPITRE Ier.

De l'État actuel de la Thérapeutique.

Quand on examine de sang-froid où en est aujourd'hui la thérapeutique, il est facile de voir qu'elle marche à grand peine au milieu d'obscurités que six mille ans de travaux interrompus n'ont pu dissiper encore.

Les affirmations ne manquent pas; à chaque siècle, de grands esprits ont paru, des génies quelquefois, qui, après de longues et vaillantes études proclamaient l'avènement désiré de la lumière. Mais pour croire à tout ce qu'ils avancent, il faudrait avoir oublié entièrement l'histoire de leurs querelles et les preuves qu'ils ont réciproquement accumulées les uns contre les autres! Pour la pratique, les auteurs eux-mêmes s'accordent-ils entre eux? Nullement; et ils se contredisent à tel point qu'il n'est peut-être pas une seule propriété admise par un auteur pour tel et tel médicament, qui n'ait été positivement niée par quelque autre. Comment se décider entre eux ? Lequel croire ?...

D'autre part, l'expérience nous apprend combien est faible et fragile le résultat obtenu dans tous les cas de maladie grave, quand on essaye de la combattre directement. Evidemment les remèdes sont ou impuissants, ou mal connus, ou mal administrés. Impuissants, ils ne le sont pas en eux-mêmes, car il est facile de se rendre compte de la force qui réside en eux; mais ils le deviennent parce qu'ils sont mal connus, et conséquemment mal administrés. Ce n'est pas le tout de connaître à fond la matière médicale en elle-même, il faut la connaître dans ses rapports intimes avec l'homme malade; or voilà ce que toute la science des siècles réunie n'a fait que balbutier encore; c'est cette physiologie thérapeutique qui manque, en sorte que les plus habiles médecins, ou prennent le parti de laisser à la nature le soin de se guérir toute seule, se contentant de suivre et d'aider légèrement ses efforts, ou bien n'attaquent directement le mal qu'en tremblant, ne sachant pas trop si l'arme meurtrière avec laquelle ils s'apprêtent à frapper, tombera sur le mal ou sur le malade, le hasard souvent, pour ne pas dire toujours, décidant de la portée du coup.

D'où vient cette impuissance ? Comment tant d'esprits si puissants d'ailleurs et si brillants n'ont-ils pu arriver à des résultats dignes d'eux? C'est évidemment que la voie où le courant des siècles les a entraînés est mauvaise. De quelque côté qu'ils se dirigent dans cette voie, ils se heurtent à un obstacle infranchissable; c'est qu'évidemment cette voie est une impasse.

Voilà le passé. Le présent nous offre-t-il des ressources?, l'avenir des espérances?.

Je crois pouvoir sans crainte de me tromper, répondre affirmativement à ces questions.

D'abord le système médical qui domine déjà depuis un demi-siècle a du moins fait ce bien qu'il a posé en principe la liberté de penser. Débarrassée du joug de l'autorité que ce système a brisé, désenchantée des théories exclusives, dégoûtée des hypothèses introduites dans la science sous le masque de la réalité, préparée de longue main par des études sérieuses, environnée de plus grandes lumières provenant d'une multitude de découvertes qui se succèdent les unes aux autres, la génération présente est toute disposée à de grands progrès scientifiques.

D'autre part il y a tendance universelle à chercher un nouveau mode d'application des remèdes. Étudier les remèdes dans toute leur puissance, étudier les remèdes, non pas seulement d'après leurs propriétés particulières mais d'après les besoins de l'économie, et pour cela faire l'anatomie non-seulement de l'homme sain mais aussi de l'homme malade, c'est là le but de tout travail intellectuel dans l'Allemagne, dans l'Italie, dans la France, dans l'Angleterre et dans l'Amérique depuis soixante ans. On était là dans la véritable voie, car cette voie à abouti à la lumière, et dès à présent il est facile à tout homme de bonne foi de constater l'avènement d'un nouveau mode de thérapeutique qui guérit, et qui dans la simplicité et la tranquillité de sa force triomphera de toutes les préventions et de tous les obstacles, pour devenir un des plus beaux titres d'honneur de ce dix-neuvième siècle. Je veux parler de l'électro-homœopathie.

L'électro-homœopathie !.. Il y a dix ans si on se fût avisé de parler de cela a un médecin et surtout au

monde scientifique, de quels dédains ou de quelle pitié
une parèille hardiesse n'eut-elle pas été récompensée !
Mais aujourd'hui les oreilles ont été obligées d'entendre et à force d'entendre, les hommes sérieux sont
pris d'une curiosité légitime, les gens ont vu forcé-
ment, et à force de voir etde constater des effets,
on est pris d'un désir sincère et profond de connaître la cause, on regarde, on écoute, on inter-
roge...... Chose étrange ! le premier auteur de cette
découverte qu'on peut appeler sublime sans craindre de tomber dans l'exagération, Monsieur le Comte
Mattei, a toujours gardé sur cette question le plus
profond et le plus invincible silence. Est-ce originalité, est-ce calcul de sa part ? D'aucuns prétendent (1).... mais cela ne nous regarde pas et ne peut
changer l'état de la question. Toujours est-il que cette
obstination ou cette impossibilité du Comte à elles
seules eussent depuis longtemps suffi à tuer l'électro-
homœopathie s'il n'y avait pas en elle une puissance
irrécusable autant que merveilleuse. Quoi qu'il en soit
les médecins toujours éloignés par instinct de tout ce
qui sent le mystère, et d'autre part subjugués par l'évidence des faits se rapprochent et font cercle de plus en
plus à l'entour de cette énigme vivante. *Dic nobis pa-
lam...* Dites-nous franchement et sans détour, s'écrient-
ils, si nous devons vous donner notre admiration sans
réserve, comprenez-donc que nous ne pouvons nous
servir ouvertement de vos remèdes sans connaître leur
nature et leur composition, à moins de nous résoudre

---

(1) Voir la brochure qui vient de paraître à Nice 1884, mystères et
mistifications de M. Mattei dévoilés, par le Chevalier Giordani. Il nous
répugne d'entrer dans le détail de ces accusations; nous devons dire
pourtant ceci : C'est que ce Giordani paraît ignorer entièrement le
vrai principe secret de l'Électro-Homœopathie.

d'avance à porter et à mériter le nom d'empiriques et de charlatans. D'ailleurs eussiez-vous le génie, vous ne pouvez que gagner vous et votre œuvre au concours de la science. La science est le rayon du Génie, et le génie ne peut donner toute sa lumière que par le concours de la science.

A tout cela, rien, pas de réponse !

Or savez-vous ce qui est arrivé ? Il est arrivé que le secret de Monsieur Mattei, si tant est que ce Monsieur ait jamais bien connu lui-même ce secret, n'en est plus un. Quelqu'un s'est trouvé qui, à force d'énergie et de persévérance, a trouvé la raison de la nouvelle science, les principes sur lesquels elle s'appuie et se coordonne, qui, aidé par des connaissances plus étendues et plus spéciales que celles dont peut disposer le Comte, a dressé un état détaillé et raisonné de chacun des remèdes, leur donnant chaque jour de nouvelles forces, appelant à lui pour cette œuvre d'humanité le concours de tous les savants de bonne volonté, et qui, enfin, après des expériences sans cesse et partout renouvelées pendant sept ans, vient satisfaire au désir du monde scientifique en lui livrant sa théorie. Par lui, ce grain de sénevé qui a nom Électro-Homœopathie Mattei, deviendra bientôt un grand arbre à l'ombre duquel viendront se reposer tous les oiseaux du ciel, c'est-à-dire tous les esprits qui, planant au-dessus des routes vulgaires et rebattues, voient de haut et juste. (1).

A cette heure même savez-vous ce qui se passe ? Je

---

(1) Quels que soient les origines et les formules des remèdes Mattei, il est incontestable et la pratique le démontrera que les remèdes Sauter sont de tout point supérieurs à ces remèdes. Chez Mattei tout est primitif et inconscient, chez Sauter tout est étudié et raisonné, et a pour base un principe nouveau, clair et stable. Chez Mattei la découverte

lis dans le n° 16 de la revue électro-homœopathique Mattei de Bologne un article de son directeur, l'éminent Monsieur Martignoli, ainsi conçu: « Les méde-« cins qui ont donné leur nom à l'électro-homœopathie « Mattei, née en 1864, ne dépassent pas la quinzaine; les « médecins qui ont donné leur nom à l'électro-homœo-« pathie Sauter, née en 1878, dépassent la soixantaine. « Quel chemin en cinq années pour Sauter; quelle dé-« sillusion après vingt années pour Mattei! » Monsieur Bérard, le champion le plus autorisé des remèdes Mattei, qui jusqu'à présent les avait gardés de toute concurrence, qui, dans les précédentes éditions de son livre ne savait quelles foudres lancer sur le contrefac-teur, a été obligé lui aussi de mettre bas les armes et dans une lettre qu'il a permis de publier en tête du nouveau petit guide Sauter, il écrit et déclare sans plus de précautions: « Qu'il donnera indifféremment à ses malades du moment qu'ils ne manifesteront pas de préférence, soit les remèdes Mattei, soit les remèdes Sauter. »

N'est-ce pas dire assez qu'il reconnaît leur valeur? Et quelle force de conviction ces remèdes ne doivent-ils pas porter en eux pour arriver ainsi à triompher des préventions et de l'intérêt de parti!

Voilà donc l'électro-homœopathie Sauter signée des noms de Martignoli et de Bérard, ces deux puissances, ces deux lumières, ces deux apôtres de la science nouvelle; et, je le répète, c'est un certificat qui a bien sa valeur. Il n'y manque plus que la signature du

---

de ses remèdes est, si réellement ils sont bien de lui, il le dit lui-même, l'effet du hasard et il serait bien embarrassé peut-être de les expliquer scientifiquement. De là son silence. Chez Sauter ce sont des principes et des procédés absolument scientifiques, et le titre de nouvelle science n'est plus un vain titre, mais l'énoncé d'une vérité absolue.

noble Comte lui-même. Il est vrai qu'il a signé à sa manière en appelant *brigante,* le nouvel inventeur.

Or Monsieur Sauter n'est pas un brigand; le secret de M. Mattei, il ne l'a pas volé, mais découvert et conquis au prix d'études, de travaux et d'expériences sans nombre. Ce secret est maintenant bien à lui, et il a le droit de le dévoiler à tous, autant qu'il est possible pourtant, sans nuire à ses intérêts d'inventeur et de fabricant. Voilà ce que nous nous sommes chargé de réaliser, croyant faire œuvre utile à la science et à l'humanité. Après cela les médecins pourront se rendre un compte exact de la nature et de la puissance propre de chaque remède; ils expérimenteront, et en voyant le résultat répondre à la causalité propre du remède, non pas une fois, mais toujours, ils comprendront qu'un nouvel avenir s'ouvre devant la science médicale. Ils s'empareront de cette méthode; ils la développeront et la feront progresser de plus en plus. Car, et que l'on ne s'y trompe pas, ce dont il s'agit n'est pas seulement une série de remèdes tout faits d'avance et à laquelle il n'y a rien à ajouter, c'est une nouvelle science et toute science est infinie; ce sont de nouveaux principes, et les principes, les grands, les vrais, sont susceptibles de développements à l'infini. Ce sont des sources qui ne peuvent jamais tarir.

Jusqu'à présent l'électro-homœopathie a été exercée principalement par des personnes étrangères à la science, et malgré leur inhabileté naturelle, elle a fait des merveilles. Je ne crains pas de le dire, une simple femme, avec son bon sens et guidée seulement par quelques principes clairs et faciles, peut faire à elle seule avec ces remèdes, plus de guérisons vraiment extraordinaires dans un an, que tous les médecins d'un hôpital de Paris pendant un sciècle. Que sera-ce quand ces remèdes seront maniés par des mains habiles ? Mais pour cela il faut que les médecins acceptent franchement cette science comme elle se donne, et non telle qu'il leur plaira de se la représenter, en un mot qu'ils la pratiquent comme elle doit l'être et non selon leur fantaisie. Toute science a des principes; si vous voulez arriver au but qu'elle indique, suivez ces principes; autrement ne vous en prenez qu'à vous-mêmes si vous n'arrivez pas aux conclusions promises; quand vous en aurez ainsi fait un essai sérieux et raisonné, alors seulement vous serez libre d'affirmer ou de nier l'électro-homœopathie. Mais alors et dans ce cas vous vous garderez bien de nier... Vous affirmerez, vous acclamerez !

C'est dans ce but qu'en même temps que nous donnerons la composition des différents remèdes Sauter, nous exposerons leurs propriétés spécifiques et leur mode d'emploi tel que l'a consacré une expérience de vingt années de succès; mais avant tout il convient, je crois, de dire quelques mots sur la genèse de cette nouvelle science.

CHAPITRE II.

Quelques mots d'Histoire.

———

Il est de l'essence de l'esprit humain de n'arriver à la connaissance de la vérité qu'à l'aide du raisonnement et à la suite de déductions longues et pénibles, et les plus grands génies, quand ils ont paru s'emparer d'une vérité par le mouvement d'une intuition subite, obéissaient eux-mêmes aux lois d'un sylllogisme dont la majeure et la mineure avaient été posées par les siècles précédents.

Copernic et Galilée, Kepler et Newton, Galvani et Volta, s'ils eussent paru seulement deux siècles avant leur temps n'auraient pas vu ce qu'ils ont vu.

C'est ainsi que l'électrohomœophathie n'est point venue au monde tout d'une pièce sans une longue gestation dans l'esprit humain. Qu'est-elle autre chose qu'une des mille conclusions des grands travaux de ceux dont nous venons de citer les noms, et que le résultat heureux et final des efforts multipliés et généreux de ce dix-neuvième siècle, dont toute l'énergie se meut dans le même sens, voir dans tous ses détails, éclairer jusque dans ses lointains les plus obscurs la grande vision de Kepler et de Newton? Des grandes lois de l'attraction ont jailli celles du magnétisme et de l'électricité. De l'électricité physique on a passé à l'électricité végétale et animale.

Mais comment régler cette électricité, comment prendre et doser l'une pour régulariser et parfaire l'autre? C'est ici qu'il faut assister aux efforts de l'esprit

humain cherchant d'instinct cette vérité sans s'en rendre d'abord un compte bien précis, c'est ici qu'il faut se rappeler les grands travaux de l'école italienne et ceux de l'école allemande. Citons seulement quelques œuvres de l'une et de l'autre. De la première, Francesco Orioli, de Bologne, dans son livre: « *D'un nouveau genre de remèdes de l'ordre des mécanico-chimiques.* » *Opus. della societa medico chirurgica di Bologna,* vol. IV, *n° 9,* écrivait en 1825 une théorie complète sur l'électricité appliquée à la thérapeutique. « C'est
« au-jourd'hui, dit-il, le sentiment de la plupart des phy-
« siologistes, que la vie est comme une action de piles
« ingénieusement réunies et agissant constamment;
« chaque organe est une pile, et toutes ces piles ont
« entre elles un accord commun et réciproque. Or,
« dans les lieux où ces piles ainsi constituées sont
« en action il doit y avoir nécessairement production
« de polarité électrique, positive ou négative; de là,
« affinité chimique, de là, des sécrétions et des excré-
« tions, de là des modifications spéciales, qui cesseront
« ou seront vicieuses, suivant que les appareils ou leur
« action électrique seront détruits ou viciés. C'est ainsi
« que le cuivre, qui s'oxide dans l'eau, perd cette ten-
« dance attractive pour l'oxigène de l'eau et les acides,
« si on le rend négatif en le mettant en contact per-
« manent avec le zinc ou le fer. On peut appliquer
« cette vérité à la thérapeutique. Toutes les actions
« organiques ou assimilatrices dans l'état physiolo-
« gique comme dans l'état pathologique, tous les
« changements de nutrition sont des actions chimiques,
« ils sont donc subordonnés à l'état électrique molé-
« culaire des parties et des organes où ils opèrent.
« L'estomac sécrète des sucs acides: l'état électrique
« positif prédomine donc en lui. Parfois la sécrétion

« acide gastrique se fait en excès; l'état positif est donc
« exagéré. L'urine abonde en acide urique et produit
« des graviers ou des calculs d'acide urique; l'état
« positif des reins est donc aussi exagéré. Le cancer
« donne une sécrétion qui selon Crawford verdit le
« sirop de violette; Le cancer annonce donc la pré-
« dominance de l'état négatif dans la partie malade.
« Pourquoi maintenant ne pas tirer parti de ces con-
« naissances et de celles plus nombreuses que nous
« acquerrons sans doute par la suite? »

Il part de là pour décrire le système de thérapeutique par l'application de la pile, système qui devint plus tard à la mode et qui fut perfectionné autant qu'il est possible par M. Duchesne de Boulogne. Mais dès lors il voyait ce que nous voyons nous-mêmes aujourd'hui, à savoir l'insuffisance absolue de ce système pour guérir les maladies sérieuses: « Il serait à désirer, « ajoute-t-il, de trouver un moyen d'agir, non sur la « sécrétion, mais sur l'organe sécrétant lui-même, « pour changer directement son état électrique, com- « me dans l'expérience de Davy on change l'état élec- « trique du cuivre en l'armant de fer; MAIS ON NE « CONNAIT PAS ENCORE L'ARMATURE DE LA FIBRE VI- « VANTE PROPRE A PRODUIRE CET EFFET. Le temps « nous l'enseignera. » Le temps nous l'a appris en effet, et chose curieuse, à trente ans d'intervalle, par un autre savant de Bologne le Comte Mattei.

Déjà en 1780, le célèbre médecin anglais Brown se sentait poussé dans cette voie nouvelle; il établissait un système qui devint quelques années plus tard le fondement de la doctrine italienne. Selon lui tout s'expliquait par une propriété vitale qu'il nommait incitabilité, et qu'il s'agissait uniquement pour le médecin d'augmenter ou de diminuer, à l'aide de certains stimulants. Après lui Rasori, Tommassini, Brera, Borda, Amoretti, Buffalini, Géromini, Rolando, Famango se disputèrent pendant vingt-cinq ans, pour creuser ce système et pour l'appliquer à la Pathologie; mais après avoir distingué tour à tour les différentes excitabilités, la musculaire, la cellulaire, la nerveuse, la cérébrale, qui toutes formaient pour eux l'excitabilité moléculaire, différente elle-même de l'excitabilité organique, ils sont réduits à donner pour moteur à toutes ces excitabilités, le fluide électrique, des modifications duquel dépendent, l'irritabilité de la fibre musculaire, la contractibilité des tuniques vasculaires, la tonicité du [tissu cellulaire, et la faculté de transmettre les impressions dont jouissent tous les nerfs. Ils admettent que le cervelet est un organe électro-moteur, et que les nerfs sont les conducteurs du fluide nerveux, qui selon sa nature positive ou négative produit l'excitabilité ou l'excitement. Ils n'arrivèrent cependant à aucun résultat pratique, parce que le moment n'était pas venu de connaître ce que Orioli appelait L'ARMATURE DE LA FIBRE VIVANTE. Nous ne parlons de ces luttes et de ces travaux que pour constater la direction des esprits, sans leur attacher d'ailleurs plus de valeur qu'ils ne méritent. Il en était de même dans l'école allemande dont les principales théories viennent se fondre dans la fameuse théorie de la polarité, qui établissait un rapport polaire dans les phénomènes magnétiques, électriques et chimiques, entre le règne inorganique et le règne organique, entre le règne végétal et le règne animal, entre les diverses fonctions vitales des végétaux aussi bien que des animaux, telles que nutrition, respiration, circulation, locomotion, phénomènes de la sensation, etc., etc. Le savant Dutrochet constatait lui-même dans ses belles expériences sur l'endosmose et l'exosmose, que c'est à un courant électrique dirigé d'un pôle positif ou le moins dense, à un pôle négatif ou le plus dense, qu'est due l'impulsion qui fait passer un liquide au travers des membranes organiques, et qui l'accumule du côté du pôle négatif; mais que, comme l'électricité produite par le contact de deux substances hétérogènes donne toujours naissance à deux courants électriques dirigés dans des sens diamétralement opposés, il arrive qu'il y a toujours deux filtrations, l'une du dehors au dedans, et l'autre du dedans au dehors, c'est-à-dire une endosmose et une exosmose simultanées : la différence de leur intensité fait seulement qu'on ne tient compte que de celle qui l'emporte. C'est par là qu'il explique d'une manière très rationnelle presque tous les phénomènes de la physiologie, la circulation capillaire, l'absorption, etc. Dans cette théorie, tout roule sur des différences de densités survenues dans les parties contenues, d'où résulte l'action normale ou morbide des courants électriques. Il en conclut que c'est véritablement une altération des fluides qui constitue l'inflammation. Aussi, dit-il, est-ce par les fluides que les maladies contagieuses se communiquent; chaque virus introduit dans l'économie y cause de cette manière une inflammation spéciale; ainsi continue-t-il, l'inflammation des ganglions lymphatiques par le virus syphilitique n'est point semblable à l'inflammation de ces mêmes ganglions par le vice scrofuleux, etc.

C'est par là aussi qu'il explique la circulation de la sève dans les plantes, et le mouvement continu de composition et de décomposition qui constitue leur nutrition comme celle des animaux, les parties organiques des végétaux aussi bien que des animaux étant composées de vésicules agglomérées qui toutes sont soumises à cette loi de l'endosmose et de l'exosmose électriques. Il prétend même que ce que d'autres observateurs ont cru devoir prendre pour des animalcules, ne sont autre chose que des vésicules de plantes, qui, opérant à la fois l'introduction de l'eau environnante, et l'expulsion du liquide qu'elles contiennent, se meuvent dans l'eau comme les fusées dans l'air; d'après lui les globules de la matière verte de Friestly, les animalcules infusoires et les zoocarpées de M. Borry de Saint-Vincent, ne sont que des vésicules agitées par des courants électriques.

Quoi qu'il en soit de cette affirmation, il établit la fusion complète des deux physiologies, animale et végétale, qu'avaient préparée déjà les travaux de MM. Edwards, Mathieu Dumas, etc., et surtout du célèbre Lamarck.

Qui ne voit que tous ces travaux et tous ces progrès de la science, nous rapprochent de plus en plus de la grande question que nous avons à traiter, à savoir: l'action de l'électricité végétale sur l'électricité animale. Sans doute nous sommes loin encore de ce but, mais n'était-il pas nécessaire auparavant de déblayer et de préparer le terrain de cette nouvelle science, et toutes ces études préliminaires ne semblent-elles pas toutes concourir à ce but? Le docteur Joseph Mogno de Philadelphie, constata de même, que l'endosmose et l'exosmose dépendent uniquement de l'électricité. Il y a, dit-il, identité entre ce phénomène et l'action qu'exercent les pôles d'une pile galvanique. En effet, une dissolution alcaline développe le phénomène de l'endosmose, quand on l'introduit dans un organe creux, mais si on y introduit un acide, c'est alors le phénomène de l'exosmose qui est produit. De même si on soumet à l'action de la pile galvanique un sel à base alcaline, il est décomposé; l'alcali se porte au pôle négatif et l'acide au pôle positif. Comme c'est vers le pôle négatif que s'établit le courant, et qu'un semblable courant est produit par les alcalis, il résulte que ces deux substances déterminent l'endosmose et que le pôle positif et les acides occasionnent un même effet, l'exosmose.

Les organes creux dans lesquels se manifestent l'un ou l'autre de ces phénomènes peuvent être comparés à des bouteilles de Leyde à parois perméables, dont l'intérieur est dans un état opposé à celui de l'extérieur; et puisque le courant du liquide se dirige toujours du côté qui est électrisé négativement, il s'ensuit que toutes les fois que l'intérieur de ces milliers de vésicules ou petites bouteilles de Leyde dont sont formés les tissus, est électrisé négativement, il y a endosmose, leur extérieur étant toutefois électrisé positivement; et s'il y a une disposition opposée de ces états électriques, il y a exosmose. Chacune de ces vésicules à l'état naturel est remplie d'une liqueur plus dense que celle environnante, et donne lieu par conséquent à l'endosmose. Cela n'empêche qu'en même temps l'exosmose se produit mais à un courant plus faible, en sorte que l'endosmose et l'exosmose ont lieu en même temps dans le même organe, ou plutôt dans les vésicules, dont chaque organe est composé. C'est à cette double action simultanée, que l'on doit attribuer, chez les êtres organisés, les mouvements de composition et de décomposition dont se compose la nutrition, l'absorption intestinale, l'exhalation séreuse et l'absorption extérieure; l'absorption et l'exhalation cutanée; le cours du sang dans les organes sécréteurs et les sécrétions particulières de chacun d'eux.

Ces deux courants opposés ont toujours lieu à un degré de force différent. La plupart des substances alimentaires sont plus ou moins productives de l'endosmose. L'alcool à 36ᶜ est l'un de ses facteurs les plus énergiques, mais très étendu d'eau, il produit l'exosmose, et devient ainsi diaphorétique et diurétique, tandis que, de la première manière, il produit les inflammations, congestions, extravasions dans le cerveau, les poumons, la rate, le foie, etc.; d'où l'on voit combien sont absurdes, ceux qui recommandent l'alcool à forte dose dans le typhus et dans l'asthme, ou même dans la pleurésie. L'alcool dans ce cas est aussi nuisible, que les acides végétaux de toute espèce sont utiles dans les cas de diarrhée, et dans les fièvres et toutes les affections, où le canal digestif est principalement attaqué, ces acides produisant l'exosmose.

C'est par ce phénomène que s'explique celui de l'inflammation, état dans lequel les parties molles deviennent turgides, et les fluides éloignés ou voisins sont attirés, comme par une force irrésistible, dans les parties affectées. Les artères alors se gonflent, pour y pousser une plus grande quantité de sang ; les veines se dilatent, pour en retirer le plus de sang possible. Deux forces agissent alors simultanément, l'adfluxion et l'impulsion ; la première étant la plus forte, produit les désordres qu'on sait. A l'état normal ce phénomène a lieu, mais d'une manière réglée ; c'est en vertu de cette adfluxion que le sang est attiré dans les vaisseaux capillaires les plus déliés, et qu'après la mort les artères sont vides et les veines pleines, l'action du cœur cessant avant que la vie des tissus et de leurs vésicules constituantes soit anéantie ; et c'est ainsi qu'on peut expliquer la progression du sang dans les veines.

Le professeur Tiedemann, après avoir démontré qu'un agent impondérable, une matière subtile se produit durant la vie dans le système nerveux, surtout dans le cerveau, la moëlle épinière, les ganglions, et cela, avec le concours du sang artériel, pense que cet agent a au moins autant d'analogie avec la lumière qu'avec le fluide électrique. Ainsi, tous les phénomènes qui, chez les plantes, ont lieu sous l'influence de la lu-mière, tels que, mouvement des fluides, assimilation, respiration, mouvements automatiques et génération, nécessitent chez les animaux l'action du système nerveux. Cette matière subtile qui s'engendre dans l'économie animale, n'est pourtant pas identique à l'agent électrique et à la lumière, c'est un principe *sui generis* qui sert de médiateur entre la matière et l'esprit. Cette opinion, que l'acte intellectuel par lequel l'homme conçoit la pensée de Dieu, de l'immortalité et de la vérité, ne serait qu'une oscillation de fibres médullaires, ou qu'une décharge électrique, ou qu'un dégagement de lumière de la substance cérébrale vivante, serait en effet une absurdité en même temps qu'un blasphème.

Le docteur Bonorden, médecin à Postdam, constate de son côté combien les deux systèmes, vasculaire et nerveux, se déterminent intimement l'un l'autre. Le vasculaire nourrit, forme, le nerveux détermine, ordonne, excite. Le sang a son point central dans le cœur, l'activité des organes a le sien dans les ganglions nerveux. C'est de ces ganglions que sortent les rameaux nerveux qui se rendent à tous les organes, et établissent ainsi une chaîne continue entre leurs différentes activités. L'activité du système nerveux est fondée sur la polarité. Une des deux séries de pôles est située dans les gngalions, l'autre dans les organes. Une foule de phénomènes nous démontrent l'influence que les nerfs exercent sur la nutrition. Ce sont eux qui dirigent la cristallisation et la configuration des parties organiques, il faut, par conséquent, qu'ils déterminent le dégagement de l'agent qui attire le sang; les nerfs semblent exciter cet agent dans les organes, comme les fils d'une pile galvanique excitent l'activité électro-magnétique dans le bâton de métal fixé entre leurs extrémités. C'est ainsi que se produit le phènomène de la rougeur montant au visage lors d'une émotion morale.

Marianini, professeur de physique à Venise, observe que lorsque le fluide électrique est introduit dans un nerf dans le sens de sa ramification, il donne lieu à une contraction musculaire, tandis qu'au moment où il cesse d'y pénétrer, il produit une sensation brusque et vive. Au contraire, si le courant a lieu dans le nerf dans le sens opposé de la ramification de ce nerf, il produit tout d'abord cette sensation vive et brusque, et la contraction musculaire à l'instant seulement où on le fait cesser. Cela vient des courants électriques naturels, que déplace l'action des courants produits par nos appareils, et qui, la cause perturbatrice cessant reprennent violemment leur cours. Le contraire a lieu dans la deuxième expérience.

Le Dr Fourcault, dans son ouvrage sur les lois de l'organisme vivant, après avoir montré que la circulation fortifie et vivifie le système nerveux, en sécrétant en lui l'oxigène dont il est saturé, observe que le nerf de la 8e paire, qui est chargé de produire pour la digestion la contraction musculaire et l'acidification du suc gastrique, arrive à ce double but, en fournissant du fluide électro-résineux ou de l'oxigène. Par là, en effet, les substances ingérées et les substances vivantes

entrent dans un rapport électro-chimique, en vertu
duquel les liquides s'exhalent de la muqueuse de l'estomac vers les corps plus denses. Les aliments une
fois acidifiés, le phénomène inverse s'établit. Passant
à la circulation, il établit qu'elle est le résultat de
deux puissances, la force impulsive du cœur, et l'influence électro-chimique des tissus. La première est
primitivement due à l'influence électrique, car, dit-il,
l'action simultanée du sang et du système nerveux
semble agir pendant la vie sur le cœur, comme les
deux courants de la pile galvanique sur le mercure.
Or, dans ce cas, le mercure éprouve un mouvement
analogue à celui du cœur. L'influence électro-chimique
se manifeste surtout dans les phénomènes morbides.
La modification nerveuse qui produit la douleur, devient une cause d'attraction pour le sang et amène
l'inflammation.

Enfin, le docteur Miller, professeur de médecine pratique à Baltimore, enseignait en 1828: La vie est un
résultat de l'organisation: elle consiste dans la spontanéité du mouvement et dans la spontanéité de réparation des matériaux, ou nutrition. Or, le grand principe moteur, qu'est-ce autre chose que les fluides
nerveux? Il y a trois ordres de nerfs. Le premier comprend les nerfs qui servent aux sensations, et qui
naissent du cerveau, ou s'y rendent. Le deuxième comprend les nerfs du mouvement, ils naissent du cervelet ou s'y rendent. Le troisième se compose du
système des ganglions, ou nerf grand sympathique,
dont l'origine ou le centre est la rate, qu'on peut considérer comme une grosse glande secrétoire, qui est
l'analogue du cerveau et du cervelet dans les deux
premiers ordres. C'est dans cet appareil que réside la
force motrice de tous les mouvements qui ne sont pas

soumis à la volonté, la circulation, la digestion, les sécrétions. Ce dernier appareil occupe le premier rang dans l'ordre naturel, car, outre qu'il est le premier formé, il se trouve dans tous les animaux, tandis que le cerveau et le cervelet ne se trouvent que dans les vertébrés. Toutefois, le système nerveux des ganglions ne reçoit l'influence de la rate, que lorsque l'augmentation d'action des appareils, digestif et assimilateur, nécessitée par les besoins plus considérables, qu'éprouvent les organes du mouvement volontaire de la sensation et de la pensée, la rend indispensable.

Quand on examine l'organisation anatomique de ce système des ganglions et sa distribution, on s'aperçoit que, loin de tirer son origine du cerveau, du cervelet ou de la moelle épinière, son centre existe dans la région épigastrique où l'on trouve son principal plexus, le plexus solaire et le ganglion le plus volumineux, le ganglion semi-lunaire, entre les piliers du diaphragme, sur la colonne vertébrale, et en contact avec la rate; d'où il part évidemment en enveloppant l'artère splénique, et d'où il s'éloigne pour former le plexus solaire, en divergeant ensuite dans toutes les directions, vers le cerveau, sur les côtés et dans le bassin.

Vers le même temps M. le Dr Jules Arthand, déclarait que, comme M. Strauss, il avait trouvé à l'aide du microscope, que le tissu de la rate était rempli d'une substance pulpeuse, absolument semblable à la pulpe nerveuse, d'où il conclut que la rate est un plexus nerveux, dépendant du système ganglionnaire viscéral, subissant toutes les phases que les âges, la dégradation des animaux inférieurs, et les monstruosités, font subir au système nerveux. Des faits nombreux, assure-t-il, lui permettent d'affirmer que l'ordre des fièvres intermittentes, appartenant à la classe des névroses, se rattache à une altération de la rate; et enfin, il se fait fort de démontrer, par l'expérience, et par l'anatomie comparée, que la rate n'est autre chose qu'un appareil électrique, faisant subir au sang une modification importante.

Mon but, en faisant cet exposé, est de faire saisir au lecteur combien était opportune et désirable, la découverte des remèdes électro-homœopathiques, et comme elle répond bien à l'aspiration générale de tous les esprits. Ces remèdes sont tellement bien la conclusion et le terme nécessaire de tous les efforts de la science depuis cent ans, que s'ils n'existaient pas, il faudrait se hâter de les inventer, sous peine d'être obligé de convenir que tout l'effort d'un siècle aussi éclairé a porté à faux, et que tout est à recommencer.

CHAPITRE III.

Le but de l'Électro-Homœopathie.

Mais, dira-t-on, comment arriver à toucher et à modifier des choses en apparence aussi insaisissables que les fluides électriques vitaux ? L'électricité galvanique a bien fait quelque chose, mais c'est quelque chose pour ainsi dire d'extérieur, qui n'a point d'effet appréciable sur les fonctions intérieures vitales. Elle peut guérir un rhumatisme accidentel, tonifier un muscle légèrement atrophié, mais comment guérirait-elle le typhus, la phtisie, le choléra, les scrofules et le cancer ?

Évidemment, pour arriver à toucher et à modifier des puissances aussi insaisissables que les fluides vitaux, il faut des substances toutes particulières et qui soient en rapport de nature et d'essence avec ces mêmes fluides ; qui soient, par conséquent, comme eux, aussi insaisissables qu'indéniables, aussi dégagées de matières que puissantes sur la matière. On comprend que trouver de pareils remèdes n'a pu se faire tout d'un coup ; il nous reste à expliquer comment on y est arrivé, et nous n'étonnerons personne en disant que c'est par l'intermédiaire de l'homœopathie.

L'homœopathie est certainement une des plus belles découvertes du génie humain, et il n'y a plus guère que les ignorants ou une certaine classe d'intéressés vulgaires, qui osent maintenant lui contester son mérite transcendant. Elle a fait faire un pas immense à la science, c'est elle qui l'a fait sortir de cette impasse où nous l'avons vue se débattre, en lui ouvrant un nouvel horizon, horizon de lumière incertaine encore il est vrai, mais où l'on reconnaît l'aurore d'un jour vrai, qui ne demande qu'à se lever et à dissiper les quelques nuages qui l'empêchent de verser ses rayons bienfaisants. C'est l'électro-homœopathie, nous le croyons sincèrement, et nous l'affirmons sans plus de détour, qui est appelée à compléter et à parfaire la grande œuvre de bienfaisance accomplie par l'homœopathie.

Nous devons commencer par dire que nous admettons en principe la loi des semblables, si bien définie, exposée, appliquée et démontrée par le célèbre Hahnemann. Ses études expérimentales sur le quinquina, la belladone, la pulsatille, le soufre et sur les autres substances, sont de tout point convaincantes. On ne peut nier que tous ces médicaments n'aient une vertu curative, et que cependant, pris par un homme sain à une certaine dose, ils ne produisent précisément ce même mal qu'ils sont destinés à guérir dans l'homme malade. En partant de ce principe de l'expérimentation, on peut arriver à trouver et à déterminer d'une manière précise les vertus propres de toutes les substances pharmaceutiques, sans plus s'appuyer comme l'allopathie sur le hasard ou sur l'empirisme (1).

---

(1) La méthode isopathique si employée autrefois, surtout en Allemagne, revient du reste de nouveau en grande faveur et se trouve aujourd'hui reçue et acclamée en pleine Académie sous le patronage du savant Pasteur. On sait que cette méthode emploie la dilution homœopathique d'un pus ou d'un virus quelconque pour guérir la maladie qui en est résultée. Ainsi le Vaccinium, dilution homœopathique du Vaccin, est un remède isopathique. (Il fait partie de notre lymphatique) l'Odontonécrosin, dilution homœopathique de la carie dentaire est également un remède odontalgique isopathique. Ainsi Pasteur

C'est un immense progrès ; mais encore ce principe suffit-il? Nous sommes d'avis que non; car Hahnemann lui-même, sachant que chaque maladie a sa nature spéciale, et chaque médicament son essence propre, en a été réduit à ne pouvoir donner pour terme à chacun de ses remèdes, qu'un symptôme de maladie. En sorte que, supposé que l'on ne se trompe pas sur l'identité du symptôme artificiel produit par le médicament sur l'homme sain, avec le symptôme particulier produit sur l'homme malade, on arrivera à faire disparaître ce symptôme. Mais combien de symptômes différents, puisque Hahnemann lui-même les énumère quelquefois par centaines! Et il impose à ses disciples de tenir compte de toutes ces manifestations, rappelant avec Bacon que le fait le plus simple, le plus insignifiant en apparence, mérite d'être connu, par cela seul qu'il mérite d'exister, et en cela, il a raison. Ajoutez à cela, qu'il ne suffit pas de connaître les symptômes, mais qu'il est surtout nécessaire de connaître la vraie nature du mal, et qu'un médicament

---

cherche le traitement d'une maladie virulente dans le virus même de cette maladie, après l'avoir dynamisé par des cultures et des dilutions véritablement homœopatiques ; c'est toujours l'Isopathie. L'homœopathie part du même principe, mais elle va plus loin, et c'est heureux, car toutes les maladies n'étant pas inoculables, si on ne pouvait les guérir que par leur virus, il n'y aurait que bien peu de maladies guérissables. D'autre part, si ce principe du « *Similia Similibus* » est vrai, il doit être, comme tout ce qui est naturel, de vaste portée. C'est ce qu'a compris Hahnemann. Le principe étant vrai, il ne s'agissait que de savoir l'appliquer, et de trouver dans la nature pour chaque maladie un virus spécial. C'est ce qu'il a trouvé dans une foule de substances dont les effets comme l'a fort bien remarqué Trousseau, se substituent en quelque sorte à la maladie. On suit alors pour ces virus d'imitation, le même procédé de dynamisation homœopathique qu'emploie Pasteur pour les virus véritables, voilà la vérité dans son jour vrai. Qu'y a-t-il là de si risible que l'ignorance et l'imbécilité de tous ces rieurs?

par exemple, donné pour une bonchite, au lieu d'une phtisie, ou pour une phthisie au lieu d'une bronchite, n'aurait d'homœopathique que le nom.

Il faut donc, pour appliquer l'homœopathie avec quelque fruit, un diagnostic, un esprit d'observation, et une science, rares, même dans le commun des médecins, qui doivent examiner dans ce cas, moins la maladie que le malade. Sans doute, pour quelques petites affections légères, l'homœopathie a des remèdes qui sont devenus populaires et que tout le monde peut appliquer, tels que l'aconit, la belladone et l'arnica. Mais devant une maladie aiguë ou chronique, le médecin le plus habile est souvent bien embarrassé, et s'il a plus de succès que l'allopathie, il doit avouer, s'il est de bonne foi, qu'il n'a pas toujours tous les succès qu'il a désirés et espérés, les croyant et les voyant possibles.

Évidemment, le principe d'Hahnemann est bon en lui-même, mais évidemment encore, il ne suffit pas. C'est un pas de géant, mais ce n'est qu'un premier pas fait dans la carrière; qui fera les autres?

Le docteur Hugues et le docteur Héring commencèrent à appeler l'attention des disciples d'Hahnemann sur la possibilité d'alterner les remèdes, contrairement à l'enseignement du Maître, qui voulait l'unité du remède; avec eux les docteurs Gros, Rummel, Œgidi, Kœmpfer, Hirsh, Teste, Jousset, Espanet, se firent les défenseurs de cette nouvelle pratique. Enfin, les docteurs Martiny et Bernard en firent une doctrine. Quel est le médecin, écrivaient-ils, qui puisse trouver à tel moment critique, quand il s'agit par exemple d'une maladie grave, où la vie d'un chef de famille est en jeu, qui puisse trouver, disons-nous, son vrai remède, c'est-à-dire un remède dont les symptômes pathogénétiques, comprennent l'universalité des symptômes morbides, actuels et antécédents, personnels et héréditaires, objectifs et subjectifs?

De là est venue l'idée d'alterner les médicaments. Nous avouons que c'est peu conciliable avec les aphorismes du maître: Une seule loi thérapeutique, une seule méthode d'étudier les remèdes, un seul médicament pour chaque maladie. Mais ces idées d'une séduisante simplicité ne sont plus admises de toutes pièces aujourd'hui, et nous doutons un peu, écrivent les docteurs Martiny et Bernard, que les progrès de la thérapeutique nous amènent jamais exclusivement et définitivement à cette simplicité merveilleuse, et en apparence plus logique, de l'administration d'un seul remède.

Or, cette unité du remède, les savants docteurs Bellotti et Finella ont entrepris de la trouver et d'amener ainsi la thérapeutique homœopatique à cette perfection que les docteurs Martiny et Bernard trouvaient si peu possible, pour ne pas dire impossible.

L'emploi des remèdes, comme les homœopathes l'ont interprété et pratiqué jusqu'à ce jour, écrivait le docteur Finella, est, en homœopathie, une erreur capitale, qui, nous le croyons, a jusqu'ici arrêté le progrès de cette doctrine médicale. L'emploi d'un seul médicament, ou de plusieurs séparément dans un jour ou pendant plusieurs jours, est une erreur en ce que les maladies étant complexes, on ne peut les combattre avec un seul médicament.

Par là, on ne peut pas guérir ou l'on ne guérit qu'incomplètement. Pour arriver à la guérison, il faut autant de médicaments divers qu'il y a de parties affectées de l'organisme. Au premier abord, il paraît impossible d'arriver à la solution de ce problème, mais le développement de notre théorie de la médecine complexe, démontrera l'application facile qu'on peut en faire à toutes les maladies. Et de là il part pour donner un spécifique pour chaque organe ou groupe d'organes malades.

La méthode employée jusqu'à ce jour en homœopathie a été fausse, ajoute-t-il, en ce que au lieu de laisser aux organes, lorsqu'ils sont malades, le choix des médicaments appropriés à leur guérison, d'après les lois de la nature, on leur a toujours imposé des médications *plus* ou *moins* appropriées, dans lesquelles le plus souvent, la substance nécessaire à leur guérison était absente ou incomplète. Aujourd'hui, nous ne voulons pas guérir chaque organe affecté en le forçant à s'approprier des remèdes impropres, mais mettre à sa portée les substances les plus convenables à sa guérison. La complexité des remèdes ne signifie point autre chose. Pour chaque affection particulière, soit d'un organe, soit d'un groupe d'organes, ou pour une affection générale de l'organisme, il y a un remède spécifique qui, par sa complexité, couvrira non seulement la majorité des symptômes, mais tous les symptômes de la maladie, de sorte que, par l'action simultanée de ces divers médicaments, on guérira à la fois la cause et les effets dans les maladies, et on aura ainsi peu ou point de convalescence. Chaque organe affecté, ou chaque partie d'organe, aura pris dans le remède complexe, un ou plusieurs médicaments nécessaires à sa guérison, et ceux qui n'auront pas de rapport direct avec la maladie, resteront sans action et ne détermineront jamais d'aggravation. Nous suivons en cela les lois de la nature, qui donne à la multitude des végétaux, pour tout aliment, la terre et l'air, leur laissant à chacun le soin d'en tirer les éléments nécessaires à la formation de leur qualité et de leur saveur.

Ce qui fait que nous pouvons parler ainsi, c'est que nos remèdes ne sont pas composés de doses massives, mais bien de substances dynamysées, selon l'expression d'Hahnemann, et subtilisées par la trituration. C'est ainsi que dans l'air ou dans la terre, toute substance servant à l'alimentation des végétaux, n'y est qu'à l'état dynamisé et extrêmement subtilisé, sans quoi son absorption ne pourrait avoir lieu.

Tout médicament donné comme nous le préparons, à l'état dynamisé, sera donc absorbé par les tissus qui l'attireront par la loi naturelle de l'attraction sympathique, et, en vertu de cette même dynamisation, il sera rejeté, s'il est impropre à ces tissus et à ces organes.

Il avertit que pour le choix de ses remèdes, l'expérience lui a appris que ceux tirés du règne minéral ont une action plus élective, plus marquée sur tout l'appareil digestif et les muqueuses; ceux du règne végétal, sur les parties fibreuses, musculaires et tendineuses; ceux du règne animal, plus particulièrement sur les nerfs.

Voilà, je crois, le résumé exact de la doctrine de Finella, qui prétend avoir amélioré les spécifiques du docteur Bellotti. Qu'il les ait améliorés, on ne sait, qu'il les ait même imités, on ne peut non plus savoir, attendu que le docteur Bellotti a gardé pour lui le secret de la composition de ses spécifiques, et n'a jamais dit, ainsi que Finella en fait la remarque, s'il a employé des teintures, des triturations ou des matières premières, ni dans quelles proportions il a réuni les médicamenis pour former ses groupes. Qui sait si Mattei n'a pas été plus heureux en cela que le docteur Finella ? *E che lo sa* (1), comme disent les italiens. En tout cas, le

____

(1) Et qui le sait.

docteur Finella a fait un corps de doctrine bien établi et d'une valeur assurément remarquable. (1) Il a fait faire à la science et spécialement à l'homœopathie un grand pas, mais est-ce la perfection, mais est-ce tout ce qu'il y a à faire ?

Nous ne le pensons pas.

Le docteur Finella a pour but d'imiter la nature, or, la nature ne procède pas comme lui et lui ne procède

---

(1) Il y a beaucoup de médecins homœopathes qui auront de la répugnance à admettre le principe des remèdes complexes. Et pourtant rien n'est plus simple à comprendre, et plus facile à admettre, pour quiconque ne se retranche pas de parti pris derrière le préjugé : « *Magister dixit.* » On parle de corps simples comme base de l'unité du remède, mais, en définitive, où trouvez-vous un remède même homœopathique qui soit vraiment un corps simple ? Chacune de vos teintures simples, qu'est-ce autre chose que des composés contenant des acides, des bases, des substances éthérées, du tannin, etc., etc.? Chaque plante n'est-elle pas elle-même un groupe de médicaments? un groupe fourni par la nature? C'est vrai, et si vous entendez ainsi l'unité du remède en tant que n'employant qu'une unité résultant d'une élaboration concentrée de la nature, nous sommes de votre avis et vous êtes du nôtre, puisque nos remèdes, si composés et si complexes qu'ils soient, sortent à l'état d'unité de produit, et d'unité parfaite, du laboratoire de la nature, par l'effet de la fermentation. Il n'y a de différence entre les deux que la puissance des nôtres qui est évidente pour quiconque veut réfléchir sur leur mode de formation.

Nous disions tout à l'heure que chaque plante est un groupement fourni par la nature, tel quel, mais ce groupement même subit des variations suivant les préparations de la teinture, (système Grüner Schwabe, système spagyrique) suivant l'âge de la plante et l'endroit où la plante a vécu. Vous ne pouvez nier non plus que l'alcool, avec lequel vous préparez vos plantes est un composé, qui contient de l'éther œnanthique (c'est ce qui donne le bouquet du vin), et, à l'état soluble, de l'alcool amylique, (sorte d'huile essentielle produite par la fermentation alcoolique qui se trouve à l'état de sel dans la racine de valériane) en proportion telle qu'une 3e dilution d'un remède quelconque contient plus d'alcool amylique que de médicament. Le sucre de lait employé pour les triturations et les globules, ne contient-il pas de 1 à 2 pour cent de sels. Hahnemann lui-même n'a-t-il pas préconisé le hepar sulfuris, le iodure de mercure, le cyanure de mercure, le calcarea carbonica et tant d'autres médicaments qui sont bien pourtant des remèdes composés ?

pas comme elle. Il n'y a pas de triturations, si parfaites et si prolongées soient-elles, qui puissent arriver à dynamiser une substance à l'égal de la nature. Pour arriver là, il faudrait le travail même de la nature et non le travail de l'homme. Il ne s'agit là ni de triturations ni de teintures, il s'agit d'un travail mystérieux autant qu'efficace, qui doit dégager, non une nourriture ou une boisson quelconque, mais un fluide, mais un principe vital.

Or, ce que n'a pu faire le docteur Finella, l'électro-homœopathie le fait, parce qu'elle a trouvé le moyen de faire travailler la nature à son usage. C'est la nature elle-même qui élabore ses produits, qui leur donne leur vertu et leur perfection propre, et comme la nature agit toujours en vertu de lois générales, l'électro-homœopathie, pour l'astreindre à travailler ainsi dans sa sphère à elle, a dû s'établir elle-même et établir sa thérapeutique, d'après des principes très généraux aussi simples, aussi peu compliqués que ceux de la nature. C'est ce qu'elle a fait également et c'est ce qui nous reste à démontrer.

CHAPITRE IV.

Le Secret de la nouvelle science.

———

Comment la nature arrive-t-elle à dynamiser ses substances, de manière qu'elles puissent être absorbées avantageusement, soit par les plantes, soit par les animaux ?

Pour les plantes, c'est en vain que vous préparez des engrais, si la nature ne vient elle-même les mettre en état d'être absorbées, en les subtilisant et les dynamisant par la fermentation. La fermentation, voilà le grand acte chimique qui produit la vie.

De même pour les animaux, c'est en vain que vous leur ferez absorber des nourritures choisies et succulentes, c'est en vain que vous appellerez à votre aide toutes les ressources de la science pour les rendre assimilables au corps ; pour que ces aliments puissent être identifiés à une chair et à un sang vivants, il faut que là également la nature intervienne et par la force mystérieuse, mais toute puissante de la fermentation les diluant, les subtilisant, les dynamisant, et ainsi petit à petit, les transformant, les rende dignes de gravir un degré de l'échelle des êtres. Or, ... là gît tout le secret et toute la force de l'électro-homœopathie.

Ce n'est ni par la trituration ni par les teintures, que ses remèdes sont préparés, mais bien uniquement par l'effet de la fermentation de certaines matières premières, choisies avec grand soin comme étant capables de provoquer et d'atteindre, par leur effort commun et leur influence réciproque, l'une sur l'autre, un but final connu et voulu d'avance.

La fermentation, en effet, dans cette opération, est un moyen tout puissant, non-seulement de dégagement et de subtilisation de tous les principes, fluides, vertus, contenus dans ces différentes matières, mais encore et surtout d'union intime et de combinaison chimique parfaite, à l'aide desquelles chaque remède arrive à sa plus haute puissance.

Qui ne connaît l'effet des combinaisons chimiques et qui peut calculer la puissance d'un remède ainsi conçu et enfanté dans son harmonieuse autant que mystérieuse unité, résultat d'une élaboration et en quelque sorte d'une digestion parfaites, parce qu'elles sont entièrement naturelles ?

On comprend qu'un tel remède ait vraiment la puissance de l'électricité, non plus de l'électricité matérielle, tout objective et brutale que nous connaissons, mais de cette électricité intime qui, dans sa force d'une suavité incomparable, est comme l'*anima* des plantes et des animaux. Et qui oserait taxer de folie ou d'outrecuidance, celui qui affirmerait que c'est précisément cette électricité, inconsciente, mais inimitable artiste de la vie végétative, qui fait la force même de chaque remède ?

A celui-là, nous pourrions répondre : si vous ne croyez pas aux paroles, croyez aux actes. Prenez un remède quelconque, appliquez-le d'après les règles, et quand vous le verrez selon le cas, apaiser subitement et sans effort, les plus vives douleurs du cancer, de la myélithe aiguë ou de l'inflammation aiguë du cœur ou du foie, vous sentirez qu'il y a là quelque chose qui dépasse les forces de la matière brute d'un médicament vulgaire, homœopathique ou allopathique, quelque chose qui s'adapte de soi et s'harmonise à tout ce qu'il y a de plus intime en nous, à tout ce qui est ou s'appelle les principes vitaux de l'organisme animal.

Donc, tout le secret de la préparation des remèdes Electro-homœopathiques gît dans la fermentation. On choisit l'instant critique, pour imprégner les globules de l'effluve de toutes ces matières réunies alors en un seul tout, par l'effet du travail de la fermentation arrivé à son point juste. Car, dans toute espèce de fermentation, il y a l'instant critique qu'il ne faut ni dépasser ni prévenir, sous peine de manquer son but. Souvenez-vous du vigneron qui fait le vin; du paysan qui fait le cidre, du boulanger qui fait sa pâte, de la laitière elle-même qui fait son beurre ou son fromage, du brasseur qui fait sa bière, voyez-les suivre les progrès de la fermentation; comme ils savent saisir le « juste à point » et comme l'opération varie, suivant la température du pays, du local, et de la maturité des matières premières. La fermentation préside à un grand nombre de métamorphoses, c'est elle qui fait coaguler le lait, qui fait lever la pâte du boulanger, qui transforme le raisin en vin, le malt en bière, la pomme en cidre. Ne savez-vous pas que la fermentation développe dans la graine de Maïs un principe toxique, tandis que, à d'autres plantes toxiques par elles-mêmes, elle fait perdre plus ou moins parfaitement leurs propriétés nuisibles ? N'est-ce pas par la fermentation, qu'il est possible d'obtenir les huiles volatiles ou essences de diverses substances, telles que les amandes, la moutarde, la canelle, la girofle, le bois de Rhode ? N'est-ce pas elle qui tire la Nicotine du Tabac, l'acide Prussique des amandes amères et la Conicine de la grande Ciguë ? Enfin, suivez avec l'illustre Pasteur, surtout, tous les effets de la fermentation dans la genèse des maladies, et vous souvenant en même temps du grand axiôme thérapeutique moderne : *Similia similibus curantur,* demandez-vous si réellement, l'idée d'opposer les ferments des remèdes aux ferments des maladies, n'est pas une idée juste et vraie, et si celui qui a su trouver le moyen de concentrer, dans des dilutions homœopathiques, la cause et le produit de la fermentation, n'est pas digne de notre respect et de notre reconnaissance.

C'est ainsi, par la fermentation que s'obtiennent nos premières teintures dont nos remèdes en globules sont l'expression.

Ce n'est pas tout; par le même procédé toujours, mais alors, avec l'aide de la distillation, on obtient les électricités liquides, ou si vous le préférez, les liquides électriques. Mais alors, il faut choisir entre les différentes matières premières, afin que leurs combinaisons d'essences s'aident, au lieu de se contrarier, pour la production de telle ou telle sorte d'électricité. Ce liquide est obtenu sans alcool, il est comme le sang des plantes, et leur plus pure essence, non plus l'essence particulière de telle ou telle, ni la réunion de ces différentes essences, mais une essence unique, provenant de l'union combinée, chimiquement, de toutes ces plantes, qui ne forment plus qu'un seul et même tout organique, par le fait de la fermentation. On obtient ainsi l'électricité positive générale, dite *rouge;* l'électricité positive du sang, dite *bleue;* l'électricité négative générale dite *jaune;* l'électricité négative particulière de la matière organique fondamentale dite *verte;* et enfin l'électricité neutre, ou *blanche.*

Si quelqu'un se fût permis il y a vingt ans de publier de pareilles formules, il aurait bien sûr excité la gaîté du public; mais aujourd'hui, je doute que cela fasse rire même les médecins instruits et sérieux, qui ne sont pas sans savoir ce qui se passe à l'entour d'eux, bien que souvent ils soient les derniers à l'apprendre, à cause de leur monopole dans l'art de guérir, qui fait se tenir dans l'ombre les adeptes de la nouvelle science. Aujourd'hui en effet, l'électro-homœopathie a sa place au soleil du Bon Dieu, et, à force de merveilles, elle a conquis le droit de vivre et de s'exposer en face de la vieille école. Déjà, un certain nombre de médecins intelligents et zélés, et faisant de la médecine autre chose qu'affaire commerciale, se sont émus à l'entour de cette conviction immense qui bruit et s'affirme de plus en plus, et, après information et expérimentation, se sont associés à cette œuvre de régénération scientifique. Ce qu'on demande aujourd'hui à l'électro-homœopathie, c'est moins la preuve déjà faite de l'efficacité de ses remèdes, que la lumière sur ses opérations. C'est cette lumière que nous apportons.

Monsieur Mattei a fait écrire dernièrement, un livre où il prétend donner enfin la fameuse théorie tant demandée et tant désirée depuis si longtemps. Et que dit-il ? Quelques phrases imitées du livre de Finella. Il se donne pour l'inventeur de la complexité des remèdes et il se trouve que cette fameuse invention, exploitée et mise en pratique régulière depuis cinquante ans, est établie à l'état de doctrine dans les livres de Bellotti datant de 1864, et dans celui de Finella imprimé en 1877, chez Baillère, à Paris. Hors de cette fameuse découverte, que nous connaissions bien d'avance, Monsieur Mattei ne nous dit rien. S'il n'avait que cela à nous dire, je comprends qu'il ait fait le mystérieux, et je ne comprends même pas qu'il ne le soit pas resté jusqu'à la fin. Au moins, on aurait pu croire, qu'il y avait là, quelque chose. Peut-être M. Mattei a-t-il quelque autre secret. Alors qu'il le dise ! Lorsqu'il verra cet ouvrage, il est possible qu'il reconnaisse ses idées, et qu'il dise : C'est cela précisément : Voilà mon invention, voilà mon secret, je ne voulais pas le dire, mais puisqu'on m'a trahi, c'est cela, je l'avoue ; et M. Mattei essayera de revendiquer la part d'honneur qui revient au digne M. Sauter. Et que nous importe ?

M. Mattei a écrit, il y a 15 à 20 ans, une petite brochure (celle-là était de lui), toute remplie de citations empruntées à Théophraste Paracelsus qui, dans le traitement de toutes les maladies faisait intervenir les astres : Mars si le fiel est malade, le Soleil si c'est le cœur, la Lune si c'est le cerveau, Saturne si c'est la rate, et Vénus si ce sont les reins. Il n'y avait dans cette brochure rien qui révélât de bien grands secrets. Plus tard M. Mattei a fait paraître à Bologne le texte du livre de M. Bérard et l'a honoré de son illustre nom, voulant montrer ainsi combien il l'estimait digne de lui et de son talent d'écrivain ; mais quelque temps après il répudiait ce fils adoptif et adoptait un autre livre, celui du malheureux chevalier Giordani, le même dont nous avons cité la brochure, et qui se venge ainsi des injustices et des perfidies méchantes de l'original habitant de la Rochetta. Dans tout cela on ne parle que de l'application des remèdes. Dans le dernier enfin on parle quelque peu théorie, mais encore une fois, s'il n'y a que cela, il n'y a rien de nouveau et l'honneur de cette découverte revient tout entier, il faut bien le dire, à Belloti et à Finella. Quant à nous, nous avons autre chose et nous l'avons démontré. Nous ne craignons pas que la lumière se fasse sur notre œuvre parce que cette œuvre nous avons la certitude qu'elle peut défier toute critique. Nous ne voulons rien cacher.

Toutefois, je pense que si d'un côté il faut en dire assez pour satisfaire à la juste et loyale curiosité du savant, il ne faut pas non plus en dire trop, de peur d'exciter le zèle intéressé du contrefacteur toujours à l'affût de semblables occasions pour faire un coup de commerce, sans s'inquiéter du tort grave que ce coup portera à l'œuvre véritable qu'il déconsidère en la parant de sa propre incapacité.

Voilà pourquoi nous ne pouvons en dire davantage sur le mode de fabrication des remèdes, et il nous semble d'ailleurs que c'est de tout point suffisant. Nous avons maintenant à exposer la théorie sur laquelle on s'est basé pour leur donner à chacun leur forme spéciale. Nous décrirons ensuite les divers éléments qui entrent dans leur composition et enfin leurs caractères spéciaux. D'où trois paragraphes :

I. *Théorie du système Électro-Homœopathique.*
II. *Composition de chaque remède.*
III. *Caractère propre de chacun de ces remèdes.*

§ Ier.

Théorie du système Électro-Homœopathique.

Le docteur Cruveilhier dans son traité d'anatomie pathologique disait : « En ramenant l'organisation nor-
« male des diverses espèces à l'unité ; en prenant pour
« point dé départ non les organes développés, mais
« l'évolution de ces mêmes organes ; en montrant que
« le plus grand nombre de monstruosités est repré-
« senté dans la série des êtres par une forme perma-
« nente, les naturalistes ont fait faire un pas immense
« à la science. Espérons que la science de l'organisa-
« tion morbide s'emparera de cette belle et grande
« idée !... Comparer les diverses altérations morbides
« entre elles et les ramener toutes sinon à l'unité, au
« moins à un petit nombre de types fondamentaux ;
« les étudier non dans leur état parfait mais dans leur
« évolution, dans leur état embryonnaire d'abord, puis
« dans leur état fœtal ; déterminer l'élément organi-
« que, primitivement et principalement affecté ; voilà
« la route qui m'a conduit à établir que les tissus orga-
« niques sont tous inaltérables par eux-mêmes, qu'ils
« sont seulement susceptibles d'augmentation ou de
« diminution dans leur nutrition ; que toutes les obs-
« tructions organiques de texture sans exception ne
« consistent que dans le dépôt de matières sécrétées
« dans les mailles du tissu cellulaire, matières qui,
« tantôt corps étrangers sont rejetées au milieu d'un
« travail inflammatoire, tantôt produits vivants suscep-
« tibles d'une vie indépendante, vrais parasites, s'ap-

« propriant les sucs nourriciers, sont le siège d'un
« développement vasculaire nouveau, avec ou sans
« communication avec les vaisseaux environnants, ici
« se bornant à gêner les parties au milieu desquelles
« ils sont placés, là envahissant peu à peu les parties
« voisines, et se substituant en quelque sorte aux
« tissus propres. »

La théorie électro-homœopathique est basée sur ces
principes. Comme le docteur Cruveilhier, elle établit
que toutes les maladies proviennent d'une altération
de la nutrition; et comme il n'y a pour l'organisme que
deux liquides nourriciers, elle en conclut que toutes les
maladies proviennent infailliblement d'une altération
soit de la lymphe, soit du sang, soit de l'une et de
l'autre, mais toujours primitivement et principalement
de l'une ou de l'autre. Mais comme tous les tissus
secondairement malades dans les parents peuvent le
devenir primitivement dans les enfants, et que dans
un même individu un tissu secondairement malade,
en devenant complètement vicié, peut devenir lui-
même la source d'un nouvel ordre de processus morbides, il s'ensuit qu'il y a en définitive trois grandes
causes de maladies qui sont: la viciation de la lymphe,
la viciation du sang et la dégénérescence des tissus
primaires organiques. De là trois grands remèdes qui
sont: l'Antiscrofuleux, l'Antiangioitique et l'Anticancéreux. Autre observation: Si la lymphe comme nous
croyons pouvoir le démontrer est le premier substratum de notre organisme, il s'ensuit que dans la genèse
des maladies, c'est par sa viciation que doit commencer leur œuvre homicide et par conséquent on
peut dire que dans l'ordre des remèdes, l'antiscrofuleux est le remède primaire et en quelque sorte
originel.

Or, quant à la part que prend la lymphe à la formation de tout notre être corporel, il est certain, d'après
les anatomistes les plus distingués, que dans les premiers temps de sa formation, l'œuf humain se montre
sous la forme d'une vésicule membraneuse remplie
d'un fluide lymphatique. Cette membrane elle-même
ou plutôt ces membranes, proviennent elle-mêmes
d'après Harvey, Hunter, Danz et Oken, d'une lymphe
concressible sécrétée par l'effet de la conception. Hunter compare cette formation des membranes, caduque
et réfléchie, à l'opération qui a lieu dans l'économie
animale, lorsqu'un corps étranger vivant est introduit
dans une cavité; il y est aussitôt recouvert de lymphe
coagulable.

Or, on sait que cette vésicule, qui peut être comparée
à la première dilatation du canal intestinal, ou à l'estomac, doit être absolument considérée comme le premier rudiment de l'embryon humain. On voit, d'après
cela, quelle part prend la lymphe à la formation de
notre corps. C'est sur cette lymphe ainsi renfermée
dans ses membranes que, comme sur un nouvel
abîme, repose en effet l'esprit créateur. Aussi, au bout
de quelque temps, peut-on voir formés du milieu de
cette lymphe, les quatre appareils principaux de l'organisme humain, savoir : 1° le sac cérébro-spinal;
2° la gouttière chondro-muqueuse, dans laquelle il est
logé, et qui doit être la colonne vertébrale; 3° l'intestin
rudimentaire; 4° un vaisseau rudiment du cœur, et
qui représente le système sanguin. Comme on le voit,
c'est dans la lymphe et de la lymphe que le nouvel être
commence à paraître dans la vie animale.

Il faut en conclure que le remède de la lymphe aura
une influence bienfaisante sur tout l'organisme, même
à l'état de santé, et que c'est le remède premier de

toute la matière organisée, en tant qu'elle n'est que cette matière. Lorsque par une aptitude élective spéciale, et la transformation spécifique qui en est l'effet naturel, une portion de cette matière fondamentale se trouve individualisée avec une vie et des fonctions propres, alors, ce remède premier ne suffit plus. Il lui faut un remède spécial, qui soit en rapport plus sympathique avec son nouvel être.

C'est ainsi que nous avons vu qu'avec l'antiscrofuleux, il y a le remède antiangioitique et l'anticancéreux. Ce sont les trois remèdes constitutionnels ou fondamentaux; et comme dans les constitutions et dans leurs affections, il y a plusieurs manières d'être, de même dans les remèdes qui leur sont opposés il doit y avoir différentes manières d'agir, et voilà comment il y a plusieurs remèdes contre la diathèse scrofuleuse, plusieurs contre la diathèse angioitique, plusieurs enfin contre la diathèse cancéreuse; c'est à cette connaissance approfondie des remèdes que doit s'appliquer le médecin.

Le remède le plus important après ces trois grands remèdes, celui qui a une influence plus large et plus puissante, c'est le fébrifuge, remède admirable, qui à lui seul est toute une révélation. Nous avons vu tout à l'heure que dans l'embryon humain, on voit apparaître en même temps que la pulpe cérébrale et nerveuse, et en même temps que le système sanguin, un autre appareil, l'appareil intestinal. Cet appareil a autant d'importance en définitive que l'appareil vasculaire, puisque c'est de lui que le sang tire toute sa vie. Or, de même que le cœur est le centre de tout l'appareil vasculaire, de même le foie est le centre de tout l'appareil intestinal. Ce dernier a, pour la fonction si importante de la chylification des aliments, la même influen-

ce que le cœur pour l'hématose du sang, et sa réparti-
tion dans toutes les parties de l'organisme. Ces deux
appareils sont comme les deux pôles de la vie en nous.

Or, il y a un remède merveilleux pour le foie,
comme nous avons vu qu'il y en a un pour le sang,
et conséquemment pour le cœur. Ce remède, c'est le
fébrifuge. Pourquoi l'appelle-t-on fébrifuge? Nous
pourrons discuter cette question à l'article spécial qui
sera consacré à ce remède. Là, nous n'avons à nous
occuper que de la théorie générale des remèdes, et dès
à présent nous pouvons constater de quelle influence
immense un tel remède doit jouir sur tout l'organisme
humain, puisque c'est de son objet direct, qui est le
foie, que dépend l'alimentation du sang d'un côté, et de
l'autre la bonne harmonie de tout le système nerveux
ganglionnaire et splanchnique, chose qui n'est plus
aujourd'hui douteuse, mais de certitude scientifique.

Outre ces grands remèdes que j'appellerai principaux
parce que leur influence embrasse en quelque sorte
tout l'organisme humain, il y a neuf autres remèdes
plus spéciaux. Il y a le Pectoral pour les poumons, et
ses homonymes pour toutes leurs affections diverses
caractérisées; comme parmi toutes ces affections, il en
est une qui a une gravité et un caractère tout spéciaux,
on a fait pour cette affection qui est l'asthme, un
remède également tout spécial: c'est l'antiasthmatique.
A côté du Pectoral apparaît le Vermifuge, pour combattre les entozoaires qui peuvent se rencontrer, non
seulement dans les intestins, mais aussi dans les
différents tissus et dans les fluides organiques; vient
ensuite l'Antinerveux, remède direct du système nerveux pour lui rendre le calme, la régularité, la force;
mais il est évident que ce remède ne suffira pas si
l'affection des nerfs provient d'une affection de l'ap-

pareil lymphatique ou de l'appareil sanguin; il faudra alors ajouter le remède capable de guérir la cause de ce désordre. A tous ces remèdes, on en a ajouté un autre appelé l'Antilymphatique qui est en quelque sorte le remède constitutionnel plus spécial de certains tempéraments, qui ne sont ni positivement scrofuleux, ni positivement cancéreux, mais qui touchent par leurs extrêmes, d'un côté à la diathèse scrofuleuse et de l'autre, par leur côté angioïtique, à la diathèse cancéreuse, et constituant une sorte d'état mitoyen ayant tous les caractères de la diathèse arthritique. En réalité c'est bien le vrai remède de cette dernière diathèse. Il y a l'*Antigoutteux* qui est le remède de la diathèse précédente arrivée à l'état aigu sous le nom de goutte. Il y a encore un remède précieux contre cet état trop souvent désespérant, qui bien que n'étant alors ordinairement que le résultat d'une diathèse précédente arrivée à un état plus ou moins aigu, n'en constitue pas moins un état général morbide parfois considérable. C'est le remède de la diarrhée. Vient ensuite le remède spécifique du choléra.

Enfin, apparaît le remède de ce mal terrible qui fait tant de ravages dans les familles, qui tue à lui seul plus de monde que tous les fléaux de Dieu, et qui jusqu'ici, on peut le dire, s'était bien un peu moqué de toutes les attaques de la science. Aujourd'hui seulement il a trouvé son maître. L'électro-homœopathie en inventant l'Antisyphilitique a trouvé le vrai antidote de la syphilis.

§ II.

Composition de chaque remède.

SCROFULEUX

SCROFULEUX I.

Scrofularia nodosa.	Kalium iodatum.
Rubia tinctorum.	Calcarea carbonica.
Asarum canadense.	Sulfur.
Acidum phosphoricum.	Natrum muriaticum.

Scrofularia nodosa. La scrofulaire noueuse (grande scrofulaire, herbe aux écrouelles) tonique, résolutive, antiscrofuleuse.

Rubia tinctorum. (La Garance), apéritive, astringente et diurétique.

Asarum canadense. (L'Asaret du Canada), usité pour migraines, ophtalmie, affections gastriques et bilieuses, et vertiges nerveux.

Acidum phosphoricum. L'acide phosphorique, dont la

---

(1) « Avant d'entrer dans le détail de la composition de chaque « remède, je crois utile de répondre à une objection probable des « savants chimistes, objection qui s'élèvera de prime abord dans leur « esprit à la vue de certaines de nos formules dans lesquelles ils dé- « couvriront des incomptabilités chimiques, en d'autres termes, des « substances qui se décomposent réciproquement. »

A cela, je réponds que cette anomalie est plus apparente que réelle, la réaction chimique étant en cette circonstance en partie paralysée et du moins grandement modifiéo par la digestion naturelle de ces substances et ne pouvant dès lors, exercer qu'une influence fort secoudaire. Nous devons avertir ici sans plus tarder, que ces substances incompatibles ne sont jamais mises en contact immédiat, et que par conséquent leur réaction l'une sur l'autre n'est jamais directe. Ainsi dans la composition du remède antiscrof. pour faire entrer l'iode sphère d'action est le système nerveux, le cerveau, et les dépôts phosphatiques d'urine, quand ceux-ci proviennent d'excès d'acide phosphorique, dépendant de débilité nerveuse. Il a une action aussi sur le diabète sucré, et la dégénération amyloïde des reins, sur les diarrhées passives et la débilité provenant d'une croissance rapide.

Kalium Iodatum. C'est l'iodure de potassium; ce dernier métal fut découvert en 1807 par Davy. On l'obtient en chauffant la potasse pure à l'alcool avec un fer rouge. Ce métal, très ductile, est plus mou que la cire et plus léger que l'eau, qu'il décompose, en enflammant l'oxygène. Combiné avec l'iode, il devient l'iodure de potassium, le dépuratif par excellence pour les accidents secondaires et tertiaires, surtout de la syphilis. C'est un dépuratif qui, par sa puissance de fermentation, a une grande valeur dans l'ensemble et sur l'ensemble des composés du scrofuleux.

Calcarea carbonica, puissant remède du dérangement assimilateur, provenant des trois grandes causes : Scrofule, tuberculose, rachitisme. Il combat surtout la tendance constitutionnelle.

Sulfur. Le soufre, qui est à la diathèse psorique et herpétique, ce que le mercure est à la syphilis, c'est-à-dire : son antiferment. Il a une action sur la conjonctive et les ophtalmies scrofuleuses, sur la constipation chronique et sur la forme plastique aiguë de la pleurésie, pouvant dissiper rapidement l'épanchement, à ce moment surtout, où

---

et l'acide phosphorique, substances qui par elles mêmes sont incompatible. voici comment l'on procède. — On commencee par soumettre l'iode à la fermentation avec le Scrofularia nodosa, pendant que d'autres part la même fermentation s'opère entre l'acide phosphorique et le *Rubia tinctorum*, et ce n'est que lorsque ces deux substances ont été ainsi modifiées et que leur puissance de réaction chimique a été ainsi corrigée, qu'on se permet de les mélanger ensemble dans la fermentation générale de toutes les autres substances entrant dans la composition du remède.

Peu importe d'ailleurs, que telle ou telle partie de tel ou tel actde soit décomposée par la réaction de la fermentation, puisque les bases des substances n'en restent pas moins là et y rertent dès lors dans un état parfaitement assimilable, qui fait de nos remèdes, s'il est permis de s'exprimer ainsi, de véritables « Peptonates ».

l'on attend anxieusement s'il y aura résorption ou transformation purulente de l'exsudat.

Natrum muriaticum. Le chlorure de soude. C'est le sel marin ou sel gemme, spécifique de la fièvre intermittente et de la chlorose ancienne, et de la dyscrasie scorbutique du sang.

SCROFULEUX II.

Scrofuleux I tinctur.
Calcium chlorat. ãã part. aeq.
Rhus aromaticum.

On met par parts égales :

Une part des matières du Scrof. I.

Une part de calcium chloraticum. Le chlorure de calcium. — On l'obtient en traitant la chaux par l'acide chlorydrique, puis évaporant et faisant éprouver au sel la fusion ignée. Il est employé pour dessécher les gaz et pour produire des froids artificiels.

Une part de Rhus aromaticum de l'espèce des *sumacs*. C'est le remède spécifique de la peau et des enveloppes fibreuses des nerfs. Excellent pour les rhumatismes subaigus et chroniques et le lumbago, ainsi que pour la scarlatine rhumatismale. Il a le même effet sur les muqueuses, que sur la surface cutanée, et est efficace pour l'ophtalmie strumeuse.

SCROFULEUX III.

Scrofuleux I tinctur.
Arsenicum album. ãã part. aeq.

Scrofuleux I, une part.

Arsenicum album, une part.

Ce poison, le plus grand de tous, employé à petites doses, a une action curative sur les centres cérébro-spinaux, et par suite, sur la paralysie, l'épilepsie et la névralgie. Il a une action égale sur les nerfs vaso-moteurs (ceux qui sont les agents des vaisseaux sanguins), et par suite, sur les fièvres intermittentes malignes, comme aussi, sur les malaises, résultant de l'abus de la quinine. Il est excellent contre la grippe, l'endocardite, la péricardite, l'angine de poitrine, et même les productions cancéreuses extérieures, et contre la gastrite aiguë et chronique. Très bon pour l'asthme et certaines néphrites, surtout celle qui suit la scarlatine.

Mais, là où il triomphe par dessus tout, c'est dans les épanchements séreux, et les hydropisies séreuses, celles surtout, dépendant d'une affection du cœur et l'œdème des poumons. Il a non moins d'influence sur les affections cutanées chroniques.

SCROFULEUX V.

Scrofuleux I.
Hamamelis virginica. } āā part. aeq.

Scrofuleux I, une part.
Hamamelis virginica, une part.
La *Noisette de sorcière* d'Amérique souverain pour la phlébite, les affections variqueuses et hémorrhoïdales. Grande puissance hémostatique. Il est surtout efficace, dans les rhumatismes musculaires et articulaires.

SCROFULEUX VI.

Scrofuleux I.
Thuya occidentalis. } āā part. aeq.

Scrofuleux I, une part.
Thuya occidentalis, une part.
Thuya du Canada: *arbor vitœ,* sa principale sphère d'action est dans les organes génito-urinaires, le rectum et l'anus, la peau et les excroissances sycosiques et les tumeurs fongueuses de l'orbite et d'ailleurs.

ANGIOITIQUE.

ANGIOITIQUE I.

Lobelia inflata.	Cactus grandiflorus.
Digitalis purpurea.	Ustilago maïdis.
Chamomilla.	Pulsatilla.

Lobelia inflata, *Tabac indien.* Action spéciale sur les nerfs pneumo-gastriques, et par suite, sur la cardialgie et les organes respiratoires. . . sur l'emphysème et l'asthme.

Digitalis purpurea. Action puissante sur le cœur. La digitale, qui, à haute dose, agit directement sur le tissu musculaire du cœur, qu'il paralyse et tue, en acidifiant le suc alcalin musculaire de cet organe, et en paralysant les nerfs pneumo-gastriques; employée à petites doses, est le plus puissant tonique cardiaque, et, en tonifiant le cœur, elle améliore l'hydropisie, venant d'affection de cet organe, aussi bien que celle provenant de cause rénale; son influence spéciale, aussi sur les reins, la rend apte à la guérir également. Elle guérit certains cas de diarrhée et de jaunisse.

Chamomilla. La camomille affecte principalement le système nerveux. Elle rend des services inappréciables, là où les nerfs sensitifs, ou excito-moteurs, souffrent d'une grande impressionnabilité morbide, dans l'excitation utérine, et certaines toux spasmodiques. Elle ne devient active qu'à des dilutions très atténuées.

Cactus grandiflorus. Développe son action, spécialement sur le cœur, et les vaisseaux sanguins, dissipant leurs congestions, et enlevant leurs irritations. Il calme les palpitations nerveuses, et celles de la cardite aiguë, l'hypertrophie, les lésions valvulaires, l'angine de poitrine.

Ustilago maïdis. C'est le champignon parasite du maïs, dont la poussière, en se mêlant à la farine de cette graminée, est la cause essentielle de l'affreuse maladie, appelée pellagre. Les spores de ce champignon, brunes, lisses, sphériques, sont larges de 6 à 7 millièmes de millimètre. Il faut bien peu de chose, comme on le voit, pour opérer la dissolution totale de l'organisme humain. On peut comparer l'ustilago du maïs à l'ergot du seigle. Son action porte sur la muqueuse digestive, le système nerveux, et l'ensemble constitutionnel. C'est le remède des épistaxis et des hémorragies.

Pulsatilla. (L'Anémone des prés. Coquelourde). Elle joue un rôle important dans les affections gastriques, où prédomine l'état muqueux, (langue recouverte d'un enduit épais, d'un blanc sale) dans la bronchite chronique, avec abondante expectoration muqueuse, dans certaines formes de goutte et de rhumatisme, surtout le rhumatisme goutteux des femmes, dans les affections des veines. Elle est supérieure à Hamamelis, dans la phlébite crurale qui suit l'accouchement, mais lui est inférieure dans les hémorragies veineuses. Très utile dans la blépharophtalmie, dans les maux d'oreilles, et dans l'othorrhée non scrofuleuse. Mais, là où l'action de Pulsatilla est prédominante, c'est sur les organes génitaux des deux sexes, orchite, prostatite, hydrocèle, et surtout sur la fonction menstruelle, sur l'ovarite, sur la leucorrhée muqueuse et la fonction de la parturition.

ANGIOITIQUE II.

Angioitique I.
Arnica montana.   } āā part. aeq.
Gratiola.

Angioitique I, en parties égales avec :

Arnica montana. (Plante des montagnes d'Europe). Puissant myotique, (agissant sur les muscles), atteignant même les dilatations hypertrophiques du cœur. Elle est excellente pour les contusions, et les hémorragies provenant de coup, ou pour l'hémoptysie, provenant de toux violente, pour la dysenterie, pour la pleurodynie, provenant de fatigues excessives, pour l'angine de poitrine.

Gratiola. L'hysope des haies, (herbe à pauvre homme), ayant action sur le cœur, et les affections hypocondriaques et les éruptions cutanées provenant des désordres du sang et sur l'hystérie.

Angioitique III.

<table>
<tr><td>

Angioitique I.
Convallaria majalis.
Ferrum.
Cereus grandiflorus.
Sanguinaria canadensis.

</td><td>ãã part. aeq.</td></tr>
</table>

Angioitique I, en parties égales avec:

Convallaria Majalis. (Le Muguet des Parisiens, *lilium convallium* des pharmaciens), sternutatoire et antispasmodique.

Ferrum, a une action sur les organes formateurs des globules rouges.

Cereus grandiflorus agit principalement sur le cœur et les vaisseaux sanguins. Il est indiqué contre les varices, les hémorrhoïdes, palpitations de cœur, l'enflure du côté gauche et des extrémités inférieures.

Sanguinaria Canadensis. Spécifique des organes respiratoires, de la pneumonie, migraine, bouffées de chaleur de l'âge critique.

CANCÉREUX.

Cancéreux I.

Condurango.	Silicea.
Micania guaco.	Fucus vesiculosus.
Baptisia tinctorum.	Hamamelis virginica.

Condurango, remède autrefois très employé pour les cancers. On chantait ses vertus avec enthousiasme. Aujourd'hui, sa réputation s'est éteinte. Qui connaît le Condurango? Il en a été de même, d'une foule de remèdes, qui, comme lui, eurent quelque temps une grande vogue. Est-ce à dire pour cela qu'il ne valent rien? Au contraire, ce sont d'excellents remèdes. Il ne s'agit que de savoir les employer. C'est là le secret de la nouvelle science.

Micania Guaco. Plante de l'Amérique du Sud, employée dans ces pays, contre la morsure des serpents venimeux, contre les ulcères, la gangrène et toutes plaies virulentes. On désigne sous ce nom, soit l'Eupatorium satureiœfólium, soit le comocladia integrifolia, de la famille des Therebinthacées. Le suc de ce dernier arbre est un caustique si puissant, que les colons l'employaient pour marquer leurs nègres.

Baptisia tinct. C'est l'Indigo sauvage de l'Amérique. Il agit sur la constitution, dans le cas de diathèse cancéreuse, étant reconnu spécial pour les fièvres endémiques, et préventif des grands symptômes typhoïdes; étant reconnu également, comme ayant une influence curative, dans les cas où les membranes muqueuses s'ulcèrent, avec tendance à la putridité.

Silicea. C'est le caillou commun; cliniquement, c'est l'acide-silicique, un oxyde de silicium, formant la base de tout caillou donnant du feu par le choc. On l'obtient à l'état pur sous forme de poussière blanche, fine, insipide. Ce médicament mûrit les abcès et réduit leur suppuration, son action porte surtout, sur les altérations organiques, sur les affections des tissus et organes végétatifs, et les caries des os, ainsi que les tumeurs blanches.

Fucus vesiculosus. C'est le Goëmon ou Algues marines, de la famille des laminaires, ou le Varec, médicament préconisé contre les scrofules, le goître.

Hamamelis virg. Nous l'avons traité déjà.

CANCÉREUX II.

Cancereux I tinct.
Terebenthine de Chios. } āā part. aeq.
Spiraea ulmaria.

Cancéreux I, une part.

Terebenthine de Chios. Sa sphère d'action est surtout dans les reins et la membrane muqueuse urinaire. C'est un des grands remèdes de la néphrite, de l'albuminurie, et des ulcérations intestinales, et blennorrhagies de certaines fièvres putrides.

Spiraea ulmaria. La reine des prés, plante rosacée spireacée, dont les fleurs sont diaphorétiques. Elle est employée comme telle dans les hydropisies.

CANCÉREUX III.

Cancereux I tinct.
Conium maculatum.   ãã part. aeq.
Calcium iodatum.

Cancéreux I, une part.

Conium maculatum. C'est la grande ciguë, la ciguë des anciens, la ciguë de Socrate, contenant un alcaloïde très vénéreux appelé conicine. Il a une influence élective sur les nerfs moteurs et sur le système végétatif. Les allopathes l'emploient contre les insomnies, les squirrhes et les cancers, et même la phtisie et coqueluche; l'homœopathie l'emploie contre la paralysie, contre les affections cancéreuses et la débilité ovarique.

Calcium Iodatum. C'est l'iodure de calcium, médicament mixte ayant pour attribution d'agir comme iodure et comme calcaire, c'est un dépuratif puissant, comme tous les alcaloïdes, avec lesquels se combine l'iode. Ce remède a été surtout préconisé dans la tuberculose et la scrofule. Dans ces cas, il est même plus utile que l'iodure de potassium, en ce qu'il aide puissamment à la transformation crétacée des tubercules, en voie de ramollissement.

CANCÉREUX IV.

Cancereux I tinct.
Frankenia grandiflora.   ãã part. aeq.

Cancéreux I, une part.

Frankenia grandiflora. De la famille des frankéniacées, dycotylédones, polypétales, hypogynes, pleurosperminées, vient des montagnes de la Californie. appelé dansle pays « yerba reuma. » Ce remède a des propriétés extrêmement remarquables dans le catarrhe chronique, l'ophtalmie, et réussit mieux que le copahu et le cubèbe, dans l'uréthrite, la gonorrhée, la leucorrhée, la dyssenterie. Plus puissant que l'eucalyptus, dans les inflammations subaiguës de la gorge, pour arrêter les ulcérations et purifier la membrane muqueuse.

CANCÉREUX V.

Cancereux I.
Terebenthine de Chios. } ãã part. aeq.

Cancéreux I, une part.
Terebenthine de Chios déjà décrit.

CANCÉREUX VI.

Cancereux I.
Thuya occidentalis. } ãã part. aeq.

Cancéreux I, une part.
Thuya occidentalis, une part. (*Thuya du Canada*) : « *arbor vitœ.* » Sa principale sphère d'action est dans les organes génitaux urinaires, le rectum et l'anus, la peau et les excroissances sycósiques et les tumeurs fongueuses de l'orbite et d'ailleurs.

CANCÉREUX X.

Cancereux I.
Cicuta virosa. (ãã part. aeq.
Arsenicum album.

Cancéreux I, une part.
Cicuta virosa. C'est la ciguë d'eau, à longues feuilles, employée pour spasmes hystériques et convulsions des femmes en couches, les crampes de la poitrine, les affections vermineuses, avec convulsions, les dartres humides et croûteuses, et les croûtes de lait, l'épilepsie et le tétanos, ainsi que certaines espèces de cancers et d'ulcères, celles de la face, des lèvres, et de là bouche.

Arsenicum album, dont nous avons parlé ; ajoutons qu'il est le remède des constitutions épuisées, et par suite de la diathèse cancéreuse, de la vérole, et du choléra ; ainsi que de l'inflammation et gonflements des parties génitales.

FÉBRIFUGES.

FÉBRIFUGE I.

Aconit napellus.	**Prunes Boldo.**
Gelseminum sempervirens.	**Chamomilla.**
Leptandra virginica.	**Spiroea ulmaria.**
China.	

Aconit napellus, dont l'influence est admirable sur la circulation, comme antiphlogistique pur et simple, et par conséquent, sur l'organe artériel produit par la fièvre inflammatoire simple. Il produit, sauf les inconvénients, tous les avantages de la saignée ancienne. Il agit sur les centres musculomoteurs, il calme et rassure le système nerveux, et par suite, souvent le rhumatisme aigu.

Gelseminum sempervirens. Jasmin jaune, plante américaine, considérée aux États-Unis, comme spécifique de la fièvre jaune. A une action extraordinaire sur la substance musculaire, sur les paralysies locales, soit de la vessie, soit des muscles de l'œil, et surtout, sur la fièvre intermittente, ainsi que sur les congestions cérébrales et spinales, et conséquemment, sur la méningite cérébrale.

Leptandra virginica, médicament américain, « racine noire » dont l'action a lieu sur le foie et les intestins. Excellent pour les céphalalgies bilieuses, les souffrances hépatiques, correspondant à la colonne vertébrale, et les diarrhées noirâtres et fétides, ainsi que la dyssenterie.

China ou **Cinchona,** dont l'alcaloïde est quina ou quinine (Chininum sulfuricum). Le china est principalement tonique, surtout dans les cas de déperditions de liquides, quels qu'ils soient, en agissant homœopatiquement, sur les organes formateurs des globules. Il guérit ainsi: la fièvre hectique, la diarrhée d'été, la lientérie, certaines névralgies et jaunisses, et les troubles du sommeil.

Prumes Boldo, est un arbre originaire du Chili, dont les feuilles sont appréciées comme fébrifuge, et contre les affections du foie et la blennorrhée. Elles constituent un tonique amer et aromatique.

Chamomilla, déjà décrit,

Spiroea Ulmaria, déjà décrit.

Fébrifuge II.

Aconit napellus.	Colocynthis.
Eucalyptus.	Rhus toxicodendrun.
Belladonna.	Podophillum peltatum.
Quebracho aspidosperma.	

Aconit napellus, déjà décrit.

Eucalyptus, arbre de la famille des myrtacées, venant de la Nouvelle-Hollande. Ce remède assainit en absorbant tous les principes morbides vitiateurs des parties avec lesquelles on le met en rapport.

Belladonna, c'est le premier médicament, pour toute perversion de fonctions d'un centre encéphalique quelconque, par conséquent, pour toute complication cérébrale très active de la fièvre, surtout de la fièvre entérite et cérébrale. C'est le remède de la chorée, qui est aux centres moteurs ce que le délire est au cerveau, et de l'épilepsie; il doit avoir une vertu contre la rage, à cause de son action sur la moëlle allongée, et par conséquent, aussi sur l'ataxie locomotrice et même sur la néphrite.

Quebracho aspidosperma, vient de l'Amérique du Sud. C'est l'écorce d'un arbre indigène, dans la partie orientale des Cordillières, elle est employée par les médecins de ces pays, contre la fièvre intermittente; son action est analogue à celle du quinquina.

Colocynthis, la Coloquinte. La grande sphère de ce remède est celle des névralgies douloureuses, des coliques rhumatismales et certaines dyssenteries.

Rhus toxicodendron. C'est le remède de certaines affections cutanées, notamment l'érythème et l'érésypèle, et du rhumatisme; par son action sur les tissus fibreux, tendons, fascias, gaînes nerveuses, muscles. Il est excellent pour la fièvre typhoïde et la dyssenterie typhoïde.

Podophyllum pellatum. Son action s'exerce sur la membrane muqueuse du canal alimentaire et ses glandes. C'est le remède de la diarrhée, de la fièvre typhoïde, et surtout du foie, en cas d'hypersécrétion de bile.

ANTINERVEUX.

Gelseminum sempervirens.	**Coffea.**
Valerania officinalis.	**Arnica.**
Furnera aphrodisiaca.	**Nux vomica.**
Berberis acquifolia.	**Belladonna.**

Gelseminum, déjà décrit.

Valeriana officinalis. C'est le remède de l'hystérie et des affections nerveuses.

Furnera aphrodisiaca, plante du Mexique. Tonique du système nerveux et musculaire, spéciale pour la débilité des organes génito-urinaires, l'albuminerie néphritique, les pertes séminales, l'impuissance, etc.

Berberis acquifol. Épine-vinette de Californie. C'est un stimulant des nerfs qui servent à l'absorption et à l'assimilation, et comme tel, très utile dans certaines plaies cancéreuses, certaines éruptions scrofuleuses et syphilitiques, spécial pour l'aménorrhée et le dépérissement qui en résulte.

Coffea, remédie à la lassitude organique, à l'insomnie, à la névralgie dentaire, à une action calmante sur le système vasculaire et nerveux, sur l'hémicranie et sur la strangurie.

Arnica déjà décrit. Ajoutons qu'il a sûrement une action très bienfaisante sur l'ensemble du Grand Sympatique et sur les muscles.

Nux vomica « noix vomique » dont le principe essentiel est la strychnine, action sur les nerfs moteurs et les muscles même involontaires, tels que ceux du canal alimentaire des organes respiratoires et du système génito-urinaire; calme le frisson fébrile, par son influence sur les centres nerveux et sur leurs désordres, provenant de congestion cérébrale, ou trouble gastro intestinale, est un remède du tétanos, de la dyspepsie, du pyrosis, du foie, de l'asthme et de la métrite.

Belladonna. Déjà décrit.

PECTORAUX.

PECTORAL I.

Phellandrium.	**Asclepias tuberosa**
Sticta pulmonarea.	**Chamomilla.**
Serpentaria.	**Lycopodium.**

Phellandrium, la ciguë aquatique. Phellandrie aquat, préconisée par les allopathes pour la Phtisie pulmonaire.

Sticta pulmonaria « espèce de lichen » d'où l'on tire l'acide Cétrarique, l'amer du lichen. Le sticta pulmonaria est d'un vert jaunâtre, employé pour les poumons, les toux opiniâtres surtout compliquées d'ictère.

Serpentaria. La serpentaire venant du midi de la France, dont la puissance est reconnue dans les affections asthmatiques et les cachexies séreuses.

Asclepias tuber. « Racine à pleurésie » excellente de fait en homœopathie pour la pleurésie.

Chamomilla. Déjà décrit.

Lycopodium (Pied de loup). Porte sur les trois grandes fonctions de l'appareil muqueux, a une action spéciale sur la « Grippe chronique » ou Pneumonie chronique.

PECTORAL II.

Pectoral I.	
Belladonna.	} āā part. aeq.

Pectoral 1.

Belladonna. Déjà décrit.

Pectoral III.

Pectoral I.
Hyosciamus.   } ãã part. aeq.
Ipecacuanha.

Pectoral I.

Hyosciamus a une action hématique et antifébrile.

Ipecacuanha, souverain pour les affections respiratoires, névrose et phologoses des poumons, agit sur la dyssenterie et les hémorrhagies ainsi que sur les vomissements.

Pectoral IV.

Pectoral I.
Piscidium Erithrynum.   } ãã part. aeq.

Pectoral I.

Piscidium Erithryn. Plante des Antilles, agissant comme calmant, rafraîchissant, action sur le cerveau, dans le cas d'hyperhémie, et généralement sur tous les désordres nerveux, provenant de congestions. Excellent dans le traitement de la bronchite, de l'asthme, et les vomissements nerveux. Agit sur les nerfs sensitifs, a tous les avantages de l'Opium, sans en avoir aucun des inconvénients.

VERMIFUGE.

Vermifuge I.

Kousso.
Cyna.
Helmintochortos.

Kousso, arbre des montagnes d'Abyssinie, dont les fleurs sont un des vermifuges les plus énergiques connus. — C'est le Brayera anthelmintica, découvert par James Bruce en 1770. Le Docteur Brayer lui donna son nom 1822.

Cyna. C'est le *Semen-Contrà Vermes*, sommités de fleurs non épanouies, d'une ou deux variétés Orientales d'Artemisia. Son alcaloïde est la santonine. Le Cyna produit sur l'homme sain, tous les symptômes de la présence des vers.

Helmintochortos. Mousse de Corse. C'est un mélange d'un très grand nombre d'algues marines, dont la principale est le Fucùs Helmintochortos. C'est le remède spécial contre les ascarides.

VERMIFUGE II.

Cyna.
Mercur.
Spigelia anthelmintica.

Cyna déjà décrit.

Mercur. Corros. C'est le remède des hydatides. Il guérit les suites de l'affection vermineuse.

Spigelia anthelmint. La racine d'œillet; il s'adresse aussi principalement à la constitution vermineuse.

ANTISYPHILITIQUE.

ANTISYPHILITIQUE I.

Bryonia taynya.	Hepar sulfur.
Mercur sublime corrosif.	Calcium iodatum.
Chamomilla.	

Bryonia taynya est le remède souverain de toutes les inflammations des séreuses et des synoviales.

Mercur. Subl. corros. Le remède le plus homœopathique à tous les symptômes du mal vénérien et syphilitique.

Chamomilla, affecte primitivement le système nerveux. Calmant par excellence de l'impressionnabilité maladive des nerfs sensitifs et excito-moteurs.

Hepar sulfur, mélange de coquilles d'huîtres pulvérisées et

de fleurs de soufre, influence la peau comme sulfur, et les
glandes, comme calcarea, mais dans son action double est
l'antidote dynamique des effets du mercure, et par conséquent de la syphilis.

Calcium iodatum, Iodure de Calcium? C'est un des meilleurs
dépuratifs du sang.

Antisyphilitique II.

Iodum.	**Arenaria.**
Bardana.	**Juglans regia.**
Buxus sempervirens.	**Juniper.**
Convallaria maculata.	**Saponaria.**
Dulcamara.	**Petroselinum.**

Iodum. Action puissante sur les glandes mésentériques et les
vaisseaux lactés, sur les glandes du système génital, et sur
les affections cutanées.

Bardana. Puissant sudorifique, vulgairement Herbe aux
teigneux. Cette plante renferme beaucoup d'inulène. On
l'emploie (la bardane?) dans toutes les maladies de la peau,
syphilis, gâle, et même le rhumatisme. On l'emploie exté-
rieurement contre le prurit dartreux et les ulcères syphilitiques.

Buxus sempervirens. C'est le Buis, dépuratif et sudorifique.
Excellent dans la syphilis constitutionnelle et le rhumatisme.
On sait, d'autre part, qu'il a une action très puissante sur
le sang et sur l'utérus, et que, pris en infusion, c'est un
violent et dangereux emménagogue.

Con. Maculat. Déjà décrit, peut être considéré comme l'aconit
des maladies chroniques, il est aux glandes et au réseau
capillaire, ce que l'aconit est au cœur et au système artériel.

Dulcamara. La Douce-Amère, action spéciale sur la peau et
les éruptions cutanées d'un caractère humide.

Arenaria. Bois de sable, rubiacée grimpante d'où l'on tire
l'Aurine ; c'est la Sabline d'Algérie ; c'est le grand remède
dans le traitement du Catarrhe vésical, Coliques néphrétiques
et Gravelle. Son action la plus remarquable est celle qu'elle
produit sur les organes génito-urinaires.

Juglans regia. (Espèce de noyer originaire de Perse). Très puissant dans les affections scrofuleuses, rachitiques, et syphilitiques.

Juniper. Le Genevrier, est stomachique et diurétique.

Saponaria. La Saponaire, plante sudorifique, est d'une très grande efficacité dans les maladies de la peau. C'est un excellent dépuratif.

Petroselinum (Le Persil). C'est un excitant et un apéritif, indiqué dans les maladies des organes sexuels. C'est un emménagogue, comme la rue, la sabine, l'armoise.

ANTILYMPHATIQUE

(Antiherpétique, Antiarthritique).

Scrofuleux I, tinct.
Frankenia grandifolia.
Vaccinium.   ãã part. aeq.
Smilax salsaparilla.
Micania guaco.

Scrofuleux I, mêlé à parties égales avec **Frankenia grandifolia**, plante de Californie. Usitée contre les rhumes de cerveau chroniques, les ophtalmies, la gonorrhée, la leuchorrhée et la dyssenterie ainsi que les inflammations subaiguës de la gorge.

Vaccinium. C'est la trituration homœopathique du vaccin. Cet agent, dynamisé sous le nom de Vaccinin, est en grand honneur dans le monde homœopatique comme prophylactique de la variole et des manifestations morbides semblables. Arnaud, Charge, Pitet, Currel, Crétin, Pousset et Love, rivalisent à son égard d'expressions louangeuses. Il agit comme le venin du serpent dynamisé, étant comme lui une sécrétion animale.

Smilax Sarsaparilla, la salsepareille de Honduras, excellent antivénérien. En Homœopathie est employée contre la gravelle et le rhumatisme blennorhagique.

Micania guaco, déjà décrit.

ANTIGOUTTEUX

Colchicum.
Ledum Palustre.
Kali iodatum, Iodure de Potassium.
Lith. carbonicum. Carbonate de Lithine.
Natrum Salycilum. Salycilate de Soude.

Sulfur.
Nux vomica.
Pulsatilla.
Lycopodium.
Petroleum. Le Pétrole.
Rhododendron.
Mercur.-Corros.

ANTIASTHMATIQUE.

Lobelia cardinalis.
Aconit napellus.
Ipécacuanha.

Euphorbia pilulifera.
Myrtus Chekan.
Grindelia robusta.

Lobelia cardinalis. Sa sphère est celle des nerfs pneumogastriques et des organes respiratoires, qui sont sous leur dépendance. La lobelia cardinale bleue de Virginie, est la lobelia syphilitica. On emploie la racine pour le traitement des maladies vénériennes.

Aconit napell. Déjà décrit.

Ipécacuanha. Déjà décrit.

Euphorbia pilulifera. De la famille qui fournit le croton, le ricinus et le satropha, est un purgatif drastique. L'euphorbia corollata est employé en homœopathie contre le choléra endémique et la diarrhée cholériforme. L'euphorbia pilulifera d'Australie est employé comme remède de l'asthme ; fort usité en Angleterre.

Myrtus Chekan du Chili. Excellent pour l'inflammation purulente des bronches. C'est un tonique, un expectorant, un diurétique et un antiseptique. C'est le vrai remède de la dyspnée et de l'emphysème.

Grindelia robusta (Californie). Agissant sur la rate, le foie, et tout le système nerveux vasomoteur, bien supérieur au quinine, pour tous les dérangements bilieux et fébriles, supérieur à grindelia squarrosa pour l'asthme.

Remède contre la Diarrhée.

Aconit.
Ipéca.
Croton tiglium.

Phosphorum acidum.
Colocynthis.
Chamomilla, et Dulcamara.

ANTICHOLÉRIQUE

Cuprum.
Camphora.
Arsen. alb.
Eucalyptus.
Belladonna.

Veratrum alb.
China.
Secale cornutum.
Mercurium solub.
Sulfur.

ÉLECTRICITÉS

OU FLUIDES ÉLECTRIQUES VÉGÉTAUX.

On les obtient: 1° par la macération et fermentation des plantes fraîches.

2° Par la distillation de ce premier produit pur.

L'ÉLECTRICITÉ dite **Rouge**

est tirée des plantes employées à la composition des *antiscrofuleux.*

L'ÉLECTRICITÉ dite **Jaune**

est tirée des plantes employées à la composition des *fébrifuges.*

L'ÉLECTRICITÉ dite **Verte**

est tirée de celles qui entrent dans la composition des *anticancéreux.*

L'ÉLECTRICITÉ dite **Blanche**

est tirée de celles qui entrent dans la composition des *scrofuleux et angioitiques mélangées,* et sont mises ensemble à la fermentation,

L'ÉLECTRICITÉ **Bleue**

est tirée de celles qui servent spécialement à la composition
de l'*angioitique*.

Telle est la composition de tous ces différents remèdes dont
l'ensemble constitue la matière médicale de l'Électro-Homœopathie.

On peut faire, avec tous ces remèdes, tous les usages possibles, en fait d'applications extérieures, telles que : compresses,
pommades, injections, suppositoires, boules vaginales, etc.

Nous donnons, pour apprendre aux médecins, ou aux malades
intelligents, la manière de les préparer eux-mêmes, les formules qui servent à la composition de ces pommades, injections
et suppositoires, dans la pharmacie Sauter, telles qu'elles nous
ont été remises.

I. — POMMADES.

On comprend qu'un pharmacien doit avoir une formule générale pour les principaux cas les plus pratiques, mais cette formule, le médecin peut la varier selon le cas actuel et particulier, et faire pour ses pommades, de nouvelles formules, en
rapport avec l'état à lui connu, de la plaie ou de la tumeur, ou
de la douleur qu'il aura à traiter. Cette distinction faite, nous
dirons que M. Sauter, prépare quatre espèces de pommades.

La rouge, faite avec un mélange d'antiscrofuleux d'électricité
(rouge ou blanche), et de vaseline ou de paraffine.

La jaune, au fébrifuge et électricité jaune.

La blanche, à l'angioitique et électricité bleue.

La verte, à l'anticancéreux, et électricité verte.

II. — INJECTIONS.

La rouge est composé d'antisyphilitique..... 50 glob.
   —   —   de scrofuleux 5....... 50 glob.
   —   —   d'électricité. .... 30 , 00.
     avec eau d'euphrasia............. 250 , 00.

La jaune est composée d'antisyphilitique....   50 glob.
    —   —   cancéreux 5.........   50 glob.
    —   —   électricité..........   30 , 00.
    —   — Eau dist. de Reine des Prés. 250 , 00.

III. — Suppositoires et boules vaginales.

Contre la constipation et les inflammations de l'anus et du bas-ventre, composés d'angioitique, auquel s'ajoute parfois cancéreux 10, avec beurre de cacao.

La dose pour les globules est de dix à vingt par once de vaseline, ou de saindoux, ou de cacao, ou d'huile fine quelconque, ou également de dix à vingt (selon le cas), par verre de liquide.

Nous reviendrons plus tard sur cet important sujet de l'emploi des remèdes; mais nous devons affirmer sans plus tarder que pour tous les suppositoires et boules vaginales il est préférable à tous points de vue de s'adresser directement à la maison sauter. C'est le seul moyen d'avoir des suppositoires et boules vaginales bien faits et pouvant rendre tout le service dont ils sont capables.

§ III.

Caractères propres de chaque remède.

Nous diviserons ce troisième paragraphe en autant d'articles qu'il y a de remèdes particuliers spécifiques et nous nous attacherons à bien exposer toutes les phases de l'organisation morbide sur lesquelles doit s'exercer leur influence; d'où quatorze articles que nous ferons aussi courts que possible.

ARTICLE Ier.

De l'Antiscrofuleux.

Plus d'un lecteur en voyant le nom de ce remède sera tenté peut-être d'éprouver pour lui une certaine antipathie... A quoi bon un pareil remède sinon pour cette classe déshéritée du genre humain qui se sent affligée du stigmate réputé odieux et déshonorant qu'on appelle *la Scrofule !* Mais patience ! Il y a scrofule et scrofule; il y a la scrofule en germe, il y a la scrofule commençante se glissant comme un adroit serpent à travers les parties les plus vives et les plus profondes de notre organisme, les affectant dans leur essence, les troublant dans leurs fonctions et petit à petit les désorganisant, comme il y a la scrofule confirmée, la scrofule à l'état de maturité plus ou moins parfaite, se développant sans effort dans un organisme qu'elle a fait sien, sous des traits plus ou moins hideux et repoussants. Cette dernière forme de scrofule est en effet assez rare, Dieu merci, mais il n'en est pas de même de la première; c'est le plus grand nombre qui l'a en partage. Vous préférez peut-être pour exprimer cette disposition, cette tendance du tempérament le terme de lymphatisme. Or la science vous dira que ce n'est là qu'un euphémisme heureux et complaisant, mais qu'en définitive indiquer où finit le lymphatisme, où commence la scrofule, est chose à peu près impossible et que la barrière qui les sépare l'un de l'autre étant purement conventionnelle, il est permis de dire de l'un qu'il est le premier degré de l'autre.

D'après Bazin, le sujet qui offre les attributs du tempérament lymphatique, et celui qui est atteint des maladies formant le groupe des scrofulides de la première période, sont, tous deux, entachés de lymphatisme, mais chez le premier, cet état constitutionnel ne représente encore qu'une prédisposition aux états morbides, qui se développent chez le second, tandis qu'il n'est souvent chez ce dernier que l'avant-coureur de la scrofule confirmée.

Vous voyez que ce n'est pas sans motif et sans avoir bien pesé la valeur des mots, qu'on a donné à ce remède le nom un peu barbare, mais vrai, *d'antiscrofuleux*.

Mais direz-vous encore, si ce que vous prétendez est la vérité, il faudrait donc avouer que toute constitution humaine est plus ou moins viciée, car si vous êtes aussi sévère en ce moment pour les tempéraments lymphatiques, vous le serez sans doute également plus tard pour les autres tempéraments? Evi-

demment, toute constitution humaine est viciée, et
d'un vice profond et d'un vice mortel, et la preuve,
c'est que tout le monde en meurt. La vie, telle que
nous la possédons, n'est, en définitive, qu'un état de
maladie plus ou moins longue, plus ou moins aiguë,
ayant ses moments de répit et ses moments de crise,
mais dont le dénoûment est infailliblement toujours
le même.......... la mort. Nous prenons ce germe
de mort en naissant; il est comme identifié à notre
constitution, à ce que l'on est convenu d'appeler
notre tempérament. Le tempérament, c'est-à-dire le
caractère morbide de notre vie, voilà où viennent
se greffer et puiser la sève dont elles ont . besoin
pour se développer, toutes les maladies plus ou
moins accidentelles (et de celles-là il n'y en a guère,
ce serait plutôt leur éclosion qui serait un accident),
qui nous font l'honneur de venir nous torturer. Cela
est si vrai, qu'il n'y a pas une seule maladie peut-être,
qui ne prenne sa forme du tempérament de son sujet.

Qu'est-ce donc que le tempérament? On entend par
là, non-seulement l'état général de l'organisation particulière de chaque individu, et de sa nutrition, le
mode de développement et d'énergie de tous les viscères, de tous les appareils, de tous les systèmes,
mais aussi, et surtout, les rapports mutuels des liquides et des solides des systèmes sanguin et lymphatique, et en définitive, l'état particulier du sang
ou de la lymphe des différents tissus, qui fait que tel
individu est ou n'est pas habituellement disposé à la
suppuration, à l'inflammation des lymphatiques, aux
hémorragies capillaires à la suite de blessures; est
ou n'est pas facilement atteint d'inflammation des
muqueuses, donne ou ne donne pas aisément prise
sur lui aux maladies infectieuses, cet état, qui fait que

les accidents de même genre communiqués par le même individu, que ceux, par exemple de la fièvre typhoïde, du choléra ou de la syphilis, etc., offrent des manifestations· diverses, selon les personnes. Chaque tempérament est un état spécïal de la substance organisée en général, et des substances organiques en particulier. Ils prennent leur physionomie des différents manques d'équilibre, qui s'établissent entre les organes et surtout dans les humeurs. Ainsi le tempérament lymphatique n'est autre chose que cet état constitutionnel, où, sous une peau ordinairement fine et molle, et de couleur peu franche, et peu vivace, le tissu cellulaire s'œdématie, ou s'infiltre facilement de sérosité; où en même temps, les glandes lymphatiques s'engorgent aisément, et ont de la tendance à s'enflammer, ou à se prendre d'affections diverses. Le tempérament sanguin, est la constitution particulière aux individus, dans lesquels les vaisseaux sont naturellement plus développés, plus larges, plus remplis de sang que chez d'autres, et offrent, en même temps, plus de dispositions aux maladies inflammatoires. Le tempérament nerveux est la constitution de ces individus, chez lesquels le système adipeux, étant ordinairement peu développé, l'activité vitale propre au système nerveux, et aux parties qui en reçoivent les ramifications périphériques, est plus ou moins exagérée. Le tempérament bilieux est déterminé par l'action qu'exerce sur le grand sympathique, et par lui, sur le cerveau, un état particulier du système gastrique, et principalement de l'appareil biliaire. Ainsi: soit des conditions accidentelles d'habitation, de nourriture, de régime, mais surtout, et avant tout, dés conditions innées, chaque homme a son tempérament et voilà ce qu'il faut connaître, avant tout, pour soigner et guérir une maladie, puisque c'est par là seulement que vous pourrez arriver à ses racines. Or, la chose n'est pas aussi difficile qu'elle le peut paraître, car, en définitive, il n'y a que deux tempéraments essentiels et véritablement originels : le tempérament lymphatique, et le tempérament sanguin. Tous les autres ne sont guère que des variétés de ces deux premiers, et sont plutôt accidentels qu'essentiels.

Mais revenons aux tempéraments lymphatiques.

Chez le jeune homme ou la jeune fille d'un tempérament lymphatique un peu prononcé, il y a ordinairement défaut de coloration des cheveux, des sourcils, des yeux et de la peau, un extérieur timide et plus ou moins langoureux ; le tissu cellulaire est abondant mais sans fermeté ; les solides tous mous et pâles, les liquides prédominent dans tous les tissus ; le sang est peu riche en fibrine et en matière colorante, tandis que la sérosité et l'albumine y sont en plus grande proportion. Pour peu que cet état général soit accentué, les ganglions du réseau lymphatique se gonflent et s'engorgent par place, assez pour soulever les téguments de leurs dures nodosités ; c'est ce qui arrive surtout au cou, sous la mâchoire, à la nuque, au creux de l'aisselle et jusque dans les tissus du sein. On est alors en train d'évoluer entre le lymphatisme et la scrofulose. C'est le très petit nombre qui prend cette route funeste qui conduit aux caries, aux nécroses, gibbosités, tumeurs blanches, à la méningite tuberculeuse, à la dégénération amyloïde du foie et des reins, en passant par la teigne, l'impétigo du cuir chevelu, le *porrigo larvalis*, l'écoulement purulent par les oreilles, la leucorrhée, la diarrhée habituelle, le psorophtalmie, la blépharophtalmie chronique, les corizas et rhumes fréquents, les épistaxis, les migraines, les

vomissements indolents, le développement considérable des viscères abdominaux et parfois la courbure
du rachis ; c'est le très petit nombre, nous le répétons,
qui prend cette route funeste, route qui, après avoir parcouru toutes les diverses phases que nous venons
d'énumérer, aboutit en fin de compte à la tuberculose.
La tuberculose! que ce mot renferme de douleurs som-
bres, de désespoirs silencieux et incurables! Les tubercules apparaîtront dans les organes les plus différents
et souvent dans un grand nombre d'organes à la fois,
la raison de leur localisation dépendant souvent des
modifications anormales constitutionnelles ou accidentelles d'un appareil organique, d'un tissu, d'une partie
du corps. C'est ainsi qu'ils s'emparent soit des poumons, soit du cou, soit des glandes lymphatiques, soit
du cerveau, soit du visage, soit des os eux-mêmes qui
sont alors moins fournis de matière calcaire et plus
flexibles.

Voilà donc le terme possible, on peut dire rationnel
du lymphatisme! Sans doute les tubercules apparaissent parfois, bien que rarement, que chez des individus
qui n'ont pas l'apparence lymphatique; mais qui nous
dit que cet adulte d'une forte constitution apparente qui
devient phtisique, n'est pas lymphatique? Sans doute
il manque de la plupart ou même de la totalité des
caractères extérieurs propres à la constitution lymphatique, et pourtant il n'en possède pas moins cette
constitution ; seulement, elle ne se manifeste plus à
nous par une habitude spéciale du corps; elle réside
dans une modification intime des solides et des liquides, modification aussi évidente dans certains cas que
dans l'enfance, mais qui d'autres fois nous échappe et
que pourtant le raisonnement nous force d'admettre.
Souvenons-nous que pour la distinction des tempé-

raments scrofuleux, aucune règle n'est absolument certaine et qu'on doit tenir pour certain que dans la moitié des cas les scrofuleux sont des gens comme tout le monde, et dont le signalement ne comporte aucun signe particulier.

Bien que le grand nombre des lymphatiques n'arrive pas à toutes ces malheureuses conséquences, ils se trouvent cependant sur une pente extrèmement funeste et ils ne sauraient trop bénir et glorifier l'homme intelligent qui a donné au monde *l'antiscrofuleux*.

Ce remède pris à temps et d'une manière convenable préviendra en eux toutes les manifestations directes ou indirectes de la scrofule, et elle en guérira toutes les manifestations directes. J'appelle manifestations directes toutes les scrofulides dites bénignes, et en outre parmi les scrofulides dites malignes tout ce qui est du ressort direct de la scrofulose.

Quand l'altération anatomique sera telle que pour la dépeindre, il faudra employer non plus seulement le terme de diathèse scrofuleuse, mais bien ceux de diathèse tuberculeuse ou diathèse cancéreuse, alors l'antiscrofuleux ne suffira plus ; il faudra d'autres remèdes. Il pourra les prévenir étant pris à temps, nous le répétons, mais une fois qu'ils seront établis dans l'organisme, il ne suffira plus à les en extirper; car alors il y aura à combattre un processus nouveau surajouté au processus scrofuleux. Ce processus nouveau formera ainsi que le déclare Pidoux une sorte de diathèse secondaire qui, bien qu'entée sur la première, aura son être à part et ses attributs spécifiques, ainsi que souvent même son principe contagieux particulier.

Pour l'instant donc, nous n'avons à nous occuper que des maladies sur lesquelles l'antiscrofuleux aura une action élective toute puissante. Ce sont d'abord, toutes les affections possibles des vaisseaux chylifères et lymphatiques, les premiers, ne différant des seconds, qu'en ce qu'ils sont adaptés à une fonction spéciale qui représente elle-même un des actes fondamentaux de la digestion, l'absorption des matières grasses; pour tout le reste représentant les uns comme les autres les canaux vecteurs de la lymphe, chargés de recevoir le trop plein des liquides du sang et d'y ramener, après les avoir élaborés, les résidus précieux de la combustion nutritive qu'ils recueillent dans les tissus.

Ce sont toutes les affections possibles du canal thoracique et des vaisseaux lymphatiques. Parmi ces dernières: plaies, fistules, lymphorragie, varices lymphatiques, soit des réseaux, soit des troncs profonds ou superficiels; lymphangite tronculaire, réticulaire ou radiculaire; viscérale, utérine ou pulmonaire; soit que ces phlegmasies représentent des manifestations d'origine herpétique ou scrofuleuse, ou diabétique, ou alcoolique, ou septique. N'oublions-pas que ces phlegmasies jouent un grand rôle dans les méningo-encephalites, les pleurésies, les péricardites, les péritonites et que, par conséquent, l'antiscrofuleux trouvera une place dans leur traitement. Parmi les affections des lymphatiques, viennent se ranger également le phlegmon simple et le phlegmon diffus, l'érysipèle et l'éléphantiasis.

L'antiscrofuleux préviendra et guérira les dégénérescences graisseuses et calcaires de ces mêmes vaisseaux lymphatiques, si le mal est pris à temps; mais il ne suffira plus, nous l'avons dit déjà, si les vaisseaux sont envahis par le tubercule ou le cancer. Il guérira également les maladies des ganglions lymphatiques, et toutes les adénites diverses, aiguës ou chroniques, simples ou scrofuleuses, mais non les adénites syphilitiques et tuberculeuses. Il guérira toutes ces affections aisément, sans qu'il n'y ait plus besoin de ces affreux traitements au mercure, à l'iodure, accompagnés de saignées, de vésicatoires et de sétons, tout aussi bien que des moyens aussi ingénieux que nombreux, d'écrasement, de broiement et d'extirpation. Ce sont ensuite toutes les scrofulides bénignes.

C'est d'abord l'acné sébacée du cuir chevelu, et toutes les éruptions de formes variées du tégument externe ou des muqueuses. Puis les otorrhées, les corizas et catarrhes, la conjonctivite et la stomatite, puis encore les tumeurs ganglionnaires, ainsi que les affections tégumentaires plus profondes qui les accompagnent, qui font déjà partie des scrofulides malignes, telles que l'*impetigo rodens,* le *molluscum* tuberculeux, l'acné atrophique, l'herpès crétacé, le lupus érythématheux; viennent ensuite la myélithe, l'ostéite chronique, la périostite, la coxalgie, le mal de Pott, le spina-ventosa, etc.

Quant à la phtisie pulmonaire, le carreau, la tuberculose du cerveau ou des méninges, qui, d'après un grand nombre d'auteurs, appartiennent à la scrofule, il faut pour les guérir, nous le répétons, ajouter les autres remèdes. Il en est de même des tumeurs blanches, de la dégénération caséeuse des vertèbres, de la carie osseuse et des lupus tuberculeux. Il faut faire intervenir alors les anticancéreux.

Il en est de même, à plus forte raison, de la scrofulide crustacée, ulcéreuse et de tous les lupus. vorax, et là même souvent il faudra doubler les anticancéreux de l'antisyphilitique.

Il semble, en effet, que toutes ces différentes diathèses aient souvent une parenté intime véritable, car l'expérience démontre que, bien souvent la scrofule et la tuberculose, ne sont guéries que par l'antisyphilitique, et que d'un autre côté, la syphilis a besoin pour se guérir, du concours de l'antiscrofuleux et de l'anticancéreux.

L'antiscrofuleux, dans toute espèce de tempérament, est le remède également de tous les tissus blancs. On sait que plusieurs tissus n'admettent, dans leur état habituel, peu ou point de globules rouges; il ne circule guère, dans leur intérieur, que du sang blanc; les matières de leur nutrition ne sont puisées que dans les fluides blancs, tels sont les tissus séreux, (1)

---

(1) *Séreuses*. Ces tissus, comme les autres lamineux et muqueux, sont pourtant en rapport nécessaire avec le système sanguin. Les séreuses sont garnies d'un réseau de capillaires, à mailles serrées, qui est dominé lui-même par un réseau de lymphatiques qui, recouvert par l'épithélium, forme toute la superficie de ces membranes. Il en est ainsi de la plèvre, du péricarde, du péritoine. On comprend que, lorsque le mal se révèle dans le sang, il faut alors choisir l'angioitique pour guérir ces membranes.

Quant au tissu lamineux ou cellulaire, il est également très vasculeux. Voilà pourquoi, en cas de diathèse angioitique, il faut également choisir le remède angioitique, et également pourquoi, dans les cas de blessures ou plaies, l'angioitique doit *être uni* à l'antiscrofuleux.

Mais cela n'empêche que l'antiscrofuleux est le premier remède de tous ces tissus avariés, attendu que la lymphe est, en définitive, leur premier ressort et leur source principale, et la preuve, c'est que, de même qu'ils ne se forment primitivement que de lymphe, ainsi ils ne se reforment, et ne se cicatrisent, que par un épanchement de la lymphe. Dans le cas où les capillaires sanguins sont malades, il faut les traiter concurremment avec les lymphatiques, afin que ces derniers, en même temps qu'ils sont activés dans leur action, ne soient pas gênés par les sanguins qui, alors, au lieu de concourir à l'acte régénérateur, contrarieraient leur œuvre réparatrice.

Il en est de même des muqueuses à épithélium pavimenteux et à épithélium prismatique, avec leur chorion entremêlé de capillaires ayant un réseau lymphatique superficiel ou sous-épithélial.

Pour les cartilages, ils n'ont de vasculaire que leur périchondre, c'est-à-dire la membrane fibreuse qui les enveloppe, aussi ne sont-ils pas sujets à s'enflammer.

synoviaux, fibreux, cellulaires, muqueux, cartilagineux, et une grande partie du tissu nerveux lui-même. La lymphe est cette portion d'humeur sanguine nutritive, d'où tous ces tissus tirent principalement leur existence. Elle prend une part immense à la constitution de la trame fondamentale de l'organisme. On voit que l'antiscrofuleux a là un vaste champ d'action. C'est, en général, tout le système scléreux, toutes les parties scléreuses de l'appareil vasculaire, de l'appareil nerveux, de l'appareil locomoteur, de l'appareil moniteur, de l'appareil de la taction, de l'appareil de la vision, de l'audition, de l'olfaction, de la phonation, de la respiration, des voies alimentaires, de l'appareil de la gustation, de celui de la déglutition, de celui de la digestion, des voies urinaires, des voies génitales et des voies lactaires.

L'antiscrofuleux est le remède électif de toutes les parties scléreuses de ces différents appareils, tant que ces parties restent dans leur sphère de nature, et que, par suite d'une infection ou d'une dégénérescence spécifiques, il ne s'établit pas de diathèse nouvelle, pour laquelle, comme nous l'avons déjà dit, il ne suffirait plus.

Il a une action aussi sur le tissu musculaire, par l'intermédiaire des portions périphériques des nerfs qui parcourent sa substance contractile.

Il a une action bienfaisante et curative, sur tous les phénomènes de l'absorption, et sur ceux dits d'endosmose et d'exosmose, pour les régler et rétablir leurs fonctions si importantes, quand elles sont perverties. C'est là le secret de la rapidité vraiment électrique d'une foule de guérisons qui, sans cela, seraient inexplicables.

Il a une action souveraine sur cette propriété d'ordre vital des tissus qu'on appelle sécrétion, qui est caractérisée par ce fait, que la plupart des éléments anatomiques, et par suite des tissus, sinon tous, laissent exsuder et échapper des substances liquides ou semi-liquides, qu'ils modifient, chemin faisant en leur ajoutant ou en leur enlevant quelques principes immédiats, par suite du double acte nutritif d'assimilation ou de désassimilation.

C'est à cause de cette puissance de l'antiscrofuleux, sur ces ordres de fonctions, que les effets sont si rapides également sur la digestion, sur les fonctions des reins et de la vessie. Son action sur les phénomènes, dits d'exhalation et d'excrétion, n'est pas moindre. Il est le plus puissant sudorifique, diurétique et diaphorétique qui existe.

Il est facile de comprendre son influence sur la convalescence, après les belles découvertes de Hayem, sur les hématoblastes. D'après lui, ces hématoblastes naissent dans la lymphe du protoplasme des globules blancs. Bientôt, ils s'en dégagent, et sont versés dans le sang, où ils achèvent leur développement, et où de globules nains, ils deviennent globules adultes. Dans les maladies aiguës, l'évolution du sang, entravée par la fièvre, ne peut reprendre son cours au moment de la défervescence, et la reconstitution ne peut se faire que par l'intermédiaire d'une production nouvelle et abondante d'*hématoblastes*.

Or, généralement dans ces cas, (sauf quelques exceptions, où la crise hématique est brusque ainsi que la chute termique, comme dans la pneumonie), l'allure du processus de régénération est lente, très lente, si lente même qu'elle peut constituer un état fort dangereux, en exposant le malade à des rechutes, ou à d'autres accidents graves, faciles à se développer dans un organisme ainsi débilité.

C'est alors que l'antiscrofuleux fera des merveilles, qu'il déterminera et activera la poussée des hémato-blastes, au point de rendre la convalescence extrême-ment rapide, et parfois instantanée. C'est dans ce sens très vrai et très profond, que l'antiscrofuleux est éga-lement le fortifiant par excellence, car, non seulement il détermine et active la poussée des hématoblastes, mais encore, il donne à la nature la force de les con-duire à leur entier développement, et prévient ainsi la cachexie qui est souvent le terme final des fausses convalescences.

Voilà, je pense, un remède qui a une sphère d'action véritablement immense, et ce que la théorie démontre par l'essence de sa composition, l'expérience le confir-me depuis vingt ans.

Il y a plusieurs antiscrofuleux; on a pu se rendre compte, par leur composition, de l'efficacité spéciale de chacun de ces remèdes, jusqu'à un certain point du moins. Car, pour connaître leur efficacité particulière à chacun, il ne suffit pas de se rendre un compte exact des diverses propriétés des parties dont se com-pose leur unité; c'est bien quelque chose, mais c'est loin d'être tout. Leur combinaison, par la fermentation, développe, en effet, des propriétés que ni l'une ni l'autre, prises séparément, ne sauraient avoir en au-cune manière. C'est affaire de tact, ou si vous voulez, de génie, de la part de l'inventeur qui, par suite d'ex-périences répétées, peut se rendre un compte plus exact de l'effet de leurs combinaisons chimiques. C'est là qu'est le véritable secret de l'Electro-Homœopathie, qu'on ne l'oublie pas. Pour constater ces effets pro-digieux, instantanés, électriques, il n'y a guère que l'expérience pratique qui peut y déterminer un ordre exact.

Voici ce que cette expérience pratique a démontré: C'est que le scrofuleux 1er est le remède général et universel du lymphatisme, et de la scrofule et de toutes leurs conséquences premières dans l'organisme. Le scrofuleux 2 a une action remarquable sur la gravelle et surtout est un cicatrisateur admirable pour les plaies, les adoucissant, les fortifiant d'une manière plutôt superficielle, attendu qu'il a trop hâte de les guérir. Il ne doit donc s'appliquer à l'extérieur qu'aux plaies également superficielles. Le scrofuleux 3 a une action plus spéciale sur le fonds de l'organisme, quand le système nerveux et les tissus commencent à être affectés, plus ou moins gravement, par l'invasion des principes scrofuleux. Voilà pourquoi il est bon de l'employer, à l'intérieur, pour toutes les maladies de la peau, graves, ou des séreuses, ou leurs sécrétions morbides, dartres et herpès.

Le scrofuleux 5 est spécial pour les maladies de la peau, surtout employé à l'extérieur, et pour toutes les douleurs ou tumeurs ou humeurs froides, provenant d'une viciation profonde de l'organisme, quand les principes scrofuleux ont déjà amené une irritation du sang et des tissus. Il est spécial pour les maladies de la moëlle épinière et les dartres, en compagnie du scrofuleux 3.

Quant au scrofuleux 6, il est spécial pour les désordres de la vessie et la rétention d'urine.

Nous arrivons au 2e remède fondamental.

ARTICLE II.

L'Antiangioïtique.

REMÈDE DU SANG ET DU SYSTÈME CIRCULATOIRE.

Tout, dans l'homme, est mystérieux, parce que tout y est l'œuvre et porte le cachet d'une puissance infinie, mais, rien n'y est peut-être aussi mystérieux que le sang qui, en même temps qu'il est l'aliment continuel et nécessaire de la vie, en est aussi la représentation la plus haute et l'expression la plus parfaite. Le sang est, en effet, le résultat final, aussi bien que la source première de toutes les forces combinées de l'organisme humain, il est l'alpha et l'oméga de la vie; c'est par lui et pour lui que le corps humain se perfectionne et se répare par un travail perpétuel qui ne cesse qu'à l'instant de la mort. Voyez plutôt! Les aliments que l'homme a gagnés à la sueur de son front, il les saisit de ses mains, de ses dents il les broie, de ses muscles il les pétrit, de ses sécrétions il les sature et les désagrège, de ses innombrables vaisseaux il en aspire les sucs, tout cela, pourquoi?. Pour faire du sang, c'est là le but de tout le travail organique. Et cependant, le sang à peine formé, va se dépenser pour l'entretien des organes qui l'ont formé, et pour leur donner, de nouveau, la vertu de former d'autre sang. A peine le cœur a-t-il reçu le sang purifié au contact de l'air, qu'il le lance énergiquement dans les artères, dont les ramifications infinies le portent partout; car il faut partout du sang, du sang pour échauffer le cerveau, du sang, pour renouveler les os, du sang, pour réparer les tissus et les fibres, du sang, pour entretenir les secrétions, du sang! C'est le cri de toutes les molécules du corps humain, et dans le flux et le reflux de ce fleuve de vie, chacune est satisfaite. Ce fleuve merveilleux, roulant dans ses ondes empourprées ses milliards de globules (1) comme autant de germes de vie, ne sort en effet, du cœur, que pour y rentrer bientôt, après avoir jailli jusqu'aux plus lointaines frontières de notre chair. C'est ainsi un mouvement de va-et-vient continuel, et c'est ce mouvement qui est la vie. Là où ce mouvement subit un arrêt, il y a malaise, puis inflammation, puis décomposition, puis gangrène, car le sang, qui, ne se meut plus, devient, par le fait même matière inerte, chose absolument contraire à sa nature, en sorte que sa force même, ne pouvant plus s'épuiser en dehors, l'épuise lui-même en dedans, et le désorganise jusqu'à la corruption; son mouvement, c'est sa vie, c'est sa beauté, c'est sa force. Mais, quel mouvement généreux et sublime que celui qui consiste ainsi à se donner toujours et sans cesse pour se retrouver tout entier au bout de son sacrifice, vivant de son propre dévouement, et trouvant une existence sans cesse renaissante dans un continuel épuisement de lui-même.

On voit, combien il est important, de veiller sur cette source de la vie humaine; tout notre être matériel n'est, en effet, que l'épanouissement de notre sang. Tel est le sang d'un homme et telle sera sa chair, et tous les atômes de sa chair. Son corps en reproduira toutes les qualités ou tous les vices. Combien donc devrons-nous bénir l'homme qui a su nous donner, sous le nom d'*Antiangioitique*, un remède aussi admirable dans ses effets, que simple dans son

---

(1) Dans un homme sain le chiffre des globules s'élève à 26.445 milliards.

application, pour le sang et pour tout le système circulatoire ! Entrons dans quelques détails :

Le sang... est le liquide contenu dans le cœur, dans les artères qui en sortent et dans les veines qui s'y jettent. En 1628, Harvey, le premier, découvrait le phénomène de la circulation. En 1674, grâce au microscope, Leeuvenhock trouvait que le sang entraînait, dans sa révolution, des myriades de globules qui furent bientôt reconnus comme les agents principaux de sa vitalité. En 1782, Lavoisier montra que l'activité du sang est liée indissolublement à l'absorption de l'oxygène. La différence d'aspect du sang artériel et du sang veineux est en rapport avec le chiffre de l'oxygène, élevé dans le sang artériel, abaissé dans le sang veineux, dans la proportion de 11 à 24 cent. cubes pour 1000.

Le savant Denis, découvrait que le sang de chaque espèce animale a une odeur spéciale, et que sa présence chez les individus, a pour but évident, de leur donner un moyen, à l'aide de leur odorat si parfait, de se reconnaître de loin, afin de se fuir ou de se rapprocher, dans l'intérêt de leur conservation.

La température du sang de l'homme adulte, prise dans l'aisselle, oscille entre 37° et 37° 1/2. C'est dans la veine rénale, 39° 30 et dans les veines sus-hépatiques (39° 60 à 39° 80) que le sang a la plus forte chaleur, d'où on a conclu que c'est l'appareil digestif, par le foie, qui est son principal agent, et l'appareil urinaire, par le rein, qui lui sert d'organe, qui sont la source constante et principale de la chaleur des animaux, laquelle se trouve ensuite distribuée, dans l'économie, par l'appareil circulatoire. C'est donc dans les actes de sécrétion du foie et d'élimination urinaire, que réside la cause moléculaire première de la production de chaleur, et généralement dans tous les actes de désassimilation des principes immédiats, constituant la substance organisée. C'est ainsi que l'excès de température de 1° à 3° produit par la fièvre, est en raison de l'excès de désassimilation dans l'intimité des tissus qui caractérise l'état fébrile.

Quand on examine au microscope à un grossissement de 4 à 500 diamètres, une goutte de sang d'homme, on voit qu'il est constamment formé de deux parties distinctes: d'un liquide jaunâtre et transparent, appelé plasma sanguin, et d'une foule de petits corpuscules solides, réguliers et de couleur rouge, qui nagent dans le fluide dont nous venons de parler, et que l'on appelle les globules du sang. Le serum est le plasma défibriné par la formation du caillot.

Les globules se comptent par milliards; ce sont des disques arrondis, d'un jaune pâle. En outre, mais en nombre bien inférieur, il y a les globules blancs ou leucocytes, plus volumineux que les globules rouges, arrondis aussi et réguliers; il y a enfin, des granulations sphériques ou anguleuses, appelées hématoblastes (embryons de globules rouges).

Les globules sont doués d'attraction les uns pour les autres, ils s'attirent et s'entraînent; chacun d'eux a en outre une autre sphère d'attraction spéciale sur le plasma, qui lui forme ainsi comme une atmosphère propre, en sorte que les globules et le plasma, forment une espèce de tout unique, qu'il est bien difficile à la science d'analyser, celle-ci pour le faire, étant obligée de séparer ces différentes parties, subissant dès lors des modifications qui les rendent tout autres qu'à l'état d'unité parfaite, constituant ce qu'on appelle et ce qui seul, en définitive, est le sang.

Les globules sont doués d'élasticité, ce qui les aide

à passer dans certains canaux, extrêmement tenus, des capillaires. On reconnaît qu'ils sont composés au moins de deux éléments : une matière colorante, l'*hémoglobine*, et une gangle, le *stroma* ou *globuline*.

L'alcool, l'éther, l'urée et la bile, mélangés aux globules, les altèrent ou les dissolvent plus ou moins. Prétendre que dans l'alcoolisme, l'urémie ou l'ictère grave, les globules ne peuvent être attaqués directement, sous prétexte que les vaisseaux n'absorbent pas une quantité de ces diverses substances, suffisante à cet effet, attendu qu'il en faut beaucoup plus, pour altérer les préparations artificielles, serait méconnaître la puissance, infiniment supérieure, des actes chimiques organiques sur les actes chimiques artificiels, à cause de l'attraction intime et sympathique qui les attire, et les réunit, d'une manière inimitable, et de l'énergie toute puissante que leur donne la vie dont ils sont alors animés.

Quant aux globules blancs, ils sont identiques de forme et de propriété dans le sang et dans la lymphe. Ils sont moins denses que les globules rouges, et de dimensions fort inégales.

Quant aux hématoblastes dont nous avons déjà parlé, ce sont des embryons de globules rouges. Leur nombre est 40 fois plus fort que celui des globules blancs, et 20 fois plus faible que celui des globules rouges.

Ces derniers, les globules rouges, nous l'avons vu, contiennent la globuline (87 pour 100), l'hémoglobine (12 pour 100); mais cette dernière contient elle-même comme éléments constituants de sa substance 7 pour 100 de fer, et en plus, de l'oxygène, de l'azote, du carbone, de l'hydrogène, des sels de potasse et des corps gras neutres.

Quant au plasma, sa composition est fort complexe
et renferme des principes qu'on divise en 3 classes.
Ceux de la première sont : l'eau, environ 7 sur 10 parties, l'oxygène, 24 sur 1000 dans le sang artériel et 11
seulement dans le sang veineux, des traces d'hydrogène et d'azote, des chlorures de sodium et de potassium, du chlorydrate d'ammoniaque, des sulfates et
carbonates et phosphates de soude (qui donnent au sang
son alcalinité) ; ceux de la deuxième sont l'acide carbonique, le lactate de soude et de chaux ; l'urate de
soude, de potasse et de chaux ; l'urée, la créatine,
l'oléate, le margarate, stéarate, valérate et butyrate de
soude, margarine, stéarine, matière grasse phospho-
rée, cholestérine et glucose. Quant à ceux de la 3e
classe, ce sont la plasmine et la fibrine qui résulte du
dédoublement de la 1re, l'albumine ou sérine, l'albu-
minose ou caséine du sang, et des traces de biliver-
dine. Ce sont ces principes de la troisième classe qui
forment les substances organiques, proprement dites,
du sang, et c'est des modifications survenues dans
leur nature, que proviennent principalement les
altérations du sang. D'autres fois, il y a seulement
modification de la quantité ou de la coagulabilité de
ces substances. On ne connaît pas sûrement, les
maladies qui proviennent de l'altération des principes
des deux premières classes. Il est cependant évident
que, toutes les fois qu'il y a modification dans la nutrition, d'un ou de plusieurs tissus, c'est qu'il y a
changement de quantité dans ces principes, ou même
production d'autres espèces de principes.

Pour que le sang conserve ses caractères normaux,
il faut que la relation réciproque de ses deux constituants, globules et plasma, ne soit pas altérée au-delà
de certaines limites. Lorsque le plasma est altéré,

l'altération chimique, d'abord limitée à ce plasma, gagne les globules, et la vitalité de ceux-ci se trouve compromise. C'est, en effet, de la substance du plasma que se nourrissent les globules. De même, lorsque les globules qui, en vertu de leur attraction, condensent, autour d'eux, une atmosphère de plasma, ne sont plus en qualité ou en nombre suffisants, pour fixer la totalité du liquide plasmatique, et retenir l'albumine dans les vaisseaux, il arrive alors que l'albumine diffuse, d'où il résulte l'hydropisie et le diabète leucomurique.

Un changement grave, dans le pouvoir colorant des globules, ou hémoglobine, amène aussi différentes colorations morbides, dans l'extérieur du corps. On sait que, lorsque les globules se détruisent dans la circulation, leur matière colorante, mise en liberté, sous forme d'un pigment spécial, appelé hémaphéine, vient se transformer sous l'action du foie, en bilirubine. Or, dans certains cas, ce pigment biliaire imparfait, traverse le foie, s'il est malade, sans subir de modification, s'accumule dans le sang, et en imprégnant les tissus, cause l'ictère dite hémaphéique. De même, dans les chloroses, le sang étant dilué, réfléchit les rayons lumineux, orangés, puis verts, tandis qu'à l'état de santé, et étant suffisamment concentré, il ne réfléchit que les rayons rouges. D'où la coloration verdâtre du tégument des chlorotiques. Il ne faut pas oublier, non plus, l'influence que les vaisseaux sanguins exercent sur le sang qui circule à leur intérieur.

Leurs maladies peuvent se diviser en deux classes: ce sont, ou des phlegmasies (angites, inflammations des vaisseaux) ou des dilatations de leur calibre normal. Les premières sont: 1° l'artérite; 2° la phlébite; 3° la lymphite; 4° la télangite; 5° la cardite. Les seconds sont: 1° l'artériectasie (la dilatation des artères ou les anévrismes proprement dits); 2° la phlébectasie (les varices ou dilatation des veines); 3° la télangiectasie (dilatation des vaisseaux capillaires, artérioles ou veinules du tégument externe, tumeurs vasculaires, etc.); 4° la cardiectasie (dilatation partielle ou totale du cœur ou ampliation de ses orifices).

Un mot sur chacune de ces affections. L'artérite est l'inflammation de la membrane externe de l'artère qui, seule, est vasculaire et dépend, soit d'une lésion de l'artère, soit du voisinage d'une partie enflammée. Dans l'artérite, les battements artériels augmentent de force, et il se produit un malaise profond dans la partie qu'elle occupe. La phlébite, au contraire, occupe la membrane interne des veines, et produit la coagulation du sang, avec adhérence aux parois et, par suite, l'interception de son cours, et sa stagnation, en même temps qu'un afflux de sérosité dans les parties environnantes. Si alors les veines collatérales ne peuvent suffire à dégager la circulation ainsi entravée, il y a danger de pyohémie ou d'infection du sang par la présence du pus que la phlébite peut y introduire, et qui détermine, par catalyse, une altération des substances coagulables. Les deux viscères que dans la phlébite, le pus envahit le plus souvent, sont le poumon et le foie. — La lymphite est l'inflammation, ou irritation sanguine, des vaisseaux lymphatiques et de leurs ganglions; elle provient d'un accroissement ou perversion de l'action moléculaire du sang rouge, par quoi les tissus s'assimilent indûment la fibrine et les globules rouges. Il est rare, en effet, que l'irritation sanguine des membranes muqueuses ne se communique pas aux vaisseaux lymphatiques qui en partent; l'irritation des intestins

produit également la tuméfaction des ganglions mésentériques et leur suppuration. L'inflammation, et
snrtout l'ulcération de la peau elle-même, cause aussi
celle des ganglions lymphatiques voisins. On peut
suivre alors le trajet des vaisseaux lymphatiques,
à des lignes rouges et douloureuses marquées sur la
peau, et souvent alors, les ganglions finissent par se
tuméfier et même par suppurer. C'est ainsi que se
forment les bubons aux aînes, sous l'influence des
ulcères du pénis, de l'inflammation de l'urètre, de
celles des orteils, etc. C'est chez les personnes d'un
tempérament sanguin, qu'on voit survenir cette inflammation, ou irritation sanguine, des vaisseaux et
des ganglions lymphatiques. Voilà pourquoi, dans ces
cas, il faut donner au malade le remède antiangioitique, au lieu de l'antiscrofuleux, qui suffit, au contraire, pour les personnes d'un tempérament lymphatique. Chez ces dernières, en effet, les fluides blancs
se trouvant plus abondants, et les vaisseaux et tissus
blancs étant les plus susceptibles d'être irrités, c'est
sur eux que se porte toute la force du mal, et de
l'irritation qui en est la conséquence, de même que,
chez les sanguins, c'est dans les fluides rouges, dans
les vaisseaux qui les contiennent, et les tissus correspondants, que le mal porte principalement son énergie. Il en est de même pour une foule d'affections
morbides qui demandent, pour l'un, l'antiscrofuleux,
pour l'autre, l'antiangioitique, selon que l'un est lymphatique, et l'autre sanguin. — La télangite est l'inflammation des capillaires qui arrive dans une foule
de cas. — La cardite (de καρδία cœur, et la terminaison *ite*, qui indique une phlegmasie), est l'inflammation du tissu musculaire du cœur, comme la
péricardite est l'inflammation de la membrane séreuse

qui tapisse la surface extérieure de ce tissu, et comme
l'endocardite est l'inflammation de celle qui la revêt
intérieurement. — L'artériectasie (dilatation morbide
des artères de αρτηρια et εκτασις, dil. des artères), ou les
anévrismes. Il y a les anévrismes traumatiques, ou
spontanés, selon qu'ils sont, ou non, le résultat d'une
blessure. Les anévrismes externes ou internes, selon
que les artères, qui sont le siège de ces tumeurs, sont
à la surface ou dans l'intérieur du corps. Ces tumeurs
de l'artère peuvent être formées par la dilatation égale
des trois tuniques, ou de deux, ou d'une seulement,
après le déchirement d'une ou des deux autres —
Phlébectasie ou varices (dilatation permanente des
veines), offrant l'apparence d'une nodosité molle, iné-
gale, allongée, sinueuse, liquide, noirâtre, sans pul-
sation, cédant à l'impression du doigt, reparaissant
dès qu'on cesse cette compression. Elles s'observent
surtout dans : 1° les veines superficielles des membres
abdominaux ; 2° les veines hémorrhoïdales ; 3° les
veines spermatiques (varicocèle); 4° celle de la vulve
et du vagin; 5° celles des membres inférieurs; mais le
siège réel de la phlébectasie, qu'on ne l'oublie pas,
réside dans les veines profondes, dont la dilatation se
propage jusqu'aux veines sous-cutanées, par les diverses voies anastomotiques étendues des veines
superficielles aux veines profondes. — La télangiectasie est une dilatation des vaisseaux capillaires, que
cela s'appelle fougus hématode (tumeur très vascu-
larisée) ou tumeurs érectiles (sortes d'anévrismes par
anastomose ou simplement *nœvi materni* (tache native des enfants, provenant d'hypertrophie ou d'extra-
vasion sanguine. — Et enfin la cardiectasie, ou l'hypertrophie du cœur, consistant dans l'épaississement
des parois de cet organe, qui en rétrécit les cavités au

lieu de les dilater, et augmente sa force contractile, et l'anévrisme du cœur, qui résulte de l'amincissement de ses parois, produisant l'agrandissement de ses cavités et l'affaiblissement de ses fonctions.

Telles sont les principales maladies du vaisseau sanguin, qui, toutes, sont de véritables maladies du sang, leur existence étant liée d'une manière intime et essentielle à celle de ce liquide, et ces deux choses, le sang et ses parois, n'en faisant en quelque sorte qu'une seule. Le cœur, les artères et les veines sont en effet, aussi nécessaires au sang que le sang leur est nécessaire. Ce sont les deux parties d'un même tout, qu'on appelle l'appareil circulatoire. L'agent de cette unité vivante, ne l'oublions pas, est le système nerveux. C'est lui qui donne au cœur et à tous ses vaisseaux, leur activité, leur énergie, c'est lui qui, par eux, donne au sang ce qui fait sa vie, le mouvement d'impulsion dans les artères, mouvement d'adfluxion dans les veines, et mouvement oscillatoire dans les capillaires. Ce dernier lui-même, en effet, qui est en quelque sorte le premier mouvement du sang, son mouvement vital essentiel, au point que les globules dont il est formé, naissent du mouvement, existent par le mouvement, et disparaissent aussitôt qu'ils ont perdu leur mobilité, ce dernier, dis-je, le mouvement oscillatoire, n'est-il pas en rapport direct avec le calorique, et le calorique n'est-il pas uni d'une manière indéniable, à l'existence du système nerveux?

Cela dit et expliqué, et quoi qu'il en soit de ces considérations, on peut établir, en principe général, que, tout acte morbide initial de l'appareil circulatoire, provient directement des globules ou du plasma, en sorte que le meilleur moyen de guérir les canaux du sang, est encore de guérir le sang lui-même. Essayons de mettre un peu d'ordre dans cette pathologie.

Dans le cas où les globules sont la source de l'état morbide du sang, c'est qu'il y a perturbation dans l'activité des organes chargés de la fabrication de ces éléments, ou viciation dans la nature des liquides où ils puisent leur nourriture. Dans le cas où c'est le plasma, il est évident qu'il doit y avoir dans ce plasma, ou lésion chimique ou intoxication. Or, la lésion chimique peut porter sur la qualité ou la quantité de tous les constituants normaux que nous avons cités plus haut. Tandis que l'intoxication ne peut dériver que des trois causes suivantes : ou bien, imprégnation de l'économie par un poison d'origine externe ; ou bien, imprégnation par un poison morbide, engendré dans l'organisme, et jeté dans le sang par le fonctionnement pathologique d'un organe ; ou enfin, sursaturation de l'économie, par un produit excrémentitiel normal, qui s'accumule dans le plasma, par suite du défaut d'action des organes épurateurs, tels que le rein, le foie, etc.

Un mot sur chacun de ces principes morbides.

1° *Les Globules.* — Les rouges, les blancs et les hématoblastes peuvent varier de nombre ou de forme.

Les rouges diminuent quand il y a arrêt dans la production, ou qu'il s'en est fait une destruction plus rapide que dans l'état normal. C'est ce qui arrive dans toutes les affections fébriles aiguës, phlegmasies simples ou spécifiques, pyrexies, etc. L'abaissement de leur nombre croît avec la violence et la durée de la fièvre, et se fait surtout remarquer dans le cours des maladies chroniques, chez les individus épuisés par des pertes sanguines invétérées, par une suppuration prolongée (carie scrofuleuse ou syphilitique), par une intoxication professionnelle (saturnisme, ou intoxication par les émanations du plomb ou du cuivre), ou morbide (impaludisme des pays chauds); par . une diathèse à évolution progressive (tuberculose, cancer, lymphadénie).

Les globules blancs, ou leucocytes, augmentent en proportion que les rouges diminuent, c'est ce qui constitue la leucocythémie qui, elle-même, peut être splénique, c'est-à-dire, causée par une hypertrophie de la rate ou du foie, surtout avec antécédents de fièvres intermittentes, ou simplement lymphatiques, causée alors par l'hypertrophie, la congestion et le ramollissement des ganglions lymphatiques.

Pour les hématoblastes, nous avons vu leur rôle en traitant de l'antiscrofuleux; il est bon de noter ici, pourtant, le cas de certaines affections chroniques, à marche progressive, où les hématoblastes, tout en se produisant en très grand nombre, pour combler le déficit des globules rouges, ne peuvent cependant évoluer à leur état parfait, l'organisme, chargé de les perfectionner, n'ayant plus ce qu'il faut de force et de vertu pour les conduire jusque-là. La lymphe où ils prennent source, fait, en ce cas, un effort suprême, mais l'élaboration finale de ces embryons qu'elle produit abondamment, s'opère dans d'autres parties de l'organisme, telles que le foie, la moëlle des os et la rate, et ces organes, dans ces derniers cas, n'ont plus la force nécessaire à la transformation, si laborieuse, et en même temps si merveilleuse, des hématoblastes en globules rouges. Bientôt même, la lymphe voit se tarir en elle la source de cette énergie réparatrice, et le nombre des hématoblastes baisse alors de jour en jour. C'est le commencement de la fin, la mort n'est pas loin. Quant aux variations de forme ou de volume des globules, on peut distinguer en eux deux changements caractéristiques, soit la diminution du diamètre normal (globules nains), soit son augmentation, (globules géants); au groupe des anémies à globules nains, se rattachent les anémies saturnines et la chlorose; et à celui des globules géants, les cachexies symptômatiques (cancer, etc.) ce qui prouverait que la prédominance des globules géants, indique une déchéance organique plus profonde. Dans la première phase, les organes producteurs et formateurs des hématies, fonctionnent encore avec énergie, mais ne peuvent les faire arriver à leur diamètre normal; tandis que, dans les anémies profondes et les cachexies bien déterminées, la rénovation ne se faisant pour ainsi dire plus, les hématies subsistant encore, poussées en quelque sorte par leur instinct de conservation, déploient, par un effort suprême, toute leur énergie, cherchant à compenser ainsi par leur énormité, l'infériorité de leur nombre.

2° Le *plasma*. Pour tout ce qui est du plasma, on peut y rencontrer à l'état pathologique, deux groupes de particules: les particules organiques et les particules organisées. — 1° Les particules organiques. Ce sont des parcelles, ou azotées, ou graisseuses, ou pigmentaires, ou même des cristaux microscopiques. Les parcelles azotées se trouvent chez les albuminuriques, les parcelles graisseuses, chez les gros mangeurs, les diabétiques, les alcooliques avec stéatose du foie, et dans certaines intoxications; les parcelles pigmentaires proviennent de la destruction des hématies, qui se produit d'une manière exagérée dans la rate, pendant la congestion paludéenne, et causent ce qu'on appelle la *mélanhémie*. Quant aux cristaux microscopiques, ils ne se rencontrent que sur les cadavres, ou dans l'urine des malades leucocythémiques, arrivés à leur dernière période. 2° Les

particules organisées: Ce sont les parasites du sang...
Question immense, et encore bien inexplorée, et que
nous ne ferons, par conséquent, que signaler. Il y
a le microbe septique, qui ne pénètre dans le sang
que dans les dernières heures de la vie ou après la
mort, et qui a pour siège de prédilection, la sérosité
intestinale; le microbe pyogène, qui peut se développer
dans certains cas d'infection purulente; le microbe
de la puerpéralité, qui caractérise la fièvre puerpérale;
le microbe de la rage, encore bien douteux, celui-là;
enfin, le microbe du typhus, du choléra, de la syphilis
et de la diphtérie, etc., que l'on prétend trouver soit
dans la lymphe, soit dans le sang, soit dans l'un et
l'autre.

Voilà, je crois, un aperçu aussi rapide que complet,
des diverses maladies du sang. Il nous reste maintenant à exposer sa thérapeutique par l'Électro-
homœopathie. Le grand remède, le remède direct
du sang, est l'antiangioitique, et comme il n'est pas
rare de rencontrer des personnes, pour qui ce mot est
peu compréhensible, nous commencerons par expliquer ce qu'il signifie.

On sait assez que le grand ennemi du sang, le mal
auquel il est le plus sujet, celui qui est, en quelque
sorte, comme le résumé de toutes ses affections les
plus dangereuses, c'est l'*inflammation*. Or, l'inflammation se manifeste principalement sur les parois des
vaisseaux dans lesquels il circule, c'est là qu'elle se
fait sentir tout d'abord; de là, le nom d'angite ou
d'angioïte, de αγγειον vaisseau, et la terminaison *ite* qui
désigne toujours un état inflammatoire. Un état angioïtique est donc un état de la constitution, c'est-à-dire,
un tempérament dans lequel l'angioïte est, ou possible
ou probable, ou fréquent ou même chronique. D'où il

suit qu'un remède anti-angioïtique est précisément celui qui peut remédier à cet état, soit en prévenant les accidents qui peuvent en résulter, soit en réparant ceux qui déjà en ont été la fâcheuse conséquence.

Tout tempérament est, ou lymphatique ou angioitique. Comme le lymphatique est celui où la lymphe prédomine sur le sang, ainsi l'angioitique est celui où le sang prédomine sur la lymphe. Angioitique et sanguin sont donc une seule et même chose. Celui-ci sera une proie facile et toute préparée pour toutes les maladies du sang, comme celui-là sera une proie facile et plus ou moins préparée pour toutes les maladies de la lymphe. Tous les deux sont chacun sur une pente plus ou moins prononcée, plus ou moins rapide, qui, bien que différentes l'une de l'autre, aboutissent au même but, la maladie d'abord, puis la mort. Tous les deux formeront le cachet spécial de la vie, de la maladie et de la mort de toute espèce de personnalité humaine.

Les tempéraments mixtes sont peut-être plus apparents que réels, car il est bien difficile, quelque peu prononcée que soit, dans certains cas, la différence entre les deux, qu'il n'y ait pas au fond prédominance de l'un sur l'autre. L'expérience et la pratique sont alors un grand maître, et il est facile de constater lequel de l'antiscrofuleux, ou de l'antiangioitique, est, en définitive, le remède sympathique premier de cette nature équivoque.

Le diagnostic des tempéraments est, en effet, très important, puisque, ainsi que nous l'avons vu déjà, beaucoup de maladies du système lymphatique ne peuvent se guérir que par le remède antiangioitique lorsque ces maladies proviennent, comme chez les sanguins, d'une irritation du sang; de même, que chez les lymphatiques, beaucoup de désordres du sang ne peuvent se guérir que par les antiscrofuleux, parce que la source de ces désordres est dans la lymphe; comme par exemple, dans l'anémie gravidique où, malgré l'abaissement parfois considérable du chiffre globulaire, la tension vasculaire est exagérée, et constitue une-sorte de plétore sanguine relative.

Il est extrèmement important aussi, de constater le degré diathésique de ces divers tempéraments, afin de substituer, au besoin, l'anticancéreux ou du moins, de l'ajouter aux deux remèdes principaux; l'anticancéreux, en cas de diathèse profonde, étant seul capable d'apporter aux sources altérées de la vie, le soulagement et la guérison.

Quoi qu'il en soit du remède principal, cela n'empêche pas de se servir des autres remèdes, qui, alors. deviennent secondaires pour combattre les divers symptômes particuliers du mal, qui peuvent se manifester en différents appareils. Ils sont très utiles alors, appuyés qu'ils sont sur le remède principal, comme sur leur pivot, sur lequel ils pèsent harmonieusement et avantageusement de tout leur poids réciproque, pour activer et parfaire l'œuvre commune.

Les tempéraments lymphatique et sanguin sont les deux seuls tempéraments vraiment primitifs; les autres, le bilieux, le nerveux, ne sont que des modifications consécutives de ces deux grandes divisions, originaires de l'organisme humain, et il en est de même de leurs subdivisions, à plus forte raison. Mais, comme ces tempéraments, bien que secondaires, n'en subsistent pas moins, une fois établis, on aurait grand tort de ne pas compter avec eux, dans le traitement des maladies. Les organismes, en effet, en prennent un caractère propre et une physionomie spéciale, et de même qu'il y en a qui, comme quelqu'un l'a dit, font tout à la scrofule ou tout à l'angioïte, de même, il en est d'autres qui font tout à l'ictère ou tout à la névrose. Nous parlerons de ces deux tempéraments en temps et lieu, du bilieux, à l'article du fébrifuge, et du nerveux, à celui d'antinerveux.

Ces préliminaires bien établis, abordons la question principale de notre sujet actuel: la *thérapeutique du sang par l'électro-homœopathie.*

Il y a ici trois choses à distinguer: 1° l'appareil circulatoire, l'ensemble des organes du cœur, des artères, des veines, des capillaires, leurs fonctions et leurs maladies; 2° le plasma du sang ou sa partie liquide, qui, par sa plasticité, fournit à la nutrition, au développement et à la reproduction des tissus; 3° enfin, les globules qui sont vraiment comme l'âme et comme la forme du sang.

Or, à ce sujet, et sans plus tarder, je tiens à affirmer une chose qui paraîtra peut-être au lecteur une prétention bien risquée, mais qui pour moi est hors de doute. C'est que d'une manière générale et *sensu lato:*

1° L'ANTIAGIOITIQUE PREMIER est le remède spécial et souverain de tout l'appareil circulatoire. Il agit sur lui avec tant de facilité et de puissance, qu'il est évident, pour quiconque en a la pratique, que la sympathie la plus profonde, la connexion la plus intime et la plus parfaite qu'il soit possible d'imaginer existe entre ce remède merveilleux et les organes de la circulation. La promptitude et l'efficacité avec lesquelles il agit, promptitude et efficacité déjouant tous les raisonnements vulgaires des méthodes connues, font voir et sentir là, sans qu'il soit possible d'en douter, une puissance électrique, agissant directement et en même temps suavement, à cause de sa sympathie parfaite avec son objet, sur tous les fluides vitaux qui déterminent l'action circulatoire, en même temps que sur tous les nerfs vaso-moteurs du cœur et des vaisseaux, ainsi que sur les vaso-sensitifs et les vaso-thermiques. Nous reviendrons tout à l'heure sur ce sujet.

2° L'ANTIANGIOITIQUE 2 a certainement une action spéciale sur le plasma du sang. J'ai constaté que cette substance développe et active les propriétés du plasma d'une manière vraiment merveilleuse, à tel point que sous son influence, des tissus blessés, ou écrasés, ou meurtris horriblement, se dégagent, se relèvent et se recomposent d'une façon qu'on pourrait presque appeler instantanée. Pris à l'intérieur, il a alors une influence semblable, et par conséquent, plus profonde que l'antiangioitique premier qui n'agit, lui, en quelque sorte, que sur le mouvement du sang. Tous ceux qui se sont occupés sérieusement de l'électro-homœopathie, ont observé cette influence plus profonde de l'antiangioitique 2. On est convenu aussi de la trouver plus douce. Pour nous, qui connaissons la composition des remèdes A ^{1er} et A ^{2e}, il n'y a rien là que de fort rationnel, puisque les substances du 1er n'entrent que pour un 1/2 dans la composition du 2me.

3° L'ANTIANGIOITIQUE 3. C'est le remède des globules. Si vous en doutez, essayez-en sur les anémies par aglobulic, soit qu'elles proviennent d'hémorrhagie traumatique, soit qu'elles résultent de l'épuisement fébrile, ou de l'épuisement de travail, soit qu'elles suivent des sécrétions ou des flux excessifs, ou qu'elles soient causées par des croissances trop rapides et mal équilibrées, et vous serez stupéfait de voir ces anémies, céder à ce spécifique, avec autant de docilité et même d'empressement, qu'elles ont mis d'obstination et de révolte dans leur résistance à toutes vos préparations, pourtant si savantes, de fer et de quinquina.

N'oubliez pas toutefois notre observation générale, à savoir : qu'en toute circonstance, il faut savoir remonter à l'indication causale du mal, afin de trouver là l'indice certain du remède fondamental, qui devra servir de base ou de pivot si vous l'aimez mieux, aux influences de votre angioitique 3.

Telle est *aussi exacte que possible,* la délimitation spéciale des puissantes vertus de chacun des trois remèdes antiangioitiques. J'ai dit exacte et non complète. C'est pour essayer de combler cette lacune, que nous allons maintenant entrer dans le détail de la pathogésie de chacun de ces trois remèdes, ou plutôt, de leur sphère d'action. Car, le terme de pathogénésie n'est juste que pour une substance homœopathique, prise en particulier, et nos remèdes, on le sait, et nous ne saurions trop le répéter, ne sont plus aucune de ces substances, mais une substance unique, résultat de la combinaison chimique de plusieurs, opérée par la fermentation, acquérant par là une existence nouvelle, et infiniment supérieure, qui n'a guère de rapport avec ce qu'on est convenu d'appeler la pathogénésie de chacune des substances homœopathiques qui ont concouru à lui donner ce nouvel être. Reprenons donc.

1º L'*Antiangioitique 1*er. Remède spécial de l'appareil circulatoire. Nous avons dit que ce remède a une influence électrique véritable sur les *fluides vitaux qui déterminent l'action circulatoire.* Y-a-t-il des fluides vitaux ? Sans aucun doute. Pendant longtemps, on a cru que ces fluides formaient une sorte d'être impondérable et impalpable, dont l'existence se révélait seulement par ses propriétés, telles que : chaleur, électricité, magnétisme, lumière, placé en quelque façon sur l'extrême limite de la matière, et confinant aussi près que possible à l'âme, forme de notre corps. Aujourd'hui, nos physiciens et nos chimistes, ne pouvant ni peser, ni toucher ces substances, les renient et ne les regardent plus comme ayant un être réel mais seulement comme des propriétés inhérentes des corps. Quoi qu'il en soit de cette distinction, qui n'éclaircit guère la question, il n'en est pas moins vrai, et incontestable, que la chose existe, qu'on l'appelle qualité inhérente, ou fluide impondérable. Or, je dis et je soutiens que l'angioitique 1er a une action toute puissante sur cette chose, qualité ou fluide, en vertu de laquelle le sang est obligé de se mouvoir, non pas quelquefois, mais toujours, depuis le premier instant de son existence jusqu'à sa mort, en sorte que le mouvement est comme l'expression, et comme la forme de sa vie. En outre, ce mouvement, comme tout ce qui est ordonné a un but, a une fin voulue d'avance, doit être réglé et soumis conséquemment à certaines lois. Or, j'ajoute que l'angioitique 1er est le grand régulateur du mouvement du sang. Il précipite ou modère son cours, suivant la manière dont on veut le faire agir, en variant son emploi, et on varie son emploi en variant sa dose. Vous me répondrez peut-être que la chose est plus facile à affirmer qu'à prouver. Cela, je le nie, et vous serez comme moi convaincu si vous voulez en tenter l'expérience. Vous verrez qu'un grain de cet angioitique, à la première dilution, amène sûrement et aisément le retour des flux périodiques de la femme, et que le même remède pris à la deuxième dilution, les fait rentrer dans l'ordre et la mesure lorsqu'ils sont exagérés.

Nous avons ajouté que ce remède a une influence

électrique égale sur les nerfs vaso-moteurs du cœur et des vaisseaux. On sait que ces nerfs font partie du grand sympathique, et que ce sont eux qui déterminent la contraction, ou le relâchement des fibres musculaires des organes de la circulation. En même temps que la dilatation des parois, se produit la vitesse et la chaleur du sang, et en même temps que leur resserrement, survient son ralentissement et son refroidissement ; tout cela, sous l'impression des nerfs vasculaires et calorifiques, qui sont absolument indépendants des nerfs musculaires proprement dits. Ces nerfs, sont le système moteur spécial de l'appareil vasculaire, c'est là leur fonction propre ; selon que, par eux, se produit la dilatation, ou le resserrement des capillaires, le mouvement du sang est accéléré ou retardé dans les vaisseaux, soit localement, soit généralement, selon les circonstances. Ces mêmes nerfs sont également trophiques, c'est-à-dire qu'ils exercent une influence chimique directe sur les actes moléculaires nutritifs, en permettant un afflux plus ou moins grand des principes nutritifs, selon le degré de dilatation, ou de resserrement des capillaires, qu'ils déterminent. Si ces nerfs, perdant de leur activité, laissent se produire une dilatation trop grande, alors, l'afflux exagéré du sang dans les capillaires, amène une nutrition exubérante ; c'est ainsi que, dans certains cas, par suite de l'inactivité des nerfs qui y correspondent, la sécrétion de certaines glandes devient exagérée, et des os ou d'autres organes peuvent s'hypertrophier, par suite de l'afflux sanguin, continu et exagéré, qui en est la conséquence. En définitive, tout l'appareil vasculaire, cœur et vaisseaux, ont leurs nerfs centripètes ou sensitifs, et leurs nerfs centrifuges on vaso-moteurs, qui correspondent entre eux, et s'influencent, l'un l'autre, au profit ou au détriment de la circulation. Le cœur a un nerf accélérateur ou constricteur spécial, d'autres nerfs modérateurs, dépresseurs, de relâchement, d'arrêt ou paralyseurs. Les vaisseaux, ont des nerfs, dits frénateurs, frigorifiques, dépresseurs, réfrénateurs, constricteurs ou d'arrêt, dilatateurs ou thermiques, et, tout cela agit soūs l'influence reflexe, conjointe et sympathique, des nerfs vaso-sensitifs, qui leur correspondent. Or, je soutiens et j'affirme, avec la plus haute certitude de conviction, que l'angioitique a une influence directe, et souveraine, sur tous ces phénomènes ; je soutiens, et j'affirme, avec non moins de certitude, que l'angioitique premier, à la première dilution, amène la dilatation des vaisseaux, et des capillaires, en même temps que la vitesse plus grande du sang, et la production d'une chaleur correspondante plus forte, tandis que le même remède, pris à la deuxième dilution, amène le resserrement des vaisseaux, et, par suite, le rafraîchissement et le ralentissement du sang. De là, des conséquences que tout le monde peut tirer, selon ses propres idées et combinaisons, adaptées à la circonstance particulière devant laquelle il peut se trouver, en ne perdant jamais de vue, ce principe : que le degré de diminution de la solution du remède, doit correspondre à l'état plus ou moins atrophié du système circulatoire. Il en est, de cela, et de cet accord sympathique pharmaceutique avec le mal qui lui correspond, comme des combinaisons et des accords de clavier que vous devez produire, pour arriver à formuler, par des sons harmonieux, l'écho de votre pensée intime (1). Le corps de l'homme est

____

(1) Il n'y a pas plus de dilutions ridicules, que d'accords de notes ridicules, lorsque, en définitive, ces dilutions, aussi bien que ces ac-

un véritable clavier de notes, infiniment plus harmonieux que tous ceux que l'homme a inventés. Le vrai
idéal de la thérapeutique, serait de pouvoir accorder
cet instrument merveilleux, avec autant de sûreté que
les autres. Or, l'électro-homœopathie arrive là, et elle
y arrive surtout au moyen de ses doses si diverses,
qui sont comme autant de touches, correspondant
aux divers états morbides dont se trouve impressionné notre organisme. Partant de là, on voit aisément quel parti immense on peut tirer de ce remède
dans toutes les inflammations.

L'expérience a démontré qu'il n'y a point d'inflammation, serait-ce même l'inflammation aiguë du cœur,
cette maladie si épouvantable, tant elle est cruelle, qui
ne cède à quelque solution d'angioitique. Ajoutez à cela
que le même remède appliqué en compresses ou en
frictions, à l'extérieur, agit avec une efficacité locale
plus prompte encore à cause de son action immédiate
et directe sur les capillaires sous-jacents; que dans ce
cas, le sang coagulé se reprend à se mouvoir presqu'instantanément comme sous l'effet d'une impression galvanique; que les plaques bleues ou violettes
des contusions se fondent comme la cire sous l'action
du feu, et que la vie, en un mot, se reprend à circuler
avec le sang avec une nouvelle force, et vous comprendrez que l'invention d'un tel remède peut prendre
place à côté de celles des Kepler et des Newton. A
tout cela, viennent se joindre les effets merveilleux de
l'électricité angioitique, dont nous parlerons plus
tard.

2° L'*angioitique 2*, remède spécial du plasma du sang.
Nous marchons ici sur un terrain absolument inconnu,

---

cords de notes en apparence si discordantes, arrivent à produire
l'harmonie rêvée.

on peut l'affirmer sans crainte, de la science médicale,
qui jusqu'ici, n'a pu trouver pour cette matière un vrai
remède; on a fait des essais, on a formulé théories sur
théories, mais il n'y a pas un seul médecin digne de
ce nom, qui attache à une seule d'entre elles une conviction sérieuse. Les acides minéraux, les alcalins, la
saignée, les sels de potasse, les inhalations d'oxygène,
les dépuratifs les plus vantés, les antiferments eux-
mêmes, je ne vois dans tout cela que les efforts généreux, mais vains, d'une science aux abois. Voyons ce
que pourra notre *angioitique 2*.

Dans la constitution du plasma, il peut y avoir changement ou viciation.

Les changements dans la constitution du plasma
peuvent porter sur l'alcalinité, sur la fibrine, sur l'albumine, sur les sels ou sur les gaz; la viciation ne
peut être que l'effet d'une intoxication: *intoxication
ab intus* ou *intoxication ab extra*. La première
comme résorption d'un produit morbide, élaboré dans
un organe malade (pyohémie, septicémie), ou d'un
produit excrémentitiel non éliminé, (urée, bile, etc.), la
seconde comme absorption d'un poison morbide ·ex-
térieur, ferment ou microbe.

Or, l'alcalinité, dont le défaut est produit par certaines inflammations spéciales, telles que celles du
rhumatisme goutteux;

La fibrine, dont l'excès est amené directement par
toute espèce d'inflammation;

L'albumine, dont l'abaissement est en rapport direct
avec l'augmentation de la fibrine;

Les matières minérales du sang, les sels et le fer,
dont les uns sont diminués par le défaut d'alimentation, résultant de l'inflammation, et les autres, aug-
mentés par la dénutrition globulaire intense, produit·

de la combustion fébrile et du peu d'activité de la dépuration urinaire, qui en est la conséquence.

Le gaz oxigène dont la déperdition amène l'appauvrissement du sang;

Tout celà doit être et est de fait impressionné fort avantageusement, par un médicament dont le tout harmonieux est formé de l'angioitique premier à dose diminuée, et par conséquent, en ce cas, essentiellement antiphlogistique, et en outre par:

Arnica, qui a une action spéciale sur la fibre musculaire et sur la coagulation du sang, provenant d'excès de fibrine.

Lobelia inflata, qui a une action toute puissante sur les nerfs respiratoires, et par conséquent, sur l'hématose ou transformation du sang veineux noir en sang artériel oxigéné, et dont l'emploi est indiqué en homœopathie par urines sédimenteuses, qui annoncent toujours des pertes albumineuses.

Pulsatilla, qui a une action vitale si prononcée sur les veines, qui est le sédatif par excellence des inflammations aiguës articulaires, rhumatismales, goutteuses, et un dépuratif non moins précieux du sang, agissant sur lui en même temps comme tonique.

Gratiola, qui agit sur le grand sympathique avec tant de force, et conséquemment sur la circulation.

Mais, comme nous l'avons dit, les parties considérées séparément ne peuvent nous donner une idée exacte de la valeur d'un remède. Pour la connaître, il faudrait pouvoir exprimer l'action du tout unique, résultat de la combinaison chimique de toutes ses parties ainsi transformées, et cela, il n'y a que l'expérience qui peut nous l'apprendre. Or, l'expérience démontre ce que j'affirme, à savoir, que l'angioitique 2

a une action souverainement bienfaisante et curative
sur toutes les maladies du plasma sanguin. Toujours,
nous le répétons, avec adjonction, au besoin, des
autres médicaments indiqués par les diverses causes
qui peuvent amener ces désordres. Quant à l'intoxication du plasma, si elle a lieu sous l'influence d'une
cause morbide intérieure, il faut ajouter à l'angioitique 2 les antiscrofuleux qui, seuls, peuvent atteindre
à la première cause du mal, la lymphe étant dans ce
cas, certainement la première attaquée, et devenant
elle-même infectieuse du sang. Il se trouvera souvent
même des cas où les anticancéreux seront nécessaires, ainsi que les antisyphilitiques. bien entendu,
dans le cas de syphilis. Tous les vices d'assimilation
ou de désassimilation, ou d'élimination qui causent
ces phénomènes, seront combattus victorieusement
par ces remèdes, que ces vitiations prennent nom,
pyohémie ou septicémie, albuminurie, urémie ou
diabète, etc.

De même, s'il y a résorption dans le sang, de matières excrémentitielles, il faudra, de toute nécessité,
recourir au fébrifuge, qui seul, peut agir sur le foie.

Il en sera de même dans le cas où l'intoxication
proviendra de poisons morbides extérieurs, tels que
ferments épidémiques et contagieux, bactéries et microbes, en ayant soin d'ajouter les vermifuges au
traitement, pour les attaquer directement, et les éliminer si faire se peut, en même temps que les autres
remèdes modifieront l'organisme, de telle manière
qu'il deviendra impropre à leur développement.

Si l'intoxication provient d'un poison chimique,
il faut d'abord neutraliser au plus vite, puis éliminer.
L'antiscrofuleux avec l'angioitique 2, surtout si le
poison est déjà dans le sang, pourra seul y réussir;

car l'emploi des antidotes chimiques n'est applicable
que lorsque le toxique est encore dans le tube digestif;
lorsqu'il est dans le sang, la neutralisation chimique
ou physiologique du poison est, de l'aveu même de la
science, le plus souvent impossible, même par les
médicaments antagonistes les plus réputés.

Une intoxication bien plus fréquente, c'est celle qui
a lieu à la suite de traitements longs, et parfois
excessifs, des maladies contagieuses, traitements qui,
généralement, sous prétexte de purifier le sang, le
décomposent et le désorganisent plus ou moins, et
dont l'excès et un emploi déraisonnable, peuvent
amener la décomposition complète et totale du sang.
C'est alors que nos remèdes rendront des services
signalés, qui devront être d'autant mieux appréciés,
que dans tout l'arsenal pharmaceutique ordinaire,
on ne trouvera rien alors qui puisse se donner même
la prétention de les imiter dans leur action merveilleuse.

3° L'*Angioitique 3*, remède spécial des globules.
Il y a diminution ou altération. La diminution des
globules rouges suppose soit une déperdition excessive, soit un défaut de réparation. La déperdition provenant d'hémorrhagie sera arrêtée par l'angioitique à
deuxième dilution. La déperdition par combustion
fébrile, par le fébrifuge; la déperdition par flux excessif ou par épuisement de fatigue, par l'antiscrofuleux
ou le fébrifuge; mais dans tous les cas, l'adjonction de
l'*angioitique 3* sera, sinon absolument nécessaire, du
moins extrêmement utile, pour hâter la guérison,
en agissant directement sur l'accroissement et la qualité des globules. — Le défaut de réparation demande
un remède qui agisse puissamment sur les organes
formateurs du sang; le premier de tous est l'antiscro-

fuleux, le second est le fébrifuge, mais celui sans lequel la plupart du temps ils ne pourraient arriver à parfaire leur œuvre de salut, c'est encore l'*angioitique 3*. Si au lieu de diminution il y a altération des globules, ici encore, outre l'antiscrofuleux qui stimule directement les organes producteurs des hémato-blastes, il faut l'angioitique 3, qui fait, d'une manière bien plus avantageuse, l'œuvre de réparation qu'on demande bien souvent en vain à l'usage du fer. Outre en effet la supériorité de son mode d'administration, qui le met hors de comparaison avec tous les autres ferrugineux, l'*angioitique 3* a, dans l'antiscrofuleux, un auxiliaire dont la thérapeutique ordinaire a cher-ché en vain un similaire pour agir directement sur les sources du sang et détruire le principe de l'anémie. Aussi qu'arrive-t-il? Il arrive que lorsque l'anémie est légère et superficielle, l'administration du fer peut bien atteindre son but, en réparant les globules, mais, quand l'anémie est profonde, elle ne peut que les sur-charger plus ou moins d'hémoglobine, sans pouvoir en augmenter le nombre, et ainsi ne peut retarder de bien longtemps la chute définitive de l'organisme.

Tels sont les trois remèdes angioitiques qui, comme on le voit, répondent à toute la pathologie du sang. On nous pardonnera de nous être attaché si long-temps sur ce remède, ainsi que sur son glorieux com-père l'antiscrofuleux, si on réfléchit que là est la base de toute la nouvelle science, et, en définitive, de toute thérapeutique rationnelle.

On ne peut nier en effet ces trois principes qui sont aujourd'hui admis par tous: 1° l'organisme humain est entièrement composé par les deux liquides élémen-taires, *la lymphe et le sang;* 2° de l'état de ces deux liquides dépendent la santé et la maladie; 3° toute maladie résulte d'une altération, soit de la lymphe, soit du sang, soit des deux liquides à la fois.

La conclusion de ces trois grands principes, c'est qu'avec le remède de la lymphe et avec le remède du sang, on peut guérir tout l'organisme humain et le transformer au bout d'un temps plus ou moins long, selon qu'il est plus ou moins vicié profondément.

Qui ne connaît en effet la transmutation continuelle de la matière qui s'opère dans les êtres vivants ? Cette transmutation, chez les animaux supérieurs, et chez l'homme, en particulier, ne se fait jamais par grandes masses ; ce sont quelques molécules des solides qui se fluidifient, et sont entraînées au dehors, d'une manière insensible, tandis que des molécules fluides solidifiées, aussi insensiblement, viennent prendre leur place. Cette formation, comme toute génération quelconque, est une véritable création. La substance nouvelle qui vient prendre la place de la substance éliminée, doit être composée généralement de la même manière et selon le même type que la partie à côté ou dans l'intérieur de laquelle elle s'engendre ; or, c'est là surtout qu'intervient l'efficacité merveilleuse de nos deux grands remèdes qui, en s'infiltrant goutte à goutte dans les racines de notre vie végétative et organique, arrivent à la transformer complétement, et en la purifiant et l'assainissant, à la régénérer, de tout en tout.

C'est bien là l'opposé de la transformation morbide, tant étudiée et tant approfondie de nos jours.

Que la substance morbide s'appelle microbe, ferment ou bactérie ou autres productions anormales, il n'en est pas moins évident qu'elle a dans ces deux remèdes son vrai antidote, son antiferment sûr et son préservatif efficace.

Tout homme intelligent doit bénir la Providence d'avoir donné à l'homme un pareil moyen de régénération de sa substance organique, au moment où la science constate de plus en plus en elle l'affaiblissement des sources sacrées de la vie.

ARTICLE III.

De l'Anticancéreux.

Le mot cancer ne désigne ni une espèce unique, ni même un genre ou une classe naturelle de tissus morbides, au point de vue de l'anatomie, mais bien des espèces nombreuses de tissus, différant entre elles par leur composition élémentaire, en même temps qu'elles ressemblent plus ou moins aux tissus divers dont elles dérivent, car, la transformation morbide des tissus suit les lois de la transformation organique, en vertu desquelles chaque point du corps où se fait l'assimilation, possède la faculté, par suite de son organisation particulière, de lui faire produire une substance semblable à celle qui le compose lui-même.

Il n'y a point de cellule cancéreuse proprement dite. C'est un ancien préjugé qui a fait son temps. L'étude de la texture et de l'évolution des tumeurs, et de leurs cellules, faite comparativement à celle des tissus et des éléments normaux, montre qu'on a considéré comme appartenant à une seule espèce à part, des cellules qui ne sont que des états ou phases de développement morbide de plusieurs espèces différentes de cellules. Aujourd'hui, les mots *cellules* et *noyaux* du cancer, cellules et noyaux squirreux, carcinomateux, thnétoblaste et macrocyte doivent être abandonnés au domaine de l'histoire et rejetés de celui de la science. Tout ce que l'on peut dire, c'est qu'il peut y avoir erreur de lieu, en ce sens qu'un tissu peut se produire dans un milieu qui n'est pas le sien.

Mais, quels que soient la nature et le siège de ces transformations morbides des tissus, il faut toujours admettre qu'elles sont en rapport intime avec l'état des humeurs, et chercher leur cause et leur guérison dans la lymphe et dans le sang; là, en effet, est la source générale de la vie et de tout ce qui porte le cachet de substance organisée; là, par conséquent, il faut chercher la cause principale de la composition, soit normale, soit anormale, de cette substance.

Il est vrai qu'il peut y avoir transmutation locale par suite de causes particulières qui ont violemment altéré la vitalité d'une partie isolée, et dans ce cas, il est clair qu'il n'y a pas altération correspondante de la masse du sang. La guérison dans ce cas est bien plus facile. Toutefois, le sang ne peut s'empêcher d'en ressentir le contre-coup, puisque alors, et par suite de cette modification locale de la vitalité, il est forcé de se prêter à la formation, dans la partie intéressée, d'un mode de sécrétion et d'absorption particulier, dont le but est d'amener un produit anormal; et que si la transpiration morbide locale continue à faire des progrès, il peut même survenir dans toute sa masse une altération appréciable, et parfois même une diathèse générale.

L'inflammation n'est pas la cause de la transformation morbide des tissus; elle n'est qu'une forme particulière de cette transformation et une suite des actes de sécrétion et d'absorption anormales qui en sont le mode de production ; aussi peut-il s'opérer des transformations morbides sans inflammation.

En effet, assez souvent la transformation morbide se fait d'une manière très insensible, de sorte que des productions anormales considérables peuvent se former avant que le malade en soit averti par le sentiment intérieur ou par les sens. Dans d'autres cas, au contraire, où la transformation est rapide, nous sommes avertis de suite, et il nous est donné d'observer exactement la marche progressive du mal ; c'est dans ce dernier cas qu'il y a inflammation. C'est alors un moyen plus prompt et plus violent employé par la nature pour arriver à son but déréglé.

Dans l'un et l'autre cas, il y a un vice profond de l'organisme, qu'il soit développé, ou seulement en germe, contre lequel il s'agit d'agir vigoureusement et d'une manière efficace.

Nous avons considéré tour à tour les maladies ordinaires de la lymphe et du sang, dans toutes leurs évolutions si variées et si meurtrières, et nous avons montré la route qui aboutit à leur guérison, mais là il s'agit d'un mal plus profond qui les attaque, non plus seulement dans leur manière d'être, mais dans leur essence, d'un poison qui, non seulement les trouble dans leurs fonctions, mais qui les vicie dans leurs propriétés vitales et instinctives, en sorte que là ce ne sont plus seulement les liquides nourriciers proprement dits qui sont malades, mais la substance organique fondamentale, mais la fibre élémentaire elle-même.

Contre ce mal qui s'est renfermé jusqu'ici devant les efforts de la science, comme dans les ténèbres d'un abîme sans fond et sans rivage, l'électroho-mœopa-

thie a un remède certain et efficace, c'est l'anticancéreux.

Nous devons dire ici à propos de ce remède, ce que
nous avons dit à propos de l'antiscrofuleux, c'est-à-
dire que de même qu'il y a scrofule et scrofule, de
même aussi il y a cancer et cancer.

Le mot cancer, nous le répétons, n'est en définitive
qu'un terme générique et de convention, par lequel on
désigne toutes les transformations morbides des tissus, quelles qu'elles soient, comme le mot dartre
désigne beaucoup de maladies de la peau très différentes l'une de l'autre. L'un et l'autre ne sont justes
qu'autant qu'ils désignent une manière d'être générale
de l'organisme, et leur signification est très étendue
et très variée.

Cette distinction était absolument nécessaire pour
nous donner toute la sphère d'action de l'anticancéreux.

Autre principe : De tout ce que nous avons dit, il
résulte que le vice cancéreux attaque principalement
la propriété vitale génératrice des tissus, de telle
sorte que, plus un tissu ou un organe sera doué de
cette propriété vitale génératrice, plus il sera exposé
au vice cancéreux. De là, il s'ensuit que, l'influence
de l'anticancéreux doit s'exercer d'une manière particulièrement remarquable sur l'utérus et la matrice,
là où sont renfermés à leur plus haut degré les principes générateurs des tissus.

De cette manière d'entendre le vice cancéreux, il
s'ensuit que l'anticancéreux a une sphère d'action
immense, qui s'étend depuis le premier vestige de
transformation morbide des tissus quelle qu'elle soit,
et d'où qu'elle vienne, du moment qu'elle existe,
jusqu'à cet état de désorganisation profonde, où les

tumeurs malignes en se développant, se les assimilent, s'étendent progressivement, sans jamais rétrograder et le plus souvent, quand elles ont été enlevées, se reproduisent d'après la cause qui a présidé à leur génération primitive, avec d'autant plus de promptitude que la constitution générale de l'individu arrive à être plus viciée et plus affaiblie.

Mais, d'une extrémité à l'autre de cette carrière, que de plaies, que de douleurs faciles à guérir aussi rapidement que radicalement, avec notre merveilleux remède, et s'il est vrai de dire, qu'au bout de ce sombre défilé, il peut se trouver une certaine diathèse cancéreuse, à marche foudroyante, devant laquelle ce remède hésite et tremble, ne peut-il pas se consoler, en pensant qu'après tout, s'il peut faire des merveilles, il ne lui est pas possible pourtant de faire des miracles. Au moins, dans ce cas là même, lui sera-t-il encore donné de sécher bien des larmes, d'adoucir bien des douleurs et de rendre moins amer le passage du temps à l'éternité, par cette porte si désolante et si infecte qu'on appelle la mort du cancer. Les tubercules eux-mêmes sont soumis à son action, en tant qu'ils sont production morbide, résultat d'une sécrétion dépravée dépendante elle-même d'une altération spéciale des liquides et de leur défaut d'animalisation. Cette lésion des tissus, si fréquente chez l'homme et chez l'enfant, et qui, suivant le siège qu'elle occupe, constitue soit la phtisie, soit le carreau, soit certaines caries osseuses ou même certaines humeurs blanches ou également une foule d'autres affections; que cette lésion se manifeste d'une manière ou d'une autre, en tubercules pulmonaires ou en tubercules mésentériques, il est certain qu'elle trouvera dans l'anticancéreux un remède souverainement efficace.

On peut dire, d'une manière générale, que tout ce qui résiste à l'antiscrofuleux et à l'angioitique, tombe dans la sphère de l'anticancéreux, puisqu'il est l'un des trois grands remèdes constitutionnels. Y a-t-il donc, non-seulement une diathèse cancéreuse, c'est-à-dire un état général, caractérisé par la disposition bien connue des tissus et des humeurs, à se convertir prochainement et comme fatalement, en diverses productions cancéreuses, mais, y a-t-il aussi, d'une manière générale, une constitution, un tempérament cancéreux, comme il y a des tempéraments *lymphatiques et sanguins ?*

Je n'hésite pas à répondre : oui ! C'est une variété, si vous voulez, du tempérament scrofuleux, ou même seulement une face nouvelle et particulière de ce tempérament, mais c'est pourtant quelque chose de réel. et qui, si latent que ce soit, ne doit pas moins appeler toute notre attention et tous nos soins. Ce tempérament se manifeste ordinairement dans l'enfance, par les scrofules seuls, par le gonflement et la suppuration des glandes, les ulcérations des parties molles et des os, le gonflement des articulations ; mais, dans la jeunesse, ce sera par le développement des tubercules, surtout dans les poumons ; et enfin dans l'âge adulte et la vieillesse, par les squirres et cancers de toute espèce.

D'autres fois, le vice cancéreux déjà développé dans l'enfance, se produira d'emblée à cet âge le plus tendre, mais d'une autre manière que dans l'âge mûr ; au lieu de produire l'épaississement et l'induration des tissus, il provoquera, au contraire, leur amincissement et leur ramollissement complet, et formera ce qu'on est convenu d'appeler le cancer aqueux des enfants.

En tous cas, l'anticancéreux est le seul remède de

cette constitution, et par son emploi, on peut en prévenir toutes les fâcheuses conséquences.

Dans toutes les maladies ou affections de l'utérus, surtout, nous le répétons, il faut avoir toujours présent à l'esprit ce grand principe : C'est qu'il n'y en a pas une seule quelle qu'elle soit, qui puisse résister longtemps à ce remède.

Là où ce remède obtiendra aussi ses plus brillants effets, ce sera dans ses applications externes, en compresses ou en onctions, en bains ou en lavages, ou en frictions, ou en injections, ou en lavements.

Voilà, d'une manière générale et de la manière aussi abrégée que possible, la sphère d'action de ce grand et merveilleux remède. Voyons maintenant à décrire en quelques mots chacun de ces homonymes.

L'anticancéreux n° 1 a une action générale sur l'organisme, et sur l'utérus en particulier, à ce point que pris en deuxième dilution, il tarit d'un coup les flueurs blanches les plus rebelles, et qu'à la première dilution, il arrête également, d'une manière souvent instantanée, les douleurs et les vomissements cancéreux.

L'Anticancéreux n° 2, a une action spéciale à l'intérieur et à l'extérieur, sur les productions cancéreuses des parties de périphérie. C'est ce qui lui donne son effet si marqué, et si remarquable, dans toutes les affections des tissus sous-cutanés, dans les œdèmes du poumon et dans l'hydropisie. Il a une action également évidente sur les glandes urinaires et la dégénérescence des reins.

L'Anticancéreux n° 3, a une action spéciale sur les ulcérations extérieures, et un effet cicatrisant plus particulier.

L'Anticancéreux n° 4, a son action élective sur

tout le système osseux, et sur toutes les dégénérescences de ce tissu.

L'*Anticancéreux n° 5,* est un tonique général, en
même temps qu'un dépuratif tout puissant. C'est le
roi des anticancéreux. Sa puissance s'exerce surtout
à l'extérieur.

L'*Anticancéreux n° 6,* a une action plus profonde,
sur les reins, en tant qu'organe sécréteur, et sur les
blennorrhagies sycosiques, et toutes les affections de
la peau qui en sont la conséquence.

L'*Anticancéreux n° 10,* est merveilleux pour toutes
les affections cancéreuses, quelles qu'elles soient, des
intestins, et des organes génitaux de la femme, et a
sur elles une action antiphlogistique, dépurative et
laxative incroyable. Connaissant sa force spéciale,
contre ces affections si difficiles, on peut également
le faire servir, avec un effet remarquable, dans toutes
les autres affections cancéreuses, en interprètant sa
convenance, selon les cas nombreux, où l'on sent le
besoin, pour arriver à la guérison, de produire les
effets dont on le sait capable, c'est-à-dire, une certaine détente de l'organisme, qui donne aisance à
l'évacuation des principes cancéreux, plus ou moins
difficiles à déloger des organes, où ils se sont im-
plantés.

Voilà tout ce que nous pouvons dire, pour l'instant,
sur ce remède. C'est le complément et l'achèvement,
de l'antiscrofuleux et de l'angioitique. Ces trois remèdes forment, comme les trois bases du trépied
mystérieux sur lequel doit s'appuyer et se développer,
dans son harmonieux ensemble, l'œuvre entière de
la thérapeutiqne.

ARTICLE IV.

Fébrifuge.

C'est le remède du foie et de la fièvre. Foie et fièvre !
Il faut que ces deux choses soient liées par des relations bien intimes, car l'expérience fait voir qu'on ne
peut toucher à l'une sans toucher à l'autre, et en cela,
l'expérience est d'accord avec le raisonnement.

Le foie est un des organes les plus importants de
l'économie, étant véritablement le centre de la vie
végétative (1). Cette importance lui est assurée : 1° par
sa situation ; tenant d'un côté, au diaphragme et au
centre phrénique ; de l'autre, à l'estomac et à tous les
organes abdominaux ; il se trouve avec tous ces divers
organes, en correspondance si intime et si sympathique, et il exerce sur eux une influence si magistrale, que de grands médecins n'ont pas craint d'affirmer, que tout le canal intestinal n'est qu'une extension
de ses canaux excréteurs, et le laboratoire obligé de
ses hautes fonctions. De plus, par ses relations de
contiguïté, et ses connexions directes avec le trisplancnique, c'est-à-dire, avec les parties du grand
sympathique, qui vont vivifier les trois grandes cavités

(1) Il n'entre pas dans la circulation générale une seule goutte de
sang, venant de l'estomac et des intestins qui ne traverse préalablement le foie. Les matériaux nutritifs ne sont pas les seuls qui y
soient assimilés, mais les substances à l'état de crudité, et les sels
qui, de l'estomac, arrivent jusqu'à cette glande, pendant la première
période de la digestion, fournissent encore les matériaux de la bile ;
ce liquide, étant alors sécrété en abondance, est conduit jusque dans
le duodenum, où il achève l'œuvre commencée de l'animalisation
et de l'assimilation des fluides absorbés. (Tiré du docteur Schmith,
professeur d'anatomie au collège de Jefferson).

splancniques: le crâne, le thorax et l'abdomen, et dont l'ensemble forme le principal centre du système nerveux, indépendant de la volonté, il acquiert une importance qui, comme nous le verrons, est bien autrement grande encore. 2° Par ses fonctions, qui consistent à entretenir les fluides circulants, dans l'état de pureté nécessaire à la santé, et à les débarrasser des principes nuisibles, introduits par la maladie, et qui font de lui, par excellence, l'appareil dépuratif du sang et des humeurs, en même temps que le régulateur suprème des systèmes nerveux et vasculaire, grâce à l'action combinée de la rate, qu'il tient sous sa dépendance, et dont le travail n'a d'autre but, que de l'aider à parfaire son œuvre, en assujettissant à son service tout le système nerveux ganglionnaire.

La rate, en effet, est le complément du foie, comme le pancréas en est le coopérateur, fidèle et soumis; leur œuvre et leur vie se combinent, s'influencent et se confondent dans un seul et même but, dont le foie est évidemment le point de départ et le centre principal.

Or, quant à l'influence de la rate, sur le système nerveux, nous croyons devoir rappeler, en quelques mots, les savantes conclusions des docteurs Strauz, Jules Arthaud, J. Miller, Schultz et Mackintosh.

1° Dans les animaux vertébrés, l'existence de la rate est toujours liée à celle du système nerveux, apparaissant dans le fœtus humain, en même temps que le système ganglionnaire, subissant, de son côté, toutes les phases que les âges et la dégradation de l'espèce, font subir à ce système, disparaissant même complètement, dans les véritables cas d'acéphalie, et ressentant, enfin, des mêmes agents, la même impression que les nerfs de la vie organique.

2° La rate est l'origine ou le centre du nerf grand sympathique, et pour lui, l'analogue du cerveau, pour les nerfs du sentiment, et du cervelet, pour les nerfs du mouvement. C'est en elle que réside la force motrice de tous les mouvements qui ne sont pas soumis à la volonté, tels que la circulation, la digestion, les sécrétions; etc., cependant, le système nerveux des ganglions ne reçoit l'influence de la rate que lorsque l'augmentation d'action des appareils digestif et assimilateur le rendent indispensable. Il est aisé de comprendre quels graves désordres, amène dans toutes ces diverses fonctions de la vie organique, la congestion, que la fièvre produit tout d'abord, soit directement, soit par action reflexe, dans le foie, dans la rate, et dans les tissus vasculaires mésentériques, congestion qui, du même coup, amène celle du cerveau, des poumons, du cœur, et cause la période de froid et de tremblement, résultat du trouble profond, qu'éprouvent alors nécessairement les systèmes musculaire et nerveux.

On le voit donc, toutes les manifestations fébriles, quelles qu'elles soient, tiennent essentiellement à quelque affection du foie ou de la rate, ou y convergent comme à leur centre, nécessitant de la part de cet organe, un redoublement d'action qui, parfois, l'affecte profondément et le désorganise.

C'est de cette dernière façon que la chose se comporte dans la plupart des fièvres; pendant que l'action de toutes les autres glandes est diminuée, et que celle de quelques-unes est même entièrement suspendue, que les glandes salivaires paraissent desséchées, que la membrane de l'estomac ne sécrète plus de suc gastrique, que les intestins sont frappés de torpeur, que la quantité des urines est diminuée, et que la

peau est sèche et aride, on voit, au contraire, le foie
éprouver une augmentation d'action et sécréter la
bile en plus grande quantité.

Il est des cas où c'est le contraire qui arrive, soit
que le foie lui-même ait été plus particulièrement attaqué, soit que l'action morbide de toute l'économie
ait eu pour résultat, la suspension des fonctions du
foie, et alors, la guérison est bien plus difficile à obtenir, et on ne l'obtiendra, assurément pas avant d'a-
voir rétabli le foie dans son état normal. Ecoutez
le docteur:

Dr Robert Briggs. « Un symptôme, dit-il, caracté-
« ristique, de la fièvre jaune, c'est l'absence de la bile,
« dont l'apparition, lorsqu'elle a lieu, est considérée
« comme une amélioration. Dans le choléra morbus
« et la dyssenterie, il n'y a aucun espoir à concevoir,
« tant que la sécrétion de la bile n'est pas rétablie.
« Le choléra des enfants appartient à la classe des
« maladies fébriles, les médicaments qu'on lui oppose
« sont ceux qui peuvent remédier aux altérations de
« la sécrétion biliaire. Soit que nous considérions,
« dans l'hydrocéphale l'état du foie, comme cause et
« comme effet, notre raisonnement se trouve encore
« vrai, quant à la nécessité essentielle de la sécrétion
« biliaire, pour le rétablissement de la santé. Quel
« que soit le traitement qu'on ait adopté, on n'a jamais
« prouvé qu'il y eût aucun amendement de l'affection
« cérébrale, à moins que la sécrétion biliaire n'eût été
« augmentée. On guérit fréquemment les ulcères de
« la face, les tumeurs dures des mamelles, offrant
« tous les caractères d'un squirre imminent, en mo-
« difiant l'état des fonctions du foie. Dans la chlorose,
« l'hystérie, l'hypocondrie, la chorée, etc., maladies
« qui appartiennent à la classe des affections ner-

« veuses, c'est toujours le même principe qui doit
« diriger le traitement, amener le foie dans une action
« assez énergique, pour débarrasser l'économie des
« matières nuisibles.

« Rien de plus variable que les divers fluides, sécré-
« tés par le foie, dans les différentes maladies. Il en
« est qui sont transparents, sans couleur et sans
« saveur, d'autres, qui offrent toutes les variétés de
« coloration, jaune, verte, bleue, noire ou rouge, et
« ils sont susceptibles d'avoir tous les degrés de con-
« sistance, depuis la fluidité de l'eau jusqu'à la résis-
« tance du sang coagulé; et enfin, nous voyons que le
« foie peut sécréter même du sang.

« Il n'est pas rare de trouver des fébricitants qui
« ont la diarrhée : or, si la matière rendue se compose
« principalement de bile, la maladie ne tarde pas à
« céder, à moins quelle ne soit entretenue par les
« obstructions des glandes mésentériques. Mais,
« quand il n'y a pas sécrétion de vraie bile, les fluides
« sécrétés, quelque considérables qu'ils soient, n'amè-
« neront aucun bon résultat (1). »

C'est donc par le foie, et c'est la conclusion de tout
ceci, qu'il convient d'attaquer toute espèce de fièvre,
en conjurant ses deux états opposés, soit de langueur,
soit d'inflammation. On comprend assez, à présent,
pourquoi notre fébrifuge est simultanément le remède
du foie et de la rate, en même temps que de la fièvre.
C'est par là seulement, que l'on peut rendre au sang
sa pureté et sa température normale, en le dégageant,

---

(1) Nous pouvons affirmer dès à présent que notre expérience pratique confirme de tout point cette théorie; nos vastes compresses sur
le ventre, dont l'effet est de ramener instantanément à leur état normal les sécrétions du foie, changeant de même aussi instantanément
qu'heureusement l'état du malade 9 fois sur 10.

en même temps, des principes nuisibles qui le désorganisent, et de l'exaspération que lui procure la surexcitation nerveuse.

Ce sera aussi le remède d'un grand nombre de maladies d'estomac et de douleurs cardiaques, provenant d'une inflammation ou d'un gonflement du foie et de la rate. Lui seul également, soulagera et guérira, avec une promptitude merveilleuse, une foule de maladies d'intestins, provenant d'une altération de la sécrétion biliaire. Beaucoup de diarrhées, de coliques, d'obstructions invétérées, céderont à son influence, comme par enchantement, et le diabète lui-même, trouvera souvent en lui son vrai maître. Dans toute espèce de traitement de maladies des reins et de la vessie, il est bon de s'assurer sa coopération.

Dans toutes ces circonstances, il faudra, suivant le cas, l'accompagner, soit du scrofuleux, soit de l'angioitique, soit de quelqu'un des cancéreux, soit séparément, soit mélangés.

Outre le fébrifuge I, il y a le fébrifuge 2 qui, lui, s'emploie ordinairement en compresses soit seul, soit uni à d'autres remèdes, si la circonstance l'exige. On applique ces compresses sur les hypocondres, sur le bas-ventre, et quelquefois sur le ventre tout entier. Une seule compresse ainsi préparée et disposée, suffit souvent à changer seule, du tout au tout, les symptômes d'une maladie grave. Il m'est souvent arrivé, par quelques compresses, ainsi répétées dans le cours d'une nuit, de changer tellement l'état d'un malade, que le médecin qui l'avait quitté la veille, avec des symptômes dont il n'avait que trop bien constaté le caractère, se demandait en vain, en le revoyant le lendemain, d'où pouvait provenir un changement aussi extraordinaire. C'est en vain qu'il sondait, qu'il palpait, qu'il attaquait avec ardeur les parties qui, la veille, avaient été le plus sensibles, pour retrouver ses symptômes. Plus de symptômes.

Pendant que le patient subissait dignement cette épreuve, je vous laisse à penser la joie sincère d'une mère ou d'une épouse, en voyant ainsi renaître à la vie et à l'espérance, celui qu'elles croyaient perdu.

Une dernière remarque: Nous parlions tout à l'heure de diabète. On sait assez que dans cet état, l'élaboration des aliments ne dépasse pas la formation sucrée et acide, produit du suc gastrique et de la salive, produit brut qui n'est, en définitive, qu'un élément glucogène, duquel le foie dans son état normal, doit, par un ferment *sui generis*, dégager le sucre organique; et que le fluide nutritif, passant par conséquent à cet état dans le sang, en est séparé dans les reins, sans avoir éprouvé aucun changement, parce que le mouvement organique vital ne peut être suscité, dans des matières encore trop entachées de propriétés chimiques (1).

Or, évidemment, cette maladie doit être causée par un défaut de bile, en général, ou par une altération des principes de cette humeur, comme par exemple, dans la formation des calculs biliaires. Évidemment, donc le foie est toujours affecté, plus ou moins dans cette maladie, et on ne doit pas négliger l'emploi des fébrifuges, à l'aide desquels la bile, mieux sécrétée, pourra arriver plus aisément à la désoxydation du chyme

---

(1) A cause de ses propriétés antiseptiques et désinfectantes, le *Fébrifuge 2* est préférable à l'intérieur dans les fièvres putrides, les typhus, la malaria, la scarlatine. On l'applique avec succès en compresses, non seulement sur les hypocondres, mais encore mélangé à d'autres remèdes spéciaux, sur la gorge, dans le cas de diphtérie ou de croup, sur la poitrine en cas d'ulcérations des poumons, et sur les ulcères variqueux eux-mêmes, enfin il est très utile dans les injections, mêlé aux autres remèdes spéciaux, et dans les lavements.

dans le canal intestinal, et à lui faire perdre toutes ses propriétés physico-chimiques, en sorte que rien ne l'empêche plus de s'élever à la vie organique.

Une autre maladie grave, sur la production de laquelle le foie peut avoir aussi beaucoup d'influence, c'est l'hydropisie. La remarque est du docteur Bright. Après avoir exposé que cette affection peut être causée par les maladies des reins, il ajoute qu'elle l'est aussi souvent par celle du foie. Il l'explique en considérant les altérations qu'il a observées dans le foie des hydropiques, comme un obstacle à la circulation dans les rameaux hépatiques de la veine porte; il regarde encore, comme devant y contribuer, la suppression de l'action dépuratoire exercée sur le sang, par l'obstacle qui s'oppose à la libre sécrétion de la bile. Le docteur Bostock, constata de son côté, une altération très variée de la bile dans le foie des hydropiques. D'après cela, il serait bon aussi, dans les hydropisies, de faire usage du fébrifuge, et c'est au moins prudent de combiner son usage avec celui d'autres remèdes plus spéciaux.

On voit assez l'importance de ce grand remède. S'il ne peut être mis sur le rang des trois grands remèdes, fondamentaux, constitutionnels, étant un remède de spécialité, on peut dire que son action, toute spéciale qu'elle est, est tellement multipliée, et tellement diffuse, qu'il devient comme le complément des trois autres et comme le couronnement de leur puissance.

Avec ces quatre grands remèdes, et en les combinant ensemble, dans d'habiles proportions, on pourrait certainement venir à bout de toute maladie, quelle qu'elle soit, même de la phtisie, et peut-être de la syphilis. Mais la chose sera mille fois plus facile avec les remèdes très spéciaux, dont il nous reste à parler.

Quant au tempérament bilieux, dont nous avons promis de dire un mot, il n'est à l'état normal, que l'exagération plus ou moins accusée en activité et en puissance du système nerveux grand sympathique; on sait que ce système, bien que spécial pour la vie organique, a cependant une grande influence sur le cerveau, par suite de ses anastomoses si compliquées, surtout sur le nerf pneumo-gastrique, et le nerf phrénique et devient, par conséquent, un centre tout puissant d'excitation pour la volonté et une source pour elle d'inspirations ardentes et généreuses. En même temps le foie, sous l'impression de cette activité, sécrète une bile plus abondante et plus vivace, qui donne au sang un cachet de vigueur spécial. Mais, bien souvent cette tendance du grand sympathique dégénère en surexcitation maladive, et alors, apparaissent divers désordres et malaises, soit du côté du cerveau, soit du côté du foie et des intestins, désordres et malaises qui ne sont que trop connus et le caractère trop ordinaire des tempéraments réputés bilieux, ou bilioso-nerveux, ou bilioso-sanguins. Dans toutes les variétés le remède constitutionnel quel qu'il soit, devra toujours avoir pour coopérateur fidèle le fébrifuge.

ARTICLE V.

Antinerveux.

Nous avons étudié jusqu'à présent au point de vue *pathogénique* et *thérapeutique,* les deux formes fondamentales de toute substance humaine qui, par leur concours harmonieux et fécond, composent la trame de tout notre être matériel, la *lymphe* et le *sang;* nous avons traité aux mêmes points de vue, des deux grands organes, l'un de *circulation* incessante, l'autre *d'élaboration* intime, à l'aide desquels s'entretient et se répare leur vie. . . . . du *cœur* et du *foie*. — Or, le cœur et le foie n'ont pas de mouvement par eux-mêmes, ils sont mûs par le système *nerveux;* là est le ressort caché, mais puissant, d'où partent toutes les évolutions du tourbillon vital, sensations, sécrétions, perceptions, activités, instincts, forces et ferments organiques. Hâtons-nous de dire et d'affirmer, qu'en cette œuvre multiple et merveilleuse, le système nerveux n'est que l'intermédiaire et le serviteur de *l'âme* qui, seule, peut être le principe et la vraie forme de vie de tout être humain.

Quoi qu'il en soit, il est facile de conclure à l'importance extraordinaire de ce système, si compliqué et si délicat, dont les maladies, aussi nombreuses et variées, qu'insaisissables et rebelles, sont pour l'humanité une source si féconde de maux et de douleurs; et il est aussi aisé de comprendre quel service rendrait au monde, celui qui pourrait donner une méthode *rationnelle, claire* et *efficace* de traitement pour ces mêmes maladies.

Or, c'est précisément cette méthode *rationnelle, claire* et *efficace* de traitement, que vient apporter notre *Electro-Homœopathie*, et en cela, si la chose est réelle, elle peut, tout le monde doit en convenir, défier toute concurrence, soit de la part de l'allopathie, soit de celle de l'homœopathie ordinaire qui, on ne le sait que trop, n'ont jamais pu engager, contre les affections des nerfs, que des hostilités fort douteuses, et remporter, par conséquent, sur elles, que des succès aussi fort équivoques. Depuis quelques années, il est vrai, il s'est fait un certain bruit à ce sujet, sur les découvertes de quelques savants spécialistes qui, ayant poussé jusqu'aux dernières limites, en apparence du moins, l'anatomie du système nerveux, et ayant scruté jusque dans ses détails sa pathologie, ont cru pouvoir hardiment localiser dans ses différentes parties, non seulement tous les phénomènes organiques, de sensation ou de mécanisme cérébral rationel, mais encore toutes les affections ou lésions de ces inscrutables appareils, mais à quoi tout cela a-t-il abouti ? à glorifier les savants professeurs plutôt qu'à guérir les pauvres malades ! — Hélas les névrites, les névralgies et les névroses s'en portent-elles plus mal depuis que Messieurs Vulpian et Charcot ont fait leurs belles expériences, et de toutes les séances si curieuses et si tristes de. la Salpétrière, est-il donc sorti beaucoup de névropathes guéries ? — Certes, personne n'admire plus que nous la science de ces chercheurs infatigables, mais personne non plus peut-être n'est autant que nous à même de déplorer que, tant de généreux efforts soient perdus, parcequ'ils s'obstinent à rester dans les sentiers, battus mille fois en vain, de la thérapeutique actuelle, tandis qu'en employant leur science acquise et leurs précieuses facultés à l'étude et au développement des grands principes de l'électro-homœopathie, ils trouveraient devant eux une carrière immense, digne à la fois de leurs héroïques travaux et des espérances qu'ils ont fait concevoir.

— Voyons donc en quoi consiste cette méthode, rationnelle, claire et efficace que nous avons promis d'exposer, pour le traitement de toutes les maladies du système nerveux.

L'encéphale et tout le système nerveux en général, aussi bien que les autres systèmes, circulatoire, cellulaire, et osseux, proviennent, l'histologie nous l'a révélé, d'une source unique, de la lymphe. De même que c'est de l'eau et par l'eau que la terre et les corps célestes ont été faits, comme l'apôtre St-Pierre le déclarait aux incrédules de son temps *(quod cœli et terra de aquà et per aquem)* (ép. St-Pierre 3. 5), et comme le philosophe Thalès l'avait posé lui-même en principe d'après Ausonius: *(Aquam principium rebus creandis dixère. Aúson, In lud, Sapient.)*, Comme le Savant Pline l'enseignait lui-même: *Omnes terrœ vires aquarum beneficia.* (Hist. nat. XXX. C. I.), ainsi, c'est de la lymphe et par la lymphe qu'est constitué tout notre organisme matériel, comme c'est par elle et d'elle qu'il se continue et se développe, en sorte que tous nos divers appareils de sensation, de mouvement et de vie organique, ne sont, en définitive que de la lymphe organisée, de manières plus ou moins diverses, sous l'impulsion d'une vertu créatrice qui est Dieu *(consistens verbo Dei)* et d'une vertu formelle qui est l'âme. C'est l'âme, en effet, qui est le sujet sur lequel doit s'adapter et en quelque sorte se modeler notre forme humaine; c'est sa force évolutive soumise aux lois et dirigée par l'idée divine, qui, de cette goutte de lymphe où la vie se concentre dans l'ovule, fait germer tous les membres et tous les organes; c'est sa force sensitive qui localise et distribue les sens, qui moule les lignes et les contours harmonieux du visage, c'est enfin sa force intelligente et libre qui, en s'asujettissant cette nature inférieure, en s'identifiant à elle, au point de ne plus faire avec elle qu'un seul être responsable, la rend digne du nom de créature humaine.

On a dit que la lymphe est du sang blanc; je trouve plus juste de dire que le sang est de la lymphe rouge. C'est la lymphe, en effet, qui est le commencement de la vie organique, comme c'est le sang qui en est l'apogée et la perfection. Mais le sang ne sera que ce que sera elle-même la lymphe, et ainsi doit-on dire du système nerveux, et ainsi de notre chair, de nos os, et de tout notre organisme parce que là est la source unique de la vie.

Que conclure de là?

C'est que le remède de la lymphe (l'antiscrofuleux) est, ainsi que nous l'avons déjà établi ailleurs, le grand remède par excellence, le remède premier et originel de tout l'organisme. On doit même dire, dans le même sens, que tous les appareils de notre corps ne sont que des organisations diverses de la lymphe, ainsi, que tous nos remèdes ne sont en définitive que des remèdes antiscrofuleux, diversement combinés et adaptés selon le but qu'ils auront à atteindre.

Quoi qu'il en soit, nous devons conserver aux remèdes leur nom spécifique, et reconnaître que l'antiscrofuleux, proprement dit, et ses homonymes, ne doivent être employés que pour la lymphe et pour tout ce qui reste sous la dépendance directe de la lymphe.

Or, pour le système nerveux, le grand principe de vie, et l'aliment principal de cette vie, c'est la lymphe. Outre que le tissu embryoplastique, d'où se forment les tubes nerveux, ainsi que les fibres lamineuses, les fibres musculaires, les cartilages etc., est de nature absolument lymphatique, on sait que la substance blanche et visqueuse appelée myéline, qui entoure chaque tube nerveux à l'état sain, et qui seulement dans le cas de compression, de lésion grave ou de

putréfaction, s'en échappe en filaments et en gouttelettes, est de nature également lymphatique, et enfin
il est indubitable que le liquide, au milieu duquel
flottent les masses nerveuses, centrales, appelé liquide *Cephalo Rachidien,* n'est autre chose, en définitive,
et quoi qu'on dise, qu'un amas de lymphe spécialement
diluée et préparée non seulement pour garantir, mais
pour entretenir la vie de tout le système nerveux central. De plus, Obersteiner, décrivant l'espace clair au
milieu duquel sont plongées les cellules nerveuses des
parties grises de la moëlle ou de l'encéphale, lui donne
également, et avec raison, le nom d'espace perilymphatique cellulaire.

Enfin, il n'est pas jusqu'aux petits vaisseaux qui
parcourent en si grand nombre la substance cérébrospinale qui ne soient entourées eux-mêmes d'une
gaîne spéciale, dite gaîne lymphatique. Les artères
corticales, et les artères centrales du cerveau et de
la moelle épinière, sont seules revêtues de cette gaîne
comme d'un manchon complet. C. Robin et His l'ont
clairement démontré, et font ainsi comprendre comment, dans le système nerveux, le système sanguin
est lié lui-même par des connexions multipliées et
profondes au système lymphatique; ces connexions
apparaissent aussi dans le testicule, le rein et le
poumon, mais nulle part, comme dans les centres
nerveux, il ne se trouve tant sous sa dépendance.
Il s'en suit de là, que le premier remède du système
nerveux, est le remède de la lymphe, ou l'antiscrofuleux.

Pourtant, ce remède ne suffira pas toujours, car
la lymphe, tout en étant le principe spécial du système
nerveux, n'est pas tout pour lui. Ce système, en effet,
est en correspondance incessante avec le sang et lui

est lié dans sa vie et dans ses fonctions d'une manière intime, ainsi qu'on peut s'en convaincre, par un léger coup-d'œil sur son anatomie et sa physiologie et il peut arriver souvent que les désordres vasculaires deviennent pour lui cause de graves et douloureuses maladies.

Si nous considérons les masses centrales nerveuses (cerveau et moëlle épinière) nous voyons, en effet, qu'elles sont protégées et maintenues par trois membranes, d'une contexture merveilleuse, appelées *méninges*. Or, tandis que la plus éloignée du centre celle qui sous le nom de *dure-mère*, tapisse les parois de la boîte osseuse, est essentiellement fibreuse, que celle interposée à la dure-mère et à la *pie-mère*, ou l'*arachnoïde* est purement séreuse, il se trouve que cette dernière, c'est-à-dire la pie-mère, celle appliquée immédiatement à la surface de la masse cérébro-spinale, est absolument vasculaire, étant, surtout dans le cerveau, presqu'entièrement formée de vaisseaux sanguins, dont les ramifications infinies la pénétrent de toutes parts et dont l'ensemble forme à son entour, comme une nappe sanguine, d'une délicatesse et d'une richesse inouies.

Si nous envisageons la situation des nerfs, nous voyons qu'ils sont formés par la réunion, en faisceaux, de tubes nerveux, dont la partie essentielle ou cylindre-axe, est un véritable prolongement d'une cellule nerveuse centrale. Or, chaque faisceau primitif est enveloppé dans une gaîne tubuleuse, de substance homogène, appelée perinèvre, celle-ci non vasculaire; mais les faisceaux secondaires, ainsi formés, sont enveloppés eux-mêmes dans une gaîne de tissu conjonctif très vasculaire appelée nevrilême, à travers laquelle rampent les vaisseaux nourriciers des nerfs.

Enfin, le tronc nerveux total est entouré du même tissu conjonctif, dont le névrilème est une dépendance. Le névrilème est ainsi vasculaire comme la pie-mère cérébro-spinale, dont il est en effet une extension, de même que le nerf lui-même n'est, par le cylindre-axe qui est son principe de vie, qu'une extension et qu'un prolongement dans l'organisme, de la cellule nerveuse centrale.

Ce simple aperçu nous montre assez, comment le système nerveux, tout entier, est tenu sous la dépendance du système sanguin, et il est facile de comprendre comment, tout en restant sain dans son essence, il peut pâtir plus ou moins de ses rapports avec le sang; c'est de là, en effet, que viennent en grande partie les congestions, les névrites et les névralgies. Il lui faudra donc, dans ce cas, soit seul, soit en union avec un autre remède spécial, l'angioitique ou remède du sang.

Ce n'est pas tout : si, par suite de ces différents assauts, rongé dans sa source par une lymphe pervertie, contrarié dans l'expansion de sa vie, par son contact incessant, avec un sang vicié, il commence à se désorganiser, non plus seulement dans ses organes accessoires (interstitiels), mais dans sa substance propre (parenchymateuse), alors, il lui faudra recourir à l'anticancéreux, pour braver et surmonter cette menace de déchéance organique; et même chez la femme, à cause de son organisation spéciale, qui lui donne une force plastique hétérotopique si grande, neuf fois sur dix peut-être ce dernier remède sera pour elle préférable à tout autre, pris à dilution basse.

C'est ainsi que nos trois grands remèdes pourront chacun dans leurs sphères, et à des dilutions extrêmement variées, selon les divers cas, concourir au bien-être ou à la guérison du système nerveux.

Mais en outre de ces trois grands remèdes qu'il ne faut jamais négliger quand même, il y a un remède spécial pour cet appareil ; c'est l'antinerveux, dont les composants sont : le *Jasmin jaune* d'Amérique, ce puissant excitant musculaire, la *Valériane*, anti-spasmodique par excellence, le remède des névroses génitales, l'*épine-vinette*, celui de la faiblesse et de l'irritation des nerfs ; le *café*, sédatif et dilatateur du système nerveux, l'*arnica*, le spécifique des névrites traumatiques ou provenant de compressions ; la *noix vomique*, spécifique des affections nervo-musculaires, et cérébrales, ainsi que de la dispepsie, et enfin la *bella-done*, spécifique également de toute hyperémie active ou de toute perversion de fonctions d'un centre encéphalique quelconque, ce qui le fait employer généralement pour la paralysie, l'épilepsie et les convulsions, et même la myélite et l'ataxie locomotrice.

On comprend quelle puissance peut acquérir un médicament qui réunit dans sa mystérieuse unité, tant d'actions diverses spéciales, et qui, après se les être assimilées par la digestion et la fermentation dont nous avons parlé, les transforme en un tout harmonieux et parfait, résultat de la combinaison réciproque de toutes ces différentes activités.

Ce remède, agissant directement sur le système nerveux central et périphérique, sera toujours très utile dans le traitement des maladies de cette espèce, mais on conçoit aisément que pour amener seul une guérison complète il faut qu'il n'y ait pas d'action reflexe provenant d'un centre organique quelconque, affecté plus ou moins gravement, tel que la lymphe, le sang ou même le foie et l'utérus. Dans ce cas, et c'est ce qui arrive neuf fois sur dix, il faudra lui adjoindre, soit comme partie accessoire, soit comme partie principale, l'antiscrofuleux ou l'antiangioitique, ou le fébrifuge ou l'anticancéreux. Pour mettre dans tout son jour cette distinction si importante, il est absolument nécessaire d'entrer dans quelques détails sur les différentes maladies dont peut se trouver atteint le système nerveux. Nous le ferons aussi brièvement que possible. La matière est immense, et exigerait à elle seule plus d'un volume, mais nous n'avons à lui donner que quelques pages.

Avant d'aborder de front cet important sujet, il est bon de noter, en quelques mots seulement, la sphère propre, en cette partie, de chaque remède et de chacun des homonymes.

Le *scrofuleux 1er* est un excitant et un tonique du système nerveux, il le nourrit et le vivifie, en même temps qu'il le dégage de toute défaillance, relative ou intrinsèque ordinaire, ainsi que de tout embarras et obstruction accidentels, quand il est employé à la première dilution, ou à sec à dose plus ou moins forte.

Ainsi, un tempérament faible, ou épuisé par le travail, le chagrin ou autres excès, se sentira renaître, en peu de temps, par un traitement au scrofuleux à la 1re dilution. Toute espèce d'excitation nerveuse organique, provenant d'abus, et amenant ces passions maladives, qui font tant de victimes, habitudes de l'ivrognerie ou autres céderont certainement devant une volonté sincère, aidée et soutenue dans ses efforts par ce remède merveilleux. Pris à sec, à doses plus ou moins fortes et répétées, selon le cas, il guérira sur-le-champ cette sorte de paralysie du cerveau ou de l'estomac, amenée par l'ivresse ou par l'indigestion, il empêchera les effets de l'empoisonnement, en combattant de même la paralysie des centres nerveux et des nerfs périphériques, et en obligeant la nature à agir contre ces substances nuisibles, et à les expulser aussi promptement que possible. — *Généralement,* dans toutes les maladies aiguës et inopinées du système nerveux, c'est la première dilution qui triomphera.

Selon que le mal est plus ou moins profond, et part de plus ou moins loin, il faut descendre de plus en plus la dose du remède.

Il y a des états morbides pour lesquels la 2e et même la 3e dose sera incomparablement plus forte que la 1re. Dans certains cas d'affaissement profond, et en quelque sorte irrémédiable, aux yeux de la science, le scrofuleux pris à la 3e dose produira des effets surprenants, faisant croire au malade que chaque cuillerée de potion qu'il prend lui passe dans le centre de toutes les fibres nerveuses, comme un fluide électrique, et il arrive parfois que l'effet produit ainsi, devient tellement fatiguant, qu'on est obligé de descendre à des doses plus basses encore. Sur ces sortes de patients, le même remède, pris à la 1re dose, ne produirait souvent guère plus d'effet que l'eau pure, et en tous cas ne produirait jamais un bon effet.

Il arrive même parfois pour certains tempéraments névrosiques, qu'il développe en eux un état électrique tellement violent, qu'ils sont forcés de cesser vite son usage.

Le *Scrofuleux 2* est spécial pour certaines maladies des nerfs, surtout celles provenant, par action reflexe, comme celles qui surviennent souvent, chez les ivrognes, chez les personnes épuisées par l'hystérie, l'épilepsie, et même par des habitudes honteuses ou chez les rhumatisants et les arthritiques. Il est surtout adoucissant et calmant. Il passe à travers le système nerveux comme un souffle bienfaisant qui le rafraîchit, et lui rend le repos et la souplesse.

Le *scrofuleux 3 ,* a une action spéciale sur les centres nerveux, sur l'épilepsie, et sur les contractions spasmodiques des canaux musculaires, sur les spasmes de l'œsophage, du larynx, de l'estomac ou de la vessie.

Le *scrofuleux 5,* a une action spéciale sur la pie-mère, la membrane vasculaire de la moelle épinière, et sur les névrilèmes. C'est ce qui lui a donné tant d'efficacité dans les myélites.

Le *scrofuleux 6,* n'a pas d'action particulière bien directe sur le système nerveux, sauf peut-être, dans les affections neurotiques, causées par les souffrances des organes génito-urinaires.

Pour la dose, ce que nous avons dit du scrofuleux 1er, doit s'appliquer également à tous ses divers homonymes, aussi bien qu'à l'angioitique, à l'anticancéreux, au fébrifuge, et à plus forte raison, à l'antinerveux lui-même.

Pour ce qui est de l'action spéciale des angioitiques, on peut dire que l'angioitique 1er convient mieux aux désordres nerveux, provenant d'un vice direct de la circulation, que l'angioitique 2 aura plus d'effet, quand ces désordres seront causés par un vice du sang plus profond, comme lorsque les névrilèmes et la pie-mère cérébro-spinale sont attaqués; enfin que l'angioitique 3 surmontera plutôt les affections nerveuses, provenant d'anémie ou d'épuisement quelconque du sang.

Parmi les anticancéreux, ceux qui ont le plus d'action sur les maladies des nerfs, sont: le cancéreux 1er, qui agit sur le tissu nerveux en général, comme dépuratif et tonique; le cancéreux 2, qui est plus approprié aux névrites, névralgies et névroses; le cancéreux 5, qui fortifie et assainit plus directement les masses nerveuses centrales; le cancéreux 10, le remède spécial de toutes les maladies nerveuses des femmes, surtout celles provenant de l'utérus;

Pour l'antinerveux, nous avons décrit suffisamment sa sphère d'activité.

Reste le fébrifuge, qui, par son concours tout-puissant, devient le principal agent de la guérison, dans toutes les affections nerveuses hypocondriaques, qui, si souvent, sont la cause réelle quoique cachée d'une foule de névralgies et de névroses.

Avec ces différents remèdes, on doit comprendre la vérité de notre proposition première, à savoir: qu'il existe désormais, *une méthode rationnelle, claire et efficace de guérison pour toutes les maladies du système nerveux, quelles qu'elles soient.*

Il est temps d'aborder les maladies du système nerveux, et de les classer avec autant d'ordre que possible.

Il y a d'abord les lésions physiques des nerfs provenant de blessures : contusions, écrasements ou section. On sait que les nerfs ont en eux une force de vie qui peut amener en principe leur guérison, leur cicatrisation, et même leur régénérescence. Mais ce qu'on peut ignorer, c'est la force incroyable de nos remèdes, pour amener vite et sûrement ces heureux effets, qui, avec la médecine ordinaire, restent trop souvent à l'état de projets chimériques. Prenez n'importe quelle lésion nerveuse, soumettez-la, selon le cas, à des bains, ou lotions, ou compresses de scrofuleux 2 et d'angioïtique 2, faites boire à votre patient la 1re solution de scrofuleux 1er, et vous serez à même de constater quel afflux de sève et de vertu vivifiantes, et en même temps quel apaisement et quel calme, ce traitement amènera dans la partie malade.

Pour les lésions organiques provenant de névromes ou tumeurs quelconques, employez les anticancéreux, *intus* et *extrà*. Que ces tumeurs soient cancéreuses, ou fibreuses, ou fibro-plastiques, que ces névromes soient appelées par vous hyperplasiques, ou centraux, ou périphériques, ou mixtes, ou sarcomateux, ou myxomateux, ou kystiques, ou carcinomateux, ou simples, ou multiples, il n'en est pas moins vrai que tous se réduisent à ceci: dégénérescence en petit ou en grand, du tissu nerveux, et que, par conséquent, tous ces désordres, quelque nom que vous leur donniez, ont un remède spécial: le remède de la dégénérescence des tissus, ou..... l'anticancéreux. A vous de choisir parmi les différents remèdes de ce nom, les numéros qui conviennent plus spécialement à votre cas, ainsi que la dose la plus appropriée. Vous trouverez là une méthode de guérison, bien plus pratique, bien plus efficace, et surtout bien moins cruelle que celles qui sont patronées sous les noms plus ou moins barbares de: énucléation, extirpation, section, cautérisation, etc., etc.

Il y a ensuite toutes les affections nerveuses provenant de refroidissement.

A ce sujet, je demanderai la permission d'émettre quelques idées d'un vieux professeur de médecine, Fr. Hildembraud, qui me paraissent tout à fait sensées, les voici:

1° La peau, a entr'autres fonctions, celle d'entretenir un juste équilibre entre la chaleur et l'électricité extérieures et intérieures, ce qui arrivera d'autant moins facilement, que la peau perdra davantage sa faculté semi-conductrice qui est absolument nécessaire à l'entretien de la santé.

Or, l'eau étant un des principaux conducteurs de l'électricité, si la sueur ou l'humidité de l'air ambiant humecte notre peau, en même temps qu'un air froid, humide, et conséquemment électrique, souffle vivement, pendant quelque temps, sur une partie quelconque de la peau, il s'ensuit une soustraction de calorique et d'électricité animale, plus grande et plus prompte que de coutume, d'où résulterait un dérangement plus ou moins profond dans l'harmonie de nos fonctions intérieures, si la nature, en vertu d'une force particulière, ne tendait à réparer ce qui a été perdu, par une réaction plus considérable dans les organes qui sont destinés à maintenir une égale distribution des principes impondérables, sans l'intervention desquels aucun corps vivant et organique ne saurait exister, et à compenser en cet endroit chacune des pertes, même les plus légères.

2° Il existe, chez l'homme, trois espèces d'instruments destinés à maintenir l'état normal du calorique et de l'électricité; ce sont les excitateurs, c'est-à-dire les systèmes nerveux et artériel; les isolants, ou plutôt les demi-conducteurs, qui sont les membranes muqueuses; et les conducteurs vrais, qui sont les membranes séreuses. Ces dernières, toujours identiques partout, sont très propres comme feuillets simples, mous, lisses, continuellement humectés, à conduire le calorique et l'électricité. Elles unissent et séparent des organes très différents, couvrent tous les viscères, tapissent les parois des cavités, pénètrent dans les interstices des muscles, enveloppent les centres et les prolongements du système nerveux, et forment la surface interne des vaisseaux, constituant un lien, un moyen intermédiaire, universel et homogène, et une condition organique générale, d'où dépend l'égale distribution de calorique et de l'électricité qui se développent dans le conflit et l'opposition dynamique des systèmes nerveux et artériel, qui constituent en même temps la cause et l'effet de la vie organique.

Les séreuses sont ainsi en opposition avec la peau et les membranes muqueuses; tandis que les séreuses protègent l'harmonie des parties hétérogènes et leur donnent cette indifférence d'où proviennent la chaleur uniforme, et l'équilibre toujours égal, entre les deux puissances électriques de notre corps, les muqueuses et la peau également, comme l'écorce du corps, conservent à l'organisme sa nature originale, d'où résulte pour elles une température et une électricité différentes de celles des corps ambiants.

Or, si par le soufle continu d'un air froid sur la peau baignée de sueur, l'électricité et le calorique se trouvent enlevés de la superficie du corps, les membranes séreuses sont les premières à sentir cette perte d'équilibre et cherchent à la réparer, ce qu'elles ne peuvent faire qu'en amenant une plus grande réaction et par conséquent en augmentant l'irritation vitale, par les excitateurs, en les forçant, les nerfs et les artères, d'augmenter leur conflit polaire, d'où résulte nécessairement, pour les premiers, un accroissement de sensibilité organique qui devient douleur, et pour les seconds, d'irritabilité, qui se traduit bientôt par congestion ou même véritable inflammation.

Les séreuses elles-mêmes, qui, à l'état sain sont insensibles, peuvent, par suite de ces désordres devenir extrêmement sensibles, leurs vaisseaux capillaires séreux devenant alors sous l'effort de la congestion, vaisseaux artériels et sanguins, par la cessation de l'indifférence normale. — C'est alors ce qu'on appelle le rhumatisme, et selon que la puissance nerveuse ou l'irritabilité des vaisseaux, l'emporte, le rhumatisme prend tantôt le caractère nerveux, tantôt le caractère inflammatoire.

Or, dans ce cas, avec notre méthode, la guérison, pourvu que le mal soit pris à temps n'est qu'un jeu, quelques applications d'électricité, soit rouge, soit angioitique, selon le cas, suffisant 99 fois sur 100 à rétablir instantanément, et sans effort, l'équilibre parfait du calorique et de l'électricité animale. Si le rhumatisme est devenu opiniâtre, donnez Scrofuleux à l'intérieur, et vous préviendrez tout épanchement séreux; s'il y a diathèse rhumatismale et invétérée, il vous faudra peut-être recourir aux anticancéreux, ou simplement au lymphatique, mais quel que soit le mal, vous parviendrez à le guérir avec nos. remèdes.

Ce que dit ce savant professeur du rhumatisme, peut parfaitement s'appliquer à la congestion des nerfs. La congestion est l'effet de la réaction intérieure du sang, dans son afflux précipité, pour ramener le réchauffement d'un nerf refroidi. — La congestion amène l'engourdissement, l'hyperesthésie, les fourmillements, les picotements légers, la perte plus ou moins complète de la motilité. Or, je prétends que quelques frictions à l'alcool saturé plus ou moins de Scrofuleux et d'Angioitique, avec addition d'électricité rouge ou angioitique, suffiront pour dissiper cette congestion, si douloureuse qu'elle puisse être, si elle est prise à son début.

Si la constitution, physique et chimique, des tubes nerveux eux-mêmes, a été modifiée, plus ou moins profondément, il faudra, dans ce cas, ajouter les remèdes à l'intérieur ; tous ces désordres, et même la

paralysie consécutive, possible, disparaîtront aisément sous leur influence.

La congestion des nerfs peut être suivie de leur
inflammation; il en résulte, alors, ce qu'on appelle:
La Névrite. — Elle peut arriver directement, par suite
du refroidissement subit, d'un tronc nerveux, mais
bien plus souvent, par suite de l'inflammation des
tissus, qui entourent les nerfs, ainsi qu'il arrive fréquemment, dans la pleurésie, et chez les phtisiques,
aux nerfs intercostaux. Aussi, l'inflammation d'une
séreuse, est d'autant plus grave, qu'elle confine à des
troncs, ou à des plexus nerveux, plus importants,
comme dans la péricardite, qui peut amener une myo-
cardite de voisinage, et même une névrite aiguë du
plexus cardiaque, comme également dans la péritonite, qui enveloppe tout l'appareil digestif d'une
vraie tunique de feu. Si, à la névrite du plexus cardiaque survient, par propagation, une névrite du diaphragme, alors, arrivent les douleurs intolérables de
l'angine de poitrine. Généralement, les nerfs qui parcourent une partie enflammée quelconque, sont exposés à la névrite, que ce soient les os ou le périoste,
ou les articulations, ou les artères (anévrismes), ou
les tumeurs, ou les cancers.

Dans tous ces cas, il faudra donner à l'angioitique,
une place importante dans le traitement, surtout à
l'angioitique 2, — *intus* et *extrà*. — Doses très
faibles.

Si la névrite provient d'une affection des centres
nerveux, comme dans la méningite ordinaire, ou
tuberculeuse, ou syphilitique, et dans la myélite,
alors, comme la névrite n'est plus due à des troubles
vasculaires, ou à des exsudations séreuses, il faudra

s'appuyer plutôt sur le scrofuleux et sur le cancéreux, ou même le syphilitique.

Dans toute altération des centres nerveux, et spélement de la moëlle, les affections très aiguës sont toujours plus faciles à guérir avec nos remèdes; sans doute, parce que l'inflammation gît alors dans les interstices, plutôt que dans la pulpe nerveuse même. Dans ce dernier cas, le traitement sera plus long, et les progrès de guérison bien moins rapides, mais pourtant, ils se feront.

Chose curieuse, dans les affections aiguës, le scrofuleux réussit d'emblée, pris à la première dilution, tandis que, dans les affections sourdes, indifférentes, ou chroniques, le scrofuleux ne commence guère à agir qu'à la troisième dilution, et il lui faut alors, plus que jamais, le concours des autres remèdes.

Si la névrite attaque la substance même du nerf, elle peut amener elle-même, à distance, l'inflammation de la partie de la moëlle qui lui correspond. C'est pourquoi, on ne peut soigner trop promptement, et trop activement, ce genre d'affections. Avec nos remèdes, pris à temps, vous éviterez sûrement ces accidents si redoutables.

Une des névrites les plus fréquentes et les plus douloureuses, est celle du sciatique. Il est important néanmoins de constater que, souvent, il y a plutôt névralgie que névrite. La première est plus douloureuse, mais la seconde plus grave en ce qu'elle accuse une altération essentielle du nerf et amène l'atrophie des muscles et leur dépérissement.

Dans les deux cas, nos remèdes ne pourront manquer de triompher, quoique bien plus aisément et bien plus rapidement dans le premier que dans le second.

Inutile d'ajouter que, dans toute circonstance, les applications d'électricité doivent jouer un rôle important dans la guérison des névrites, quelles qu'elles soient.

Puisque le mot *névralgie* s'est trouvé sous notre plume, parlons-en sans plus tarder. On voit, par la distinction précédente, une première différence entre la névrite et la névralgie, en ce que la névralgie n'amène pas directement, par elle-même, de trouble grave dans la constitution; une seconde différence, c'est que les douleurs paroxystiques, intermittentes ou remittentes de la névralgie, sont localisées dans l'appareil nerveux sensitif. Une troisième c'est que l'origine de la névralgie est toujours périphérique, c'est-à-dire qu'elle a pour cause générale une lésion de la périphérie des nerfs. Cela n'empêche que cette lésion périphérique ne puisse avoir et n'ait souvent son contre-coup dans la partie centrale nerveuse qui lui correspond, et d'où alors la douleur s'irradie sur tous les filets qui partent de ce faisceau central, c'est ainsi qu'on explique l'irradiation de la névralgie dentaire, à toute la moitié correspondante de la face; c'est ainsi également qu'une excitation partie de l'utérus et d'abord transmise dans la moelle lombaire aux noyaux d'origine des nerfs de cet organe peut se propager, sans doute par voie anastomotique, aux noyaux d'autres nerfs parfois fort éloignés, et cause ainsi par contre-coup, toute espèce de névralgies fort diverses.

La névralgie est ainsi absolument différente de la névrite. Toutefois, elle peut n'en être qu'une manifestation symptomatique; dans ce cas, elle se traite comme une véritable névrite. Telle est la sciatique grave des auteurs. Ces névralgies s'observent surtout chez les vieillards ou chez des sujets épuisés avant l'âge.

Elle peut provenir aussi d'une compression exercée par une tumeur développée sur un nerf ou dans son voisinage (névrôme, tumeurs fibro-plastiques, dents cariées, engorgements variés, exostoses syphilitiques, polype de l'utérus ou du vagin, etc.)

Plus souvent, elle est due à l'action locale du froid; dans ce cas elle sera guérie par scrofuleux, avec l'application d'électricité rouge ou blanche, ou angioitique.

Si elle n'est qu'une manifestation de la chlorose, il faudra cancéreux à la 2me dilution avec scrofuleux et angioitique 3, à la dose du litre. De même si elle vient d'anémie.

Si elle a été provoquée par l'arrêt brusque des règles ou d'un flux hémorrhoïdal, on prendra angioitique 1 : au 1er verre.

Si elle s'est produite sous une influence paludéenne, le fébrifuge deviendra le remède principal, à doses faibles.

Si elle est sous la dépendance d'une infection syphilitique, il faudra le remède correspondant à doses ordinairement diminuées.

Pour toutes ces variétés, le remède antinerveux devra jouer un rôle important dans le traitement.

Nous pouvons garantir que ces remèdes ne sont pas alors de simples palliatifs, comme tous ceux dont s'est servi jusqu'à présent la médecine ordinaire (morphine, atropine, chlorydrate de morphine, extrait thébaïque, aconitine, laudanum et belladone) mais qu'ils ont des propriétés absolument cnratives.

Quant aux pratiques d'aquapuncture, ventouses, cautérisation au fer rouge ou par l'acide sulfurique, courants électriques, induits ou continus, nous ne voulons pas nier leur efficacité réelle dans beaucoup de cas, mais, ce que nous pouvons affirmer, avec la plus complète certitude, c'est que nos électricités leur sont absolument supérieures, sous tous les rapports. Outre que leur application est beaucoup plus simple, plus à la portée de tous, et nullement douloureuse, elle est incomparablement plus efficace et plus appropriée à toutes les différentes formes de ces maladies.

Du reste, c'est là surtout que les paroles peuvent bien peu pour convaincre, en comparaison des faits. Eh bien essayez; essayez et vous verrez; et en voyant vous serez convaincus.

Il nous reste à dire un mot des *névroses*. A ce sujet, je ne puis m'empêcher de citer, tout d'abord, un passage de l'article consacré par M. Pr. Hoffmann, aux névroses, dans le nouveau dictionnaire de médecine et de chirurgie, en voie de publication.

« Une histoire des névroses, basée sur la connais-
« sance de leurs causes, peut seule satisfaire l'esprit;
« seule, elle peut conduire à une conclusion thérapeu-
« tique. L'expression symptomatique est ici si variée,
« si inscontante, que l'on se perd à la vouloir saisir
« sous une forme méthodique. Toutes les névroses
« étant en germe, dans telle ou telle cause déter-
« minée, on doit, jusqu'à un certain point, se désinté-
« resser de la forme symptomatique, qui échappe à
« toute prévision, et à toute direction, pour s'attacher
« au côté pathogénique de la question. Ce point est
« d'une telle importance, que si notre pouvoir allait
« *jusqu'à atteindre cette cause,* avant qu'elle ait
« produit la plupart de ses effets, nous supprimerions,
« par là même, toute la symptomatologie des né-
« vroses; car celle-ci n'a sa raison d'être que dans
« *l'inefficacité de nos moyens de traitement.* »

Tel est, en effet, notre vrai et unique principe, partout et toujours, mais surtout en cette circonstance.

Quelles sont les causes des névroses? Peu nous importe, pour la pratique, de savoir qu'un père épileptique donnera naissance à une fille hystérique; qu'un enfant choréique procédera de parents sujets à des accidents nerveux, et aura une sœur disposée aux convulsions, sous la seule influence menstruelle, ou que la névrose révélera sa nature diathésique, en se traduisant par voie d'hérédité, sous forme de rhumatisme, de goutte, de cancer, etc.; ou même, que les unions consanguines, ont pour premier effet de se traduire, de préférence, dans l'ordre névrosique, en frappant les fonctions cérébrales.

Il nous importe encore moins de savoir si à l'instar du baillement, du rire, des larmes, du prurit, etc., d'autres névroses, bien autrement graves, telles que la convulsion, la chorée, l'épilepsie, peuvent se produire par effet d'imitation ou de contagion, ou plutôt, de propagation sympathique.

Le seul point important pour nous, est de connaître le vrai principe pathogénique, la vraie cause substantielle de cette maladie.

Or, il me semble que ce vrai principe réside, en définitive, soit dans l'anémie, soit dans l'hyperhémie, soit dans un vice quelconque du sang.

L'anémie du système nerveux qui produit la dyspepsie, la chorée, l'incontinence d'urine, l'épilepsie et le somnambulisme, est elle-même produite par l'épuisement du sang; par la syphilis; par la chlorose, et toutes les affections de l'utérus; par la fièvre intermittente; par les intoxications diverses; par le rhumatisme; par l'alcoolisme; par l'abus des narcotiques (tabac, opium, morphine).

Dans ce cas, on se souviendra que le scrofuleux et l'angioitique 2 et 3 sont le remède du sang; que

l'antisyphilitique, est celui de la syphilis; le fébrifuge, celui de la fièvre, le scrofuleux enfin, celui des
intoxications, comme le cancéreux celui de toutes
les affections de l'utérus. L'hyperhémie ou l'excès du
sang dans une partie, en entrave le jeu régulier;
C'est surtout dans le système veineux abdominal,
que la surabondance du sang amène de nombreux
accidents nerveux. De cette pléthore ou dyscrasie
veineuse ressortent en effet, les deux grandes névroses, appelées pour l'homme « hypocondrie » et pour la
femme, « hystérie » avec toutes les manifestations
nerveuses qui les accompagnent.

Or, ces deux grandes maladies nerveuses, comme
la pléthore, d'où elles dérivent, ont un remède tout
puissant, l'angioitique. Avec lui cette infirmité disparaîtra peu à peu, en même temps que les deux
autres affections qui lui servent comme de voies de
décharge: en haut, l'hématémèse, en bas les hémorrhoïdes.

Les vices du sang ont, pour effets, non seulement
de le dénaturer et de l'anémier plus ou moins profondément, mais encore de porter cette même action
infectieuse et délétère, aux centres cérébraux et bul-
baires. Or, l'intoxication par le plomb, par l'oxyde de
carbone, par l'ergot de seigle, par l'urémie, quelle
qu'elle soit, cédera, avec tous ses accidents secondaires si terribles, devant l'énergique et profonde
efficacité de nos remèdes, particulièrement du scrofuleux, de l'angioitique 2 et de l'antinerveux.

Telle est notre méthode de traitements pour le
système nerveux et toutes ses maladies. Pour être
rationnelle et claire, je crois l'avoir démontré suffisamment, quant à son efficacité, je pourrais l'appuyer
sur des faits éclatants et nombreux. Je préfère dire

aux médecins et aux malades : Essayez vous-mêmes !
Et vous verrez les névroses les plus rebelles, la
chorée, les convulsions, les névralgies, la myélite,
et la paralysie céder comme par enchantement devant
des doses de nos remèdes, en apparence ridicules.

Une dernière remarque sur l'antinerveux : Ce
remède, pris à sec à la dose de cinq à six grains le
matin, est un tonique incomparable, pour le système
nerveux. Il est précieux pris ainsi pour les conva-
lescents et pour les anémiques.

Je terminerai cet article déjà trop long, par un
mot sur le tempérament nerveux. Il consiste dans
un nervosisme exagéré. Or, ce nervosisme peut être
congénital, provenant d'une persistance de l'état embryonnaire des masses ganglionnaires, et des tubes
nerveux, et donnant une prise facile sur l'organisme,
à toutes espèces d'accidents de rhumatisme, de goutte,
de dartres, de syphilis, de cancer, de scrofule, etc.,
où bien, il est acquis et alors il est le fruit des maladies d'épuisement. Mais, dans ce cas, il n'aura
jamais des conséquences aussi graves que le premier.

Il y a là, dans ce qu'on appelle l'état nerveux,
beaucoup moins une maladie, qu'une imminence
maladive poussée à l'extrême. C'est en vertu de cette
tension toute particulière du système nerveux, que
la moindre commotion, partie du dehors, provoque
la décharge du système, c'est-à-dire la manifestation
névrosique. « Tout, chez l'individu ainsi monté, dit
« M. Hoffmann, revêt la même tendance ; tout est
« nerveux en lui, son caractère, ses mouvements
« fonctionnels, ses maladies. En raison de cela, il jouit
« d'une certaine immunité vis-à-vis des autres états
« morbides, inflammations, infections, dégénéres-

« cences. On s'accorde à admettre la résistance vitale
« du névropathique, et dès qu'on a pu mettre ce
« cachet de la névrose sur un seul mal, il semble
« qu'il perde par cela même de sa gravité. »

ARTICLE VI.

Du Pectoral.

On sait que l'un des premiers organes qui se forment de la lymphe primitive, c'est le canal digestif,
dont le remède spécial et premier, est, ainsi que nous
l'avons vu, l'antiscrofuleux. Or, d'après l'assentiment
commun des savants histologistes, la muqueuse
respiratoire doit être considérée, au point de vue
embryologique, comme un bourgeon de la partie sus-
diaphragmatique du canal digestif, sorte de végétation
de la paroi antérieure du pharynx, qui, en se creusant
et se bifurquant, forme la trachée et les bronches, et
jusqu'aux dix-huit cent millions d'alvéoles qui forment la masse des poumons. L'appareil digestif et
l'appareil respiratoire, sont donc d'origine identique,
et leurs fonctions concourent au même but, qui est
l'alimentation organique. C'est dans les organes
digestifs, en effet, et avec le concours de plusieurs
des organes abdominaux, que les matières nutritives
subissent leur première élaboration, mais ce n'est
que dans les poumons, que cette élaboration s'achève;
c'est là seulement, que par une assimilation et une
désassimilation incessante des éléments respiratoires
de l'air, la nourriture, déjà tant de fois élaborée par les

nombreux appareils du tube digestif, reçoit enfin son cachet suprème, et comme sa consécration définitive de substance organique.

Ces deux phénomènes de l'alimentation organique, sont en tout comparables, à cette différence seule, que les aliments introduits dans le tube digestif, doivent, avant d'être assimilables, subir un grand nombre de métamorphoses, tandis que les éléments respiratoires de l'air s'assimilent directement, ces gaz n'ayant besoin pour cela, que d'une légère action préparatoire, destinée à les mettre dans le même état de température et d'humidité que la surface pulmonaire avec laquelle ils vont se trouver en contact. L'arbre aérien est, du reste, tout disposé à faire subir à l'air, sans aucun effort de la part de l'organisme, cette légère modification, les fosses nasales dont l'ouverture est le sommet de l'appareil respiratoire, comme la surface alvéolaire en est la base, étant elle-mêmes tapissées par une muqueuse très humide, très riche en sang, et, par suite, très chaude, qui, recouvrant une infinité de replis, et de canaux étroits, par lesquels l'air est obligé de passer, le charge de vapeur d'eau à ce passage, et le met aisément à la température du corps. On comprendra aisément l'importance de cet appareil, quand on se souviendra que tout homme consomme par jour, au moins, deux mille sept cent cinquante litres d'air, c'est-à-dire qu'il doit absorber en définitive pour l'entretien de sa vie, cinquante litres d'oxygène; quand on se rappellera surtout, que cette absorption et cette assimilation de l'air, et de ses principes vivifiants, doit être incessante et sans cesse renouvelée, sous peine de mort; on peut rester plusieurs jours sans prendre de nourriture, mais, qui pourrait rester un quart d'heure sans respirer? On peut vivre longtemps avec une digestion fort imparfaite, et même presque nulle, mais que devient le corps humain quand les organes qui président à la respiration et à l'hématose sont gravement endommagés?

Là, en effet, est le sanctuaire de la vie. Voyez ces deux poumons suspendus dans le thorax, enveloppant le cœur dans leurs replis protecteurs, enveloppés eux-mêmes par une membrane mince et très unie, appelée plèvre, qui tapisse également les parois thoraciques; ils communiquent avec l'air où vit toute créature, à l'aide d'une multitude innombrable de bronchioles, qui, se réunissant en deux grosses branches appelées bronches, vont s'ouvrir par la trachée artère, jusque dans la bouche et les fosses nasales. Ces bronchioles elles-mêmes, après avoir expiré l'air des poumons, aspirent l'air du dehors pour en faire passer l'oxygène dans les millions d'alvéoles, auxquelles elles correspondent; ces alvéoles sont tapissées par une membrane fine et élastique, dont la richesse en capillaires est telle, que deux cents hectolitres de sang peuvent y passer par jour, et qu'en donnant à la surface respiratoire, une étendue de deux cents mètres carrés, il faut reconnaître à la nappe sanguine qui l'entrecroise de ses lacis infinis, une superficie de 150 mètres carrés, représentant une masse de deux litres de sang qui se renouvelle continuellement. C'est là que le sang veineux de l'artère pulmonaire vient s'exposer sans cesse au contact vivifiant de l'air.

Cette membrane vasculaire qui tapisse les alvéoles est revêtue elle-même d'un épithélium extrêmement délicat; c'est lui qui, en s'atrophiant par l'effet de l'âge, donne lieu à l'emphysème des vieillards, c'est lui aussi qui, sous l'influence de certaines irritations, venant à s'hypertrophier, et à proliférer, produit les fausses membranes du croup, ou cause la pneumonie, en oblitérant les alvéoles qu'il est chargé de protéger et de nourrir, et qu'il transforme alors au contraire, en tissu compact d'hépatisation; c'est lui enfin, qui est le lieu principal du développement des tubercules et des cancers pulmonaires.

Comment, pour cet appareil, réaliser d'un côté, un travail si incessant et si important, et de l'autre comment éviter tant d'accidents qui le menaçent ?

Les poumons tirent leur principale force extérieure du système nerveux. C'est lui qui règle les actes respiratoires pulmonaires. Il y a des nerfs qui sont chargés de porter au cerveau les impressions de besoin de respiration, ce sont, avec le pneumogastrique, un grand nombre de nerfs sensitifs, et particulièrement ceux de la peau; il en est d'autres que le cerveau détermine à agir, pour opérer les mouvements mécaniques de la respiration; ces nerfs, qui se détachent des parties cervicale et dorsale, sont les nerfs moteurs des muscles du thorax, et surtout le nerf phrénique, chargé d'innerver le diaphragme, dont l'action si importante, dans l'appareil respiratoire, peut être justement comparée à celle d'un piston dans un corps de pompe.

Les poumons tirent leur principale force intérieure de la lymphe. Il est peu de régions qui présentent, en effet, une aussi grande quantité de ganglions lymphatiques. Ils se groupent autour de la racine des bronches, de l'œsophage et des gros vaisseaux. Leurs vaisseaux naissent des lobules pulmonaires et de la muqueuse bronchique; ceux de la muqueuse bronchique forment des conduits qui traversent les parois des bronches, et suivent ensuite leur direction jusqu'au niveau du point ou le poumon reçoit ses vaisseaux; ceux des lobules, forment un double réseau qui, après un long circuit remonte au point par où les autres sont entrés. De là, une partie reprend sa course le long des bronches, tandis que le reste rampe en longs circuits au-dessous de la plèvre.

Les glanglions lymphatiques pénètrent dans le tissu pulmonaire jusqu'à une profondeur de 2 à 4 centimètres et sont fort nombreux; on peut dire, sans crainte de se tromper, que de l'état plus ou moins pur de la lymphe qu'ils secrètent, dépend principalement l'état plus ou moins sain de l'appareil respiratoire, et que la plupart de ses maladies surtout les plus graves, et celles qu'on s'est habitué à regarder comme incurables, proviennent sans aucun doute d'une viciation correspondante de la lymphe.

Ce simple aperçu de la question qui doit nous occuper, nous montre assez combien nous seront utiles pour les affections de cet appareil, tous nos grands remèdes !

L'antiscrofuleux d'abord, en purifiant la lymphe, l'assainira et le fortifiera; il en est le remède préventif par excellence, et c'est le remède vraiment curatif pour la plupart de ses affections légères, pour la disposition aux rhumes, aux bronchites, etc.

L'angioitique règlera le cours du sang, si compliqué et si abondant, dans cet appareil, il guérira les congestions, les inflammations, et pris à temps, préviendra bien des infarctus, des hépatisations, et même les embolies et les apoplexies pulmonaires.

L'anticancéreux avec ses divers homonymes, interviendra en maître dans les affections graves du parenchyme pulmonaire.

Mais le remède spécial de cet appareil est le *Pectoral*.

Le *Pectoral 1er* agit sur l'ensemble de l'organe respiratoire, bronches, poumons et plèvre.

Le *Pectoral 2* agit avec une vertu spéciale sur le parenchyme pulmonaire, et cicatrise même les cavernes.

Le *Pectoral 3* a une action spéciale sur les bronches et sur toutes les inflammations pulmonaires.

Le *Pectoral 4* est souverain pour toutes les névroses de cet appareil. C'est l'antinerveux des poumons comme le Pectoral 3 en est l'angioitique, le Pectoral 2 l'anticancéreux, et le Pectoral 1 l'antiscrofuleux.

Ajoutez à ces remèdes les électricités, en applications en ventouses ou en frictions, pour ranimer et fortifier la circulation et l'innervation, et vous aurez en main des armes suffisantes pour attaquer et dompter les maladies les plus rebelles de cet appareil.

N'oubliez pas toutefois un remède qui, bien que n'ayant pas l'habitude de figurer parmi les spécifiques de la poitrine, ne vous rendra pas moins d'importants services en ces circonstances. C'est le fébrifuge 2. Le fébrifuge 2 a été jusqu'à présent regardé comme le remède seulement du foie. C'est un tort. L'action de ce remède porte sur tout ce qui présente un caractère putride, sur tout ce qui constitue plus ou moins la diathèse typhoïde, produisant, comme on le sait d'ailleurs, des accidents ou pulmonaires, ou abdominaux ou hémorrhagiques.

Mêlez ce remède aux Pectoraux, et aux autres, selon le cas, pour composer vos pommades ou vos liniments pectoraux, ou pour faire vos compresses ou vos frictions, et vous verrez que son action s'exercera là comme sur les hypocondres, et sur les intestins.

Seulement, je ne vous conseillerai pas de l'employer seul, mais mélangé aux remèdes spéciaux.

L'appareil respiratoire se partage en trois départements bien distincts, ayant leurs maladies propres à savoir : les bronches, le parenchyme pulmonaire, et la plèvre.

1° Aux bronches appartiennent la trachée et le larynx. Or, la trachée et le larynx sont exposés à plusieurs maladies qui toutes sont des variétés d'angines, c'est-à-dire inflammatoires de leur membrane muqueuse.

Outre les angines ordinaires et simples, il y a le croup, cette terrible angine laryngo trachéale, qui se confond presque avec la diphtérite trachéale; cette autre angine si particulièrement maligne et épidémique, dite couenneuse ou gangréneuse; toutes ces angines, et avec elles à plus forte raison, les amygdalites, les pharyngites, les laryngites, depuis l'enrouement le plus léger jusqu'à l'inflammation la plus intense, les laryngites chroniques, et même la laryngite ulcéreuse, qui n'est autre que la phtisie laryngée, toutes ces maladies seront traitées avec un succès certain pas nos remèdes. Il en sera de même pour toutes les maladies des bronches proprement dites, comprenant toutes les variétés de bronchites (inflammations diverses de la membrane muqueuse des bronches). La bronchite légère (vulgairement rhume), la bronchite intense (aiguë), la bronchite capillaire plus étendue et plus profonde; (parfois les bronches sont affectées d'une manière plus grave encore dans la pneumonie ou dans les angines croupales; la maladie, dans ce cas est reflexe, et c'est le croup ou la pneumonie qu'il s'agit de traiter); la bronchorrhée (vulgairement pituite, flux muqueux), provenant d'une condition sécrétoire spéciale de la membrane muqueuse des bronches, et qui se divise en aiguë et chronique (cette dernière suite de bronchite), et enfin le catarrhe épidémique appelé grippe, et l'asthme, qui est une sorte de catarrhe suffoquant. Pour terminer cet aperçu des affections de la partie supérieure de l'arbre aérien, nous devons noter le coryza, ou l'inflammation catarrhale de la membrane muqueuse des fosses nasales.

Les remèdes électro-homœopatiques ont une action admirable, nous le répétons, sur toutes ces maladies, en face desquelles la médecine ordinaire est bien dépourvue. Ainsi, le coryza, dont la durée est ordinairement de quatre à huit jours, malgré tous les remèdes, disparaît comme par enchantement, avec une application d'électrcité rouge à la racine du nez et quelques grains de scrofuleux pris à sec; au besoin onction de cancéreux 5 et application d'électricité R. à la nuque et au sympathique.

Les laryngites ordinaires céderont aux gargarismes des angioitiques additionnés d'électrcité R. avec compresses des mêmes remèdes, et S. ou angioitique pris à l'intérieur selon le tempérament.

Pour les laryngites plus graves, il faudra ajouter aux remèdes constitutionnels, quelques-uns des anticancéreux et des pectoraux et les employer mélangés à l'intérieur et à l'extérieur. — Avec adjonction d'électricité R. B. A. ou J. — Dans ces cas, nous avons trouvé grand avantage à tenir continuellement, sur les parties malades, un linge enduit de pommade composée de ces divers remèdes. Dans les cas de croup ou de diphtérie, il est bon d'ajouter dans les compresses ou les pommades le fébrifuge 2 aux autres remèdes et d'appuyer sur l'usage de l'angioitique 2; les fausses membranes du croup étant formées presque uniquement de fibrine, cela suppose en effet, que la composition du plasma du sang est compromis, de là nécessité d'employer l'A. 2. En outre du remède en dilution, il sera bon aussi de faire alors prendre au malade quelques grains à sec de scrofuleux et de cancéreux 5 alternés, chaque cinq minutes, quelquefois même avec compresses abondantes d'électricité rouge pure sur la gorge et sur la partie supérieure du dos au sympathique. Il ne faut pas non plus oublier de traiter la fièvre qui accompagne ces maladies terribles, en donnant le fébrifuge, soit à sec, soit mêlé à la potion, avec compresses de fébrifuge 2, de cancéreux 10 et d'ang. mêlés, sur les hypocondres et sur le bas-ventre; enfin, dans le cas où cela est possible, employez comme ressource suprême les gargarismes, avec l'électricité pure B. ou R.; avec ce traitement vous arriverez à guérir rapidement les croups et les diphtéries. Quant aux rhumes ordinaires, c'est un jeu de les guérir. Au début, cinq à six grains de scrof. à sec de temps en temps suffiront pour le faire avorter complétement. Dans quelques cas, scrofuleux au premier verre sera préférable, et si le rhume est formé, cinq à six grains de pectoral 3, dans un litre d'eau, avec un grain d'angioitique 2, et un grain de fébrifuge s'il y a fièvre, mêlés dans la même potion, suffiront pour le guérir entièrement.

Quant aux bronchites véritables, mêlez pectoral 3 ou pectoral 4, (ce dernier est préférable quand il y a névrose), avec angioitique, et souvent fébrifuge, même quelquefois cancéreux, et faites prendre cette potion au deuxième ou troisième ou au quatrième verre. On se trouve bien parfois d'ajouter une goutte d'électricité jaune dans le verre — frictions, onctions et compresses des mêmes remèdes. La bronchorrhée et la grippe se traitent de même.

On comprend que nous ne pouvons donner ici, qu'un aperçu très succinct du traitement qui convient dans ces divers cas.

2° Le parenchyme pulmonaire ou les poumons proprement dits, sont exposés aux maladies suivantes.

1° La Pneumonie, inflammation du parenchyme pulmonaire. (On appelle parenchyme un tissu *constituant,* c'est-à-dire fondamental et primitif, faisant partie essentielle de l'organisme. C'est ce tissu directement actif, qui fournit le blastème aux dépens duquel naissent les autres tissus. Cette sorte de tissu ayant à un degré particulièrement remarquable, des propriétés de sensibilité et d'activité organiques, est atteinte d'hypergenèse, et devient le point de départ de tumeurs ou autres productions déréglées, plus facilement et plus fréquemment que les autres.

Le parenchyme pulmonaire est de l'espèce des non glandulaires, comme le rein, le placenta, l'ovaire et le testicule.

Il y a la Pneumonie aiguë et la Pneumonie chronique.

La vraie cause de la Pneumonie aiguë réside dans une prédisposition particulière; la cause occasionnelle est, soit un refroidissement subit, soit un exercice trop violent, soit un écart de régime.

Cette prédisposition particulière réside bien probablement dans un affaiblissement, un relâchement du système nerveux, par suite de lésion quelconque du pneumogastrique, ou même de l'encéphale, grâce auquel la muqueuse respiratoire se trouve dans un état d'impressionnabilité maladive tout spécial.

Une autre cause assez vraisemblable, c'est. l'invasion, en beaucoup de cas, du poumon par le poison typhique, ainsi que l'ont démontré plusieurs auteurs.

Le Docteur Klebs, pense quelle est due souvent à l'absorption de certains organismes, appelés *monadines,* qui, selon lui, causent non-seulement des pneumonies, mais des néphrites, des hépatites, des endocardites, par une action analogue à celle des *micrococci* dans la septicémie.

La Pneumonie est souvent secondaire, c'est-à-dire qu'elle arrive par cause reflexe, dans certaines maladies, telle que la rougeole, la coqueluche, et surtout la fièvre typhoïde, ainsi que la fièvre paludéenne, les rhumatismes articulaires aigus, et la néphrite parenchymateuse.

Mais, ce qu'il ne faut pas oublier, et ce que nous réservons pour la fin, à cause de son importance, c'est que la pneumonie est souvent liée à une état maladif du foie. Autrefois la pneumonie *bilieuse,* grâce à Sydehnam, Baglivi, Huxam, Zimmermann, Tissot, Sauvage, Lepeck et Stoll était admise par tous. Aujourd'hui la science est convenue de rapporter ces effets à un *état gastrique.* Mais je demande, cet état gastrique d'où provient-il, sinon d'une affection du foie? Et en tout cas, comment le guérir cet état gastrique, à moins que d'agir sur le foie? Notre expérience nous prouve que dans ce cas l'action des fébrifuges produit des effets admirables. Et dans cette circonstance, l'expérience électro-homéopatique est d'accord avec celle de Sydehnam et de Grisolles.

On comprend aisément, pourquoi nous nous sommes étendus quelque peu sur les différentes causes de la Pneumonie, puisque c'est là, pour notre nouvelle science, le seul moyen de traitement rationnel, d'arriver à saisir et à traiter les vraies causes des maladies.

Maintenant, en quoi consiste la Pneumonie aiguë,

et quels sont les symptômes? Nous le dirons en quelques mots seulement.

C'est, nous le répétons, une inflammation du parenchyme pulmonaire. Elle débute par des frissons suivis de chaleur ; la fièvre ne décroît pas dans la matinée, la peau est toujours chaude et sèche, le pouls s'accélère, au point de donner 100 pulsations à la minute ; il est large et plein, et puis devient dur ; un sentiment d'ardeur dans la poitrine, une douleur profonde, pongitive, moins vive pourtant que dans la pleurésie et ne gênant pas autant les mouvements respiratoires, haleine brûlante ; la douleur de pression sur le sternum est plus prononcée, et la respiration plus rapide, également que dans la pleurésie, mais la toux n'est pas aussi fréquente quoique plus douloureuse et ayant plus de retentissement dans la tête ; la face est dès le début d'une couleur pourpre bleuâtre, les joues rouges, le malade reste couché sur le dos, non sur le côté ; il désire rester tranquille, n'aime pas à parler, et reste indifférent à ce qui se passe autour de lui ; toujours, l'une des grosses veines du cou (surtout la gauche), est gonflée et volumineuse. La toux souvent sèche au début est suivie de crachats visqueux et rouillés, adhérents au vase, et mêlés de sang. On est hors de danger dès que l'expectoration devient plus abondante, plus liquide, que la toux est plus fréquente, que l'oppression décroit, et que la peau reste humide.

Or, dans ces circonstances, nos remèdes amèneront rapidement cette amélioration. Le scrofuleux, l'angioitique, les fébrifuges, l'antinerveux et dans les cas avancés, les cancéreux et surtout les pectoraux, arriveront, étant employés à l'intérieur et à l'extérieur, à des résultats inespérés, et presque miraculeux, sans qu'il soit besoin jamais, d'employer les saignées, qui, presque toujours, font plus de mal que de bien, et qui souvent sont un *véritable meurtre.* On conçoit que nous ne pouvons donner ici une indication particulière pour toutes les variétés des pneumonies, nous n'avons qu'à signaler les caractères propres de chaque remède. Les traitements spéciaux seront donnés plus tard dans le catalogue.

Notons, cependant ici, pour le graver à tout jamais, l'action importante de l'antinerveux dans les pneumonies. Qu'on n'oublie pas de mêler, dans les cas spéciaux, ce remède aux autres, et on sera stupéfait de l'amélioration rapide, et comme instantanée, qu'il amènera dans les symptômes.

Il est encore un autre remède qui, parfois, fera ce que les autres n'auront pu faire, c'est le vermifuge, et cela cessera d'être étonnant si on se rapporte à ce que nous avons dit, d'après les auteurs les plus graves sur la nature, souvent miasmatique et zimotique des pneumonies (1).

Enfin, nous ne pouvons terminer cette question sans appuyer sur la nécessité des compresses de fébrifuge 2, d'angioitique 2, et cancéreux 10, sur les hypocondres, et sur toute la superficie du ventre; rien n'étant plus propre à rétablir l'état fonctionnel des intestins, que cette maladie entrave si puissamment. Quant à la pneumonie chronique, elle se réconnaît à une petite toux sèche, ou avec expectoration, jointe à une douleur obtuse et profonde, dans la poitrine. Cette toux, revenant principalement après le repas, le soir, et durant la nuit, avec un pouls fébrile.

---

(1) Un médecin de Paris, a guéri plusieurs cas de pneumonie (légère, il est vrai), rebelles à tous les pectoraux, avec quelques grains de vermifuges.

Il y a difficulté dans la respiration; au moindre effort grave, les pommettes se colorent et la langue devient rouge. L'un des côtés de la poitrine rend à la percussion un son mat. Le malade devient extrêmement sensible au froid et à l'humidité. Ensuite, le teint jaunit, la face se bouffit, les pieds s'œdématient, les forces baissent; enfin, arrive le marasme ou un état d'infiltration générale, et le malade succombe avec tous les symptômes de la phtisie.

Le traitement pour la pneumonie chronique est le même que pour la phtisie. Mais, il y a dans cette circonstance, un espoir bien plus certain de guérison, surtout si la maladie est entreprise avant qu'il n'y ait marasme complet et anéantissement des forces vives de l'organisme.

Nous avons maintenant à parler de la phitisie, ou tuberculose pulmonaire. L'origine scrofuleuse de la phtisie est chose indubitable; la scrofule, le cancer et la tuberculose, n'étant en définitive, que les trois degrés d'un même mal, qui, bien que variant dans ses formes, provient d'une commune origine, la *viciation* de la lymphe, liquide primitif et générateur de tout l'organisme humain. Cette viciation produit chez les uns la scrofule; ceux-ci transmettent à leurs descendants, une lymphe, dont la viciation, quoique plus atténuée et diluée, est plus profonde et devient l'origine de toute sorte de manifestations cancéreuses, c'est l'opinion de Pidoux, de Burdel et de Guéneau de Mussy; la tuberculose semblerait être une nouvelle expression de cette dernière viciation de nouveau diluée et transformée par la génération, et demeure comme une dernière évolution de cancer à la tuberculose. Ce sont les trois degrés d'une même diathèse, les trois stations d'une déchéance unique dans son point de départ, et qui, bien qu'ayant en ces différentes phases ses caractères propres, n'en converge pas moins par ce triple effort vers un même but qui est la destruction de l'organisme humain par suite de l'altération complète de ses liquides générateurs et nourriciers.

Nous prétendons, d'ailleurs, expliquer par là, la genèse de la tuberculose, dans la race humaine, plutôt que dans tel individu en particulier, attendu que cet individu peut être atteint de tuberculose sans avoir passé lui-même, personnellement, par la manifestation cancéreuse et même scrofuleuse, bien que cette dernière en soit le plus souvent le prélude et le vrai point de départ. Mais cela n'empêche pas la vérité de notre affirmation. Les nouvelles découvertes de la science semblent, du reste, devoir arriver à la confirmation de cette vérité. Friedlander a prétendu avoir découvert de véritable tubercule dans les lupus scrofuleux de la face, Koster, dans les tumeurs blanches, Brissaud, dans certaines gourmes, dites scrofuleuses de la peau, Thaou dans les ganglions malades d'adénite scrofuleuse. Ce qui amènerait à dire, qu'en définitive, le tubercule ne serait, comme nous le prétendons nous-mêmes, qu'une évolution de la scrofule, et qu'une manifestation plus avancée de la viciation de la lymphe.

Ce qui est certain, c'est que les tubercules s'observent principalement chez les sujets doués d'une constitution faible ou lymphatique; constitution qui, d'ailleurs, peut être congéniale ou acquise. Congéniale si elle se traduit à l'extérieur par les caractères habituels du lymphatisme; acquise, si elle est due accidentellement à l'action des causes extérieures amenant un défaut de nutrition, et par suite une modification spéciale de nos solides et de nos liquides;

modification consistant dans une débilité générale, résultat d'un défaut d'animalisation des liquides nourriciers.

La nature de cette altération des liquides parait dépendre, d'après les docteurs Lepelletier, Meckel, Andral et Papavoine, de la surabondance dans notre économie d'un principe albumineux, principe immédiat qui est le moins azoté de tous. C'est ce qui est confirmé par la nature même du tubercule dans la composition duquel la substance albumineuse domine d'une manière remarquable. (1)

Cette sécrétion morbide, suivant le siège qu'elle occupe en nous, constitue, ou la phtisie, ou les scrofules, ou le carreau, ou certaines caries osseuses; ou certaines tumeurs blanches, ou une foule d'autres affections.

Mais, nous n'avons à nous occuper ici que de celle qui envahit les organes de l'hématose, c'est-à-dire de la tuberculose pulmonaire.

Du reste, il n'y a guère que chez l'enfant où l'appareil respiratoire est fort peu développé, en comparaison de l'appareil lymphatique, que les tubercules envahissent les ganglions de ce dernier appareil, de préférence aux poumons; chez l'adulte, où l'appareil respiratoire joue, à partir de la puberté, un rôle si important, c'est là, constamment, que vient se déposer, primitivement, la matière tuberculeuse, qui recherche

---

(1) Les crachats muco-purulents des phtisiques contiennent en outre une notable quantité d'albumine. Feréol et Leprince, ont trouvé 3 p. 100 d'albumine. — Germain Sée déclare que les tissus adenoïdes des membranes muqueuses qui fournissent des exsudats, subissent eux-mêmes une altération qui peut se traduire par une diminution des corpuscules lymphoïdes. Marcet, d'autre part, prouve qu'il se fait une notable déperdition d'acide phosphorique par les sécrétions pulmonaires des phtisiques.

toujours un organe, d'autant qu'il joue un plus grand
rôle dans l'acte de la nutrition.

On voit comment, dans cet exposé, simple et clair,
comme la vérité, tout concorde avec la théorie de
la nouvelle science, et comment, à ces trois degrés,
de plus en plus profonds, de la déchéance organique,
répondent les trois grands remèdes: Scrofuleux,
Cancéreux et Pectoral.

- Car le Pectoral est le vrai remède de la tuberculose;
des centaines d'exemples l'ont déjà démontré. En ceci
nous sommes plus avancés que l'allopathie, qui déclare, par ses organes les plus accrédités, que contre
la phtisie il n'y a pas de remède proprement dit,
d'agent spécifique jouant le rôle d'antidote de la
diathèse morbide. « Ceux qui croient qu'il existe un
tel antidote, dit J.-H. Bennet, faisant allusion à l'huile
·de foie de morue, à l'iode, aux préparations de phosphore, aux eaux sulfureuses, tour à tour vantées
comme antituberculeux, ceux-là semblent perdre de
vue la nature même de la maladie, ignorer qu'elle est
seulement la manifestation locale, le symptôme d'une
vitalité épuisée, d'un défaut de vitalité générale.....
Une telle maladie ne se guérit pas par des médicaments quels qu'ils soient. »

La phtisie, dit autre part Pidoux, n'est pas une
maladie qui commence, c'est une maladie qui finit.
Et ajoute Bennet, « C'est une manière de mourir. »
La tuberculisation, dit enfin Guéneau de Mussy, est
le dernier terme des affections cachectisantes, la
forme sous laquelle elles se reproduisent par voie
de génération, un moyen d'élimination des races
dégénérées. » Peter conclut par ces paroles: « Le
tubercule est le produit et le témoignage de la dé-

chéance de l'organisme dont la phtisie est le résultat général. »

Or, avec l'électro-homœopathie, ces formules de désespérance n'ont plus de raison d'être. Tant qu'il y aura encore dans un organisme humain un principe de vie, pour lui servir de point d'appui ou en d'autres termes tant que les sources de la vie, c'est-à-dire la lymphe et le sang, ne seront pas entièrement épuisées, les remèdes électro-homœopathiques obtiendront des résultats inespérés.

Non seulement à la période de début, ils détruiront avec la plus grande facilité, les inflammations et les différentes pneumonies qui, souvent précèdent cette maladie, non seulement même à ses stades les plus avancés, ils empêcheront et limiteront la caséification, en amèneront la cicatrisation, empêcheront, autour de ces points, le développement des tubercules, mais encore, je prétends qu'en face même de la tuberculose évoluée, ils ne seront pas désarmés, ils continueront d'agir efficacement, et ils pourront jusqu'au bout... espérer de vaincre, et de fait ils ont vaincu un grand nombre de fois. Ce n'est pas ici le lieu de donner le traitement de la phtisie. Je ne puis pourtant n'en pas tracer les points principaux; souvenons-nous avant tout de la parole d'espérance du grand Laennec : « *La guérison* « *de la phtisie n'est pas au-dessus des forces de la* « *nature; mais l'art ne possède pas encore aucun* « *moyen certain d'arriver à ce but.* » Voilà 70 ans environ que Laennec prononçait ces paroles. La première partie de sa proposition est toujours vraie, quoi qu'on en ait pu dire, mais la seconde ne l'est plus. L'art aujourd'hui possède un moyen certain de guérir la phtisie !

Ce moyen consiste dans l'emploi sagement combiné

des *Scrofuleux,* des *Cancéreux* et des *Pectoraux* ainsi que des Angioitiques et des Fébrifuges.

1° Dans la période prodromique (antécédents du 1er degré), trouble et affaiblissement des divers appareils nerveux, digestif et surtout respiratoire; toux sèche ou catarrhale, alternant ou non avec le dévoiement; respiration courte, et parfois crachement de sang; douleurs fixes ou mobiles, fugitives ou persistantes, dans les parois de la poitrine. Les personnes qui n'ont pas l'habitude de s'écouter, n'attachent guère d'importance à ces premiers symptômes; cependant, dès cette époque, il y a dans leurs poumons une multitude de tubercules très petits.

Dans cette période, Scrofuleux au 1er verre et Pectoral 1 au 2e feront grand bien, avec onctions et grands bains de Cancéreux 5 et Electricité R. ou B. — En cas d'Hémoptisie A. au 2e verre — En cas de fièvre, Fébrifuge au 2e verre. Le plus simple est alors de mêler ces trois derniers remèdes, l'expérience apprenant qu'au lieu d'en ressentir un affaiblissement de leurs forces spécifiques, ces remèdes reçoivent, au contraire de leur mélange une nouvelle vigueur.

2° La période confirmée qui survient parfois, sans cause appréciable, mais ordinairement à la suite d'un excès quelconque, ou d'un refroidissement, s'annonce par une fièvre intense qui, devenue bientôt fièvre hectique, présentera habituellement deux redoublements, l'un vers midi, l'autre vers le soir, ou le milieu de la nuit; sueurs abondantes le matin, avec diarrhée débilitante, peau acide et chaude.

Dans cette période, les remèdes bien employés seront encore certainement victorieux. Ils cicatriseront les cavernes et arrêteront la production des autres tubercules.

Ce sont les mêmes que dans la période précédente sauf qu'il faut s'appuyer davantage sur les Cancéreux et le Pectoral 2.

Quant au choix à faire parmi les Cancéreux, qu'on se reporte à ce que nous avons dit à l'article spécial, sur les propriétés de chacun de ces remèdes; qu'on n'oublie pas non plus l'emploi des Électricités, même à l'intérieur.

3° Enfin, arrive la période de cachexie colliquative. Il n'y a plus alors qu'à soulager et à adoucir une situation désespérée. Mais alors, même les soulagements pourront être si remarquables que le malade et son entourage pourront croire à une guérison plus ou moins prochaine. Cette lueur d'espérance brillant aux yeux ravis et consolés du pauvre abandonné, est déjà pour lui un bien sérieux qui ranime pour quelque temps ses forces et son moral surtout.

Outre la pneumonie et la phtisie, il y a encore d'autres affections qui peuvent attaquer le parenchyme pulmonaire: ce sont les congestions passives, provenant soit de ralentissement circulatoire, dont le siège initial est dans les cavités gauches du cœur, soit au contraire, d'un excès d'activité du ventricule gauche. Le remède est l'angioitique *intus* et *extrà;* dans le 1ᵉʳ cas à dose plus forte, dans le 2ᵉ à dose plus faible.

Il y a l'œdème ou infiltration séreuse du tissu pulmonaire. Le remède est le cancéreux 2, avec angioitique à dose très faible.

Il y a l'embolie dont le remède est l'angioitique 2 à dose assez forte, avec cancéreux au 2ᵉ verre, pour prévenir ou guérir le ramollissement putride du caillot, et la gangrène qui peut s'en suivre.

Il y a les diverses hémorrhagies pulmonaires, provenant d'obstruction artérielle. C'est le même traitement que pour l'embolie, en insistant sur les frictions et compresses d'angioitique mêlé de cancéreux 5 et d'antinerveux, ainsi que d'élect. angioitique. Quant aux hémorrhagies qui proviennent de la rupture des capillaires de l'appareil circulatoire broncho-pulmonaire, elles se guérissent par l'angioitique aussi, mais à des doses très faibles, au 3e et 6e plutôt souvent qu'au 2e verre.

Il y a encore les parasites végétaux du poumon, champignons et bactériens; les premiers se forment, comme une sorte de *moisissure* du poumon, dans le tissu pulmonaire des cachectiques; les seconds, d'après certains auteurs, et particulièrement Moritz (de Saint-Pétersbourg) seraient souvent cause principale dans le catarrhe des voies respiratoires; les germes volant dans l'atmosphère, seraient à de certains moments, plus aptes à engendrer l'"inflammation catarrhale des bronches, surtout quand ils trouveraient la muqueuse respiratoire déjà irritée; de là, pour lui, l'origine de presque toutes les bronchites. Nous avons pour cette affection deux remèdes merveilleux et tout préparés dans les vermifuges et les scrofuleux. Letzerich a prétendu établir également la théorie parasitaire de la coqueluche, et enfin, Trousseau et Davaine ont constaté l'existence de parasites animaux dans les poumons. Ce sont eux qui forment ce qu'il appelle les hydatides pulmonaires, sorte de vésicules libres de toutes parts, vivant d'une vie propre et ne demandant à l'animal qui les porte, que le lieu, la chaleur et des produits exhalés qu'elles ont la faculté de s'assimiler. C'est la définition de Cruveillier; là surtout les vermifuges auront un beau résultat. Une fois le ver expulsé par les voies bronchiques, il faudra guérir les lésions produites par sa présence à l'aide du scrofuleux et du cancéreux.

Il y a enfin l'emphysème vésiculaire, consistant en un état de dilatation excessive des parois des lobules accompagnée ou non de raréfaction et de perte de leur substance, et interlobulaire, quand ces parois venant à crever sous l'effort, l'air pénètre dans le tissu conjonctif interposé aux lobules. Là encore, c'est le cancéreux 2 à doses très faibles qui sera le médicament électif, avec *Scrofuleux* à sec, et *Pectoral* au 2ᵉ verre sans oublier les frictions à l'électricité. Il sera bon aussi de ne pas négliger l'angioïtique, tous ces désordres se trouvant liés souvent à un état pathologique du cœur.

3° Il nous reste à parler des affections de la plèvre. — La pleurésie.

Dans la pleurésie, il y a deux choses à considérer. 1° L'acte morbide, qui constitue la phlegmasie pleurale. 2° L'épanchement, qui est son produit. Donc, il s'agit de deux choses également, pour amener la guérison. 1° Enrayer l'acte morbide. 2° Précipiter l'évacuation naturelle du second, par l'absorption. Or, avec nos remèdes, on peut arriver à ce résultat du jour au lendemain. J'emploie cette expression, parce que seule elle peut signifier ce dont j'ai été témoin plusieurs fois. Des malades pour lesquels le médecin avait préparé tout l'attirail de la thoracentèse fixée au lendemain, ont été jugés ce lendemain même indignes de cette noble opération, attendu disaient-ils, qu'ils n'y avait plus trace de liquide sous-pleural. Quant à l'inflammation en elle-même, elle disparaîtra aisément, avec quelques doses légères de scrofuleux ou d'angioïtique ou de pectoral ou souvent des trois mélangés; surtout si on ajoute des compresses et des frictions et des onctions des mêmes remèdes. Le point de côté et la névrite qui en est souvent la cause, disparaîtront aisément sous les applications d'électricités, auxquelles on pourra joindre avec fruit quelque solution d'angioitique, de cancéreux et d'antinerveux.

Voilà tout ce que nous avons à dire, pour le moment, sur le Pectoral. Après cela, que dire aux malades et surtout aux médecins à qui l'idée viendra de lire ces pages?

Ceci seulement:

Si vous ne comprenez pas encore et surtout si vous ne croyez pas encore...... Eh bien.... Essayez....· Essayez et vous verrez, et en voyant vous croirez, et en croyant vous comprendrez!.....

Une dernière remarque sur ce sujet: — Je suis convaincu, et cette conviction provient d'une expérience assez approfondie pour n'être pas une erreur, que souvent la faiblesse organique native, d'où prend son point de départ la phtisie, ainsi que bon nombre de pneumonies chroniques, a son principal siège dans la moëlle vertébrale. Rien que de naturel d'ailleurs, dans cette circonstance, puisque c'est là une des sources les plus fécondes des corpuscules organiques de la lymphe, en même temps que c'est là que s'appuie tout le mouvement nerveux nourricier de l'organisme.

Il est donc de toute importance de surveiller et de soigner cet appareil dans les premières périodes de la phtisie.

Le meilleur moyen de faire avorter ces maladies terribles, c'est de les tuer ainsi dans leur développement initial. Or, on connait assez la vertu toute puissante de nos remèdes sur la moëlle épinière, et sur tout le système nerveux qui en dépend.

Une autre remarque non moins importante, c'est que le foie subit le contrecoup de la phtisie pulmonaire d'une manière multiple. 1° Il participe à l'altération générale de la nutrition; 2° apporte sa quote-part aux processus fébriles élevés; 3° souffre dans sa circulation quand la circulation pulmonaire est fortement modifiée; 4° dans les formes inflammatoires de la phtisie, le foie est souvent augmenté de volume et en état de dégénérescence; on prétend que le foie gras se rencontrerait chez le tiers des phtisiques; au contraire, dans les formes lentes et chroniques de la phtisie, le foie est plutôt diminué de volume; 5° de même la rate dans les formes aiguës, augmente de volume et devient difïluente, tandis que dans les formes chroniques elle devient plutôt atrophiée et indurée.

Est-ce assez prouver l'importance des fébrifuges dans le traitement de la phtisie? Et n'est-il pas démontré que l'Angioitique ne suffit pas seul pour couper la fièvre des phtisiques comme l'affirme le Guide Bérard?

Enfin, dernier mot, le symptôme du liseré rouge brique sur le bord libre de la gencive inférieure, sous les dents incisives médianes, est aujourd'hui reconnu comme de nulle valeur en tant que symptôme spécifique de la phtisie.

ARTICLE VII.

Le Vermifuge.

———

Les animaux qui se rencontrent dans le corps de l'homme, et qui sont plus particulièrement ceux dont on entend parler, lorsqu'il s'agit de vers, au point de vue médical, portent le nom d'*Entozoaires*. Ils comprennent non seulement les vers intestinaux, mais aussi tous ceux que l'on trouve dans les tissus ou les fluides organiques, et dans quelque partie que ce soit du corps.

On les range sous trois divisions:

1° Les *Hématoïdes* (filiformes) qui comprennent une dizaine d'espèces dont les plus connus sont, l'ascaride lombricoïde, l'oxyure et la trichine.

2° Les *Trematodes* (à canal digestif) qui se répartissent en quatre genres dont le plus connu et le plus fréquent est la douve hépatique, se trouvant, mais rarement dans les voies biliaires de l'homme.

3° Les *Cestoïdes* (rubannés) plus dangereux encore à l'état de larves qu'à l'état parfait, comprenant deux genres qui renferment eux-mêmes une énorme quantité d'espèces, dont le Tœnia ver solitaire, peut être regardé comme le type.

1° Les *Lombrics* dont la longueur atteint de 16 à 22 centimètres, séjournent ordinairement dans l'intestin grêle, c'est là leur vrai milieu. Lorsqu'ils remontent jusque dans l'estomac ou descendent dans le gros intestin, ils ne tardent pas à être rejetés. Ils s'y reproduisent avec une incroyable fécondité, ce qui est le propre du reste de toutes ces races de vers, et sont plus propres aux constitutions faibles et lymphatiques. Ils paraissent parfois se présenter sous la forme épidémique, et constituer ce qu'on a appelé des épidémies vermineuses, compliquant ainsi les maladies qui leur servent de milieu de propagation. Les eaux impures, les légumes et salades arrosés avec ces eaux, servent de véhicules aux œufs de ces ascarides dans le corps humain. Les symptômes de l'état vermineux sont: Teint terreux ou verdâtre, visage légèrement bouffi, yeux cerclés de noir, pupilles dilatées, prurit des narines, épistaxis fréquentes, la fétidité de l'haleine, la salivation, le pointillé rouge de la langue, un appétit exagéré ou dépravé, le ballonnement du ventre, une sensation de picotement ou de gargouillement autour de l'ombilic, la constipation ou la diarrhée, des démangeaisons insupportables à l'anus, l'incontinence d'urine, les pertes séminales, l'aménorrhée, des palpitations de cœur, la tendance aux syncopes, une toux quinteuse ou convulsive, et enfin les troubles cérébraux les plus variés. — Les pneumonies, des pleurésies, des méningites, des apoplexies, des fièvres, des hernies, des blennorrhagies intestinales, des tumeurs, des abcès ont été considérés, comme étant de nature vermineuse.

2° Les *Oxyures* habitent presque toujours l'extrémité inférieure du gros intestin, et de là se portent parfois dans les parties génitales de la femme, dans l'urèthre et la vessie. La sensation de prurit qu'ils provoquent est telle, du côté de la partie anale, quelle peut provoquer les convulsions, la chorée, l'épilepsie, les attaques hystériques, etc., et du côté des organes génito-urinaires, le satyriasis.

3° La *Trichine* produit, 1° au début, des signes

d'une affection gastro intestinale, éveillant l'idée de fièvre typhoïde. 2° Plus tard, des douleurs musculaires et des contractures qui pouraient faire penser à un état rhumatismal. 3° Un gonflement œdémateux de tout le corps et surtout des jambes. 4° Enfin les symptômes analogues à ceux d'une pneumonie typhoïde amenant la torpeur finale.

4° La *Douve* se trouve souvent dans les canaux biliaires du mouton. On l'a observé chez l'homme aussi, surtout en Égypte.

5° Le *Tœnia*. Il y a le tœnia nain appelé Echinocoque, dont les œufs, très petits, se transmettent par les aliments et éclosent dans le tube digestif, d'où ils pénètrent parfois dans les vaisseaux, et de là dans le foie, le poumon, le rein, la rate, la tête, les yeux, les bras, les cuisses. Ils se développent dans des vésicules, appelées hydatides.

6° Il y a ensuite le Tœnia scolex, embryon du Tœnia solium, dont l'histoire a beaucoup de ressemblance avec celle du précédent, et qui siège particulièrement dans le tissu cellulaire interorganique, dans les parois du tronc, dans les membres, dans le cerveau et dans l'œil.

7° Quant au Tœnia proprement dit, il y en a de 6, 8, 20, et même 40 mètres de longueur. Ils s'étendent du pylore jusqu'au gros intestin, et sont néanmoins parfois repliés sur eux-mêmes, la tête toujours tournée du côté de l'estomac, fortement implantée dans sa paroi. Outre les symptômes communs à tous les autres vers, ceux-ci peuvent produire certaines paralysies, la cécité périodique, la surdité, l'asthme, la fureur utérine, l'avortement et l'hématurie. Quant à l'appétit excessif, c'est chose très rare.

Voilà, en résumé très succinct, les principaux inconvénients de la présence des vers dans le corps de l'homme.

Pour obvier à ces inconvénients, l'allopathie a un grand nombre de remèdes tous plus puissants les uns que les autres, mais qui sont souvent plus nuisibles au malade, que les vers qu'ils prétendent détruire, et qui dépose dans l'abdomen de l'enfant surtout, le germe d'affections qui se développeront plusieurs années après.

Du reste, ce n'est pas le tout d'expulser les vers, il faut tuer l'affection vermineuse, l'évacuation des vers ne remédie pas à grand chose d'essentiel.

Nos remèdes électro-homœopathiques, au contraire des remèdes allopathiques, chassent les vers sans jamais nuire en rien à la constitution, mais surtout *ils guérissent l'affection vermineuse.*

Vermifuge 1 et Vermifuge 2 suffiront à tous les cas, employés à l'intérieur et à l'extérieur. — A l'intérieur, au 1er, au 2e ou même au 3e verre et quelquefois à sec. A l'extérieur, en onctions, en bains et surtout en lavements.

Il sera bon de prendre, si l'on veut, quelque dose d'huile de ricin, ou quelque décoction de séné, pour faciliter et activer l'expulsion des vers, quand ils sont en grand nombre.

Nos remèdes, avant tout, il ne faut pas l'oublier, et nous ne craignons pas de le répéter, car toute leur raison d'être est là, guérissent les maladies vermineuses. Voilà pourquoi on les emploie parfois à des doses minimes qui, tout d'abord, pourraient paraître incapables de faire rétrograder ces terribles parasites; c'est que dans leur action, nos remèdes vermifuges visent plutôt la constitution que le parasite lui-même.

De même qu'il faut bien peu de chose du reste, pour les amener en nous et les y faire pulluler comme à l'infini, de même aussi, il faut peu de chose pour les détruire jusque dans leurs germes les plus invétérés ; le tout est d'arriver à eux et pour cela les petites doses ont souvent plus de chance que les doses plus fortes.

Un conseil d'hygiène en terminant : que les enfants qui souffrent des vers aient une nourriture suffisante, mais qu'ils ne mangent pas trop de pain, qu'ils salent très peu leurs aliments, qu'ils ne prennent que peu ou point de gâteaux ou de pâtisseries, mais se nourrissent de préférence de viande noire et de légumes cuits. C'est là le conseil du docteur Héring.

Une dernière remarque : Il me paraît que des deux vermifuges, le premier a une action plus directe sur les vers, et le second une action plus spéciale sur la constitution vermineuse elle-même. L'un est donc bien le complément de l'autre.

ARTICLE VIII.

L'Antisyphilitique.

Monsieur Bérard, dans son guide électro-homœopathique a émis une foule d'opinions à ce sujet qui ne font guère d'honneur à la nouvelle science, opinions sans fondement, autant que prétentieuses. La principale, sur laquelle il s'appuie, avec complaisance, c'est que la syphilis est la cause de toutes les maladies qui affligent le genre humain. Or, rien n'est plus faux.

La syphilis est, de fait, une maladie terrible dans ses conséquences, et qui peut ouvrir la porte à une foule de maladies, à toutes les maladies, si vous le voulez, mais ces maladies, outre qu'elles ne sont pas créées par la syphilis, mais seulement occasionnées par elle, revêtent, dans ce cas, un cachet spécial, qui fait reconnaître à des signes à peu près certains, leur origine syphilitique.

Ces maladies alors, en prenant leur forme de la syphilis, revêtent un caractère et une individualité propres, qui les font distinguer des mêmes affections d'origine naturelle.

La scrofulose elle-même, n'a aucun rapport essentiel et nécessaire, avec la syphilis; sans doute, elle peut être un de ses héritages, mais elle peut exister aussi, sans lien d'origine, ou même de parenté avec elle; et ce que nous disons de la diathèse scrofuleuse, on doit le dire également de la diathèse cancéreuse.

Mais M. Bérard, bénéficiant sans doute, du privilège d'infaillibilité doctrinale, sous lequel se dérobe son grand prophète, le comte Mattéi, déclare à toutes les académies d'Europe et d'Amérique, que jamais les maladies inflammatoires de la vessie, de la prostate, des reins, et même les hémorrhoïdes, n'apparaissent sans cette cause... la syphilis.

Il suffit d'énoncer une pareille proposition pour que point ne soit besoin de la réfuter.

Une seconde proposition, sur laquelle M. Bérard s'étend avec bonheur, c'est qu'il n'y a aucune distinction à faire entre syphilis bénigne, et syphilis maligne, entre chancre simple, et chancre infectant. C'est en vain que la science établit une ligne de démarcation essentielle entre ces deux choses. M. Bérard en sait plus long que tous les savants là-dessus.

Il y a deux systèmes reconnus dans l'école, celui des unicistes, qui regardent tous les accidents jusqu'à présent décrits comme syphilitiques, comme causés par l'inoculation d'un virus unique; et celui des dualistes, qui admettent que le chancre infectant, ou induré, est causé par un virus différent de celui qui détermine le chancre simple ou mou, en un mot, qu'il y a autant de différence entre l'un et l'autre, qu'entre la vérole et la variole.

Mais les unicistes eux-mêmes sont tous d'accord pour admettre une ligne de démarcation nette entre ces deux formes d'une même maladie, entre ces deux degrés d'une même intoxication, l'une étant en quelque sorte superficielle, et comme accidentelle, et partant, curable; et l'autre, profonde et essentielle, et par suite, incurable.

Or, M. Bérard prétend que « la gonorrhée, quelle qu'elle soit, est plus meurtrière que la syphilis, beaucoup plus meurtrière, ajoute-t-il, quoi qu'en dise l'allopathie, qui la considère encore aujourd'hui comme sans conséquence. »

Mais, qui dit à M. Bérard, que les exemples qu'il a vus, et qu'il cite à la fin de son ouvrage, n'étaient pas les conséquences d'une blennorrhagie vraiment syphilitique, c'est-à-dire compliquée de chancre infectant? Dans ce cas, tout le monde serait d'accord avec lui, jusqu'à un certain point pourtant, en faisant abstraction de l'exagération presque passionnée et quelque peu déclamatoire, qu'il apporte dans cette question.

Et, pourquoi vouloir enfoncer de force, et malgré tout, la pauvre humanité dans cet abîme sans fond, que son éloquence semble prendre plaisir à vouloir creuser plus profond encore sous les pas des prévaricateurs? Certes, la réalité est déjà bien assez terrible, sans qu'il soit besoin de se battre les flancs, pour tâcher de la rendre plus terrible encore; et puisque tous les médecins sont d'accord, unicistes et dualistes, pour admettre une forme bénigne et curable de cette affreuse maladie, pourquoi vouloir enlever à tant de pauvres victimes cette dernière espérance? Car, quoi qu'en dise M. Bérard, les médecins s'accordent généralement, pour avouer que la vraie syphilis a été jusqu'à présent incurable.

Le grand argument de M. Bérard, pour enlever toute distinction sérieuse entre ces deux formes, la forme dite *vénérienne*, et celle dite *syphilitique*, c'est que le même remède les guérit toutes les deux.

A ceci, je réponds, que les remèdes électro-homœopathiques ont une grande étendue, et qu'il n'y a rien d'étonnant à ce qu'un même remède soit en même temps antisyphilitique et antivénérien, de même que l'anticancéreux est souvent le meilleur remède de la scrofule un peu grave. Seulement, j'ajouterai que dans la forme bénigne, l'antisyphilitique suffira souvent avec le concours des antiscrofuleux et des antiangioitiques, tandis que dans la forme maligne, il lui faudra, de toute nécessité, le concours des anticancéreux. En d'autres termes, l'une des formes de cette maladie en serait comme la forme scrofuleuse, et l'autre, comme la forme cancéreuse. Qu'on se souvienne de ce que nous avons dit à ce propos, dans la description de ces viciations organiques, et l'on comprendra notre pensée.

On pourrait dire aussi, que la première forme est la maladie à l'état d'accident, et que la seconde est la même maladie à l'état de diathèse: le chancre infectant serait la manifestation première, mais certaine, de cette diathèse.

Ce que nous disons a pour but de concilier, pour la pratique, les deux théories dont nous avons parlé: celle des unicistes et celle des dualistes. Peu nous importe, d'ailleurs, de savoir qui a tort ou raison de ces deux opinions, bien que celle des dualistes nous paraisse tout d'abord en tout point, préférable; nous n'avons à nous occuper ici que de la thérapeutique, d'une manière générale, nous réservant de le faire d'une manière plus particulière, dans la partie consacrée à ces indications.

Les quatre grands remèdes Scrofuleux, Angioitiques, Cancéreux et Antisyphilitiques, forment la base de tout le traitement. Le tout est de combiner leurs mélanges et leurs doses, dans des proportions utiles et efficaces, soit pour les potions, soit pour les pommades, soit pour les injections, soit pour les bains. Avec l'antisyphilitique, on détruira le virus, avec l'angioitique on combattra l'inflammation, avec le scrofuleux on guérira les manifestations lymphatiques morbides, surtout celle de la forme bénigne; avec les cancéreux, on arrivera à agir sur les viciations plus profondes de l'organisme, et les ulcères même de la première forme, à leur période phadégénique, période, du reste, qui n'arrivera jamais si le mal est soigné à temps avec ces remèdes.

C'est ainsi que l'on traitera, avec un succès véritablement incomparable, la blennorrhagie, chez l'homme et chez la femme, les chancres simples, et les chancres infectants, ces trois phases du mal terrible par excellence, ainsi que leurs diverses complications.

I.

Les complications de la blennorrhagie sont:
Ou localisées dans l'appareil génito-urinaire.
Ou générales.

Les premières sont:

1° L'Orchi-épididymite, inflammation du testicule et de l'épididyme, petit corps formé par la réunion de tous les vaisseaux seminifères et accolé au testicule.

2° La Cystite du col de la vessie, c'est-à-dire la contracture spasmodique du sphincter vésical.

3° L'inflammation des glandes bulbo uréthrales, située dans l'angle formé par le canal de l'urèthre et le bulbe.

4° La prostatite avec ou sans suppuration.

5° Les lésions du système lymphatique et du tissu cellulaire.

Les complications générales.

les rhumatismes, douleurs articulaires et synoviales, douleurs meningitiques cérébrales, ophtalmie purulente par suite du contact du pus uréthral avec la conjonctive, conjonctivite rhumatismale.

Que la blennorrhagie soit ou ne soit pas maladie constitutionnelle, ce qui est certain c'est que toutes ces complications générales, ne se guérissent vite et bien qu'à l'aide de l'antisyphilitique, montrant bien qu'il y a une correspondance immédiate entre la source du mal et tous ces effets divers.

Du reste, la blennorrhagie évolue le plus ordinairement, sans présenter toutes ces complications, soit locales, soit générales, et cela dépend beaucoup, il faut le dire, du terrain constitutionnel où elle trouve à se développer. Mais, ce qui est certain, et que nous ne pouvons trop répéter, c'est qu'avec les remèdes électro-homœopatiques, toutes ces complications seront évitées, si on les emploie à temps.

Ce que nous disons de la blennorrhagie, doit s'appliquer également à la blennorrhée, qui en est souvent la conséquence.

Quant à la balano-posthite simple, elle se traite ainsi que les phimosis et paraphimosis simples, par les antiscrofuleux. Le pus qui en résulte quelquefois est, en effet, contagieux, mais n'est nullement vénérien; la blennorrhagie peut causer la balano-posthite, etc. Mais jamais celle-ci n'engendrerait la blennorrhagie.

II. — Chancre simple.

Le chancre simple ne produit pas de retentissement sur l'organisme.

La distinction essentielle entre les chancres infectants et les chancres simples, c'est que les premiers, quel qu'en soit le nombre, sont toujours au même degré de leur évolution, marchent tous ensemble et du même pas vers la guérison. Ils éclosent en même temps, se guérissent en même temps, et jamais la sérosité du chancre ne provoquera même, sur une érosion à vif de l'individu qui le porte, un chancre infectant. Tandis que pour les chancres simples, c'est tout le contraire qui s'observe. Ceux-ci sont toujours à différents degrés d'évolution, et le pus, en s'écoulant, peut produire sur le patient de nouveaux chancres simples.

Les complications du chancre simple sont:

1° Le phadégénisme, dont le caractère est l'ulcération rongeante, dans toute la force du mot, soit en étendue, soit en profondeur. Ce qui est dû souvent au mauvais état général des malades, et surtout à l'alcoolisme, à la scrofulose et au rachitisme.

2° La balano-posthite et le phimosis qui peuvent se compliquer eux-mêmes de gangrène.

3° Les hémorrhagies causées par l'ulcération des artères, veines, filets nerveux, etc.

4° L'adénite ou bubon de l'aine qui, au contraire de l'adénite syphilitique, est localisée dans un seul ganglion, ensuite est douloureuse, et enfin s'accompagne généralement de suppuration.

5° La lymphangite suppurée, quand l'inflammation provoquée par le chancre, au lieu de remonter aux ganglions, s'arrête et se localise dans les vaisseaux lymphatiques des parties malades.

6° L'adénite et la lymphangite chancreuses, ou transformation chancreuse des lèvres et des bords de la plaie. Cette forme chancreuse peut se compliquer elle-même de phadégénisme.

Végétations. — Au chancre simple se rattachent les choux-fleurs, crêtes de coq, etc.

III. — Le Chancre infectant.

Le Chancre infectant est l'accident primitif de la Syphilis. Ce n'est pas le chancre qui donne la Syphilis, c'est la Syphilis qui donne le Chancre. C'est la première période de l'horrible maladie, c'est l'accident primitif, qui indique l'infection générale définitive, syphilitique.

Le Virus syphilitique, que son principe virulent soit un végetal ou une cellule, est un, est fixe, et ne se transmet jamais autrement que par contagion, de même qu'il ne se manifeste jamais autrement que par un ou des chancres.

Mais cette contagion est directe ou médiate. Comme contagion médiate, il y a l'emploi des objets ayant appartenu ou appartenant à dès personnes infectées, comme les vêtements adhérents à la peau, les verres à Loire, les pipes, les bouts de cigares, une cuiller, les coups de rasoirs chez les barbiers, etc. (M. Pasteur recommande de passer les rasoirs à la flamme de l'alcool avant de s'en servir).

De même, un enfant syphilitique infectera sûrement la nourrice qui lui donnera le sein, et souvent même les personnes qui l'embrasseront. La mère seule de cet enfant, même, si elle n'est pas syphilitique, pourra l'allaiter sans danger. Si cet enfant téte une chèvre, cette chèvre ne devra servir à aucun autre usage. Mais de même aussi un enfant parfaitement sain peut se trouver empoisonné à tout jamais par le baiser d'une personne syphilitique, ou par l'usage d'un biberon ayant servi à des enfants syphilitiques.

La cause la plus fréquente est encore la vaccination.

Quant à la cause directe, ce sont tous les rapports charnels, quels qu'ils soient. Il n'y en a aucun qui mette à l'abri de la contagion, pas même les simples attouchements impurs.

PÉRIODE SECONDAIRE. — Après l'accident primitif, qui est le chancre, l'infection syphilitique continue sa marche, se montre de nouveau sous forme exan-thémo-papulcuse, roséole et plaques muqueuses, et parfois de l'alopécie, de la laryngopathie. C'est la période secondaire, dans laquelle, en plus de ces manifestations cutanées et muqueuses, il y a un retentissement sur toute l'économie, sous forme de malaise général, des céphalalgies nocturnes, des troubles viscéraux, de l'inappétence, des douleurs précordiales, de l'hyperesthésie à la région occipitale, dans les articulations, et enfin de la fièvre, une fièvre spéciale.

PÉRIODE TERTIAIRE. — Enfin viennent les accidents tertiaires. — tandis que les accidents secondaires comprennent toutes les syphilides, *cutanées, muqueuses*, et *viscérales*, qui ne se manifestent que d'une façon superficielle sans désorganiser les organes sur lesquels elles se sont développées, les accidents tertiaires, au contraire, sont des syphilides également *cutanées, muqueuses* et *viscérales*, mais intéressant profondément les tissus, et amenant quelquefois la désorganisation, la mortification des organes glanduleux ou viscéraux où elles ont accompli leur évolution, et par suite la mort.

Parmi les accidents secondaires, il en est qui ne se montrent jamais, comme il y en a d'absolument constants. Ces derniers sont: la roséole et les plaques muqueuses, ces dernières, surtout, fort contagieuses, et produisant d'emblée le chancre infectant.

Quant aux accidents tertiaires, ce sont surtout ceux-là qui ne se manifestent pas toujours; ils manquent bien souvent.

Mon intention n'est pas de m'arrêter sur tous ces points de la pathologie syphilitique.

Je crois pourtant absolument nécessaire de dire un mot des plus importants.

A. — Accidents de début secondaires.

Pour les accidents secondaires, nous avons mentionné, d'une manière toute spéciale, la roséole et les plaques muqueuses. Ce sont les *accidents de début secondaires*.

La roséole en est la forme sèche et les plaques muqueuses, la forme humide.

La roséole se manifeste, sous forme d'érythème, caractérisé par des plaques roses disséminées, ou sous forme de papules, petites élevures cutanées, rose-clair, arrondies, formant au-dessus de la peau une saillie très légère, mais pourtant appréciable au toucher; ne contenant pas de pus, comme les pustules, ni de sérosité comme les phlyctènes, et se terminant par desquamation. (Ne pas oublier que certaines maladies, comme le choléra, certains aliments, comme les moules, certains médicaments, et même le simple frottement, peuvent produire des roséoles, qui n'ont aucun rapport avec la roséole syphilitique autre qu'une certaine ressemblance extérieure). Une chose qui peut faire distinguer la roséole syphilitique c'est que dans ce cas, il n'y a ni chaleur à la peau, ni picotements, ni démangeaisons. C'est, du reste, le caractère pathognomonique de toutes les éruptions syphilitiques.

Les plaques muqueuses, à caractère virulent, peuvent se développer sur la peau, sous coloration rosée, qui rappelle la couleur de la muqueuse, (d'où leur nom) tandis que sur la muqueuse même, elles présentent une couleur laiteuse-bleuâtre entourée d'un liseré rouge. Elles peuvent se présenter sur les lèvres, sur la langue, sur la face interne des joues, les amygdales, le voile du palais, les paupières et le larynx. Elles sont peu douloureuses, mais fétides.

B. — Accidents tardifs secondaires.

Outre ces accidents de début, il y a les accidents tardifs, qui peuvent se présenter également, sous forme sèche, et sous forme humide.

Pour la première forme, il y a la syphilide papuleuse, lichen et couronne de Vénus, et la syphilide pigmentaire.

Pour la seconde, il y a la syphilide pustuleuse, à petites ou à grosses pustules, remplies d'un liquide séro-purulent, et entourées d'une auréole rose vif, assises sur de petites papules rouge-sombre. Et enfin; il y a la syphilide vésiculeuse, beaucoup plus rare, et ressemblant à l'eczéma.

Alopécie. — En outre, une des manifestations secondaires les plus fréquentes, c'est la chute des cheveux et des poils, qui commencent par ressembler à de la laine sèche et cassante.

Ongxis. — C'est ensuite la chute des ongles, avec ou sans ulcération.

Enfin, les systèmes musculaire et tendineux peuvent subir certaines altérations de rétraction ou de contracture. Le tissu osseux et le périoste subissent des transformations qui s'annoncent par des douleurs térébrantes, nocturnes, venant à heures fixes et à la suite desquelles, il se forme, sur le tissu de l'os, de petites tumeurs dures qui, par suite de traumatisme, peuvent suppurer et aboutir à la nécrose.

Les articulations sont sujettes à l'arthrite et à l'hydartrose (épanchement de liquide, surtout dans l'articulation du genou.) On distingue cette dernière de l'hydarthrose ordinaire, en ce qu'elle se forme sans douleurs arthritiques précédentes, et en ce qu'elle s'accompagne de douleurs nocturnes.

Le système vasculaire, artériel et surtout lymphatique, est exposé à de graves et nombreuses altérations, ainsi que les ganglions de toute l'économie.

Le système nerveux est exposé de même à de nombreux accidents, au cerveau, sur la moëlle et sur les nerfs périphériques, névralgies, troubles fonctionnels, névroses.

Les névralgies peuvent se porter à la tête, au front, au sus orbitaire, au sciatique et au crural. Les troubles fonctionnels ont, pour origine, des lésions du cerveau ou de la moëlle; ce sont certaines hémiplégies faciales, des troubles de motilité, et les paralysies motrices de l'œil.

Les névroses auxquelles la syphilis peut donner naissance, sont l'épilepsie et l'hystérie.

Hépatite syph. secondaire. — Le foie lui-même est sujet à une hépatite qui se manifeste par trois signes: l'hypertrophie, la douleur, l'ictère. Elle est dûe à l'hyperhémie causée par la roséole des canaux biliaires, et amenant une certaine obstruction.

Enfin l'œil-lui-même est exposé à de nombreuses affections fort douloureuses et également dangereuses.

Telle est en abrégé rapide la série des accidents secondaires.

C.. — Accidents tertiaires.

Les syphilides tertiaires, se divisent en accidents cutanés et muqueux, et en accidents viscéraux ou sous-cutanés; 1° Parmi les premiers, viennent se ranger:

a. *L'Ecthyma profond*, débutant par une grosse pustule, assise sur une surface rouge-violacée, dégénérant vite en ulcération croûteuse en forme d'écailles d'huitres.

b. *Le Rupia*, bulle remplie d'un liquide séro-purulent, entourée d'une auréole rouge-sombre, et dont la sérosité se concrète bientôt en croûtes verdâtres, s'amoncelant l'une sur l'autre en forme de cône.

c. *Le Tubercule* résolutif et le tubercule ulcéreux.

2° Parmi les accidents sous-cutanés ou viscéraux, on distingue :

a. — *Les gommes*. — Tumeurs sous-cutanées, non inflammatoires, mais qui, bien que lentes dans leur marche, sont susceptibles de provoquer, suivant la région, des troubles de voisinage se traduisant par de la douleur ou des désordres fonctionnels. C'est une lésion excessivement grave, présentant dans son évolution quatre périodes : crudité, ramollissement, ulcération, cicatrisation, à moins que, s'arrêtant à la seconde, elle ne se termine par celle de *résolution*. Les symptômes de la crudité sont absolument nuls. On peut les voir sur la langue, au voile du palais, qu'elles peuvent détruire en entier, ainsi que les amygdales ; au pharynx ; sur le nez, sur sa surface cutanée, ou muqueuse, ou osseuse, où la suppuration produit une odeur infecte, et en même temps des déformations horribles de la face ; sur le crâne, sur l'appareil auditif ; sur la cavité orbitaire, sur l'œil lui-même et ses muscles ; sur le larynx, où elles produisent le rétrécissement et l'œdème de la glotte, ainsi qu'un ptyalisme abondant ; sur la trachée et les bronches, et sur les poumons eux-mêmes, où elles déterminent la phtisie syphilitique ; sur le cœur et les gros troncs artériels et sur les lymphatiques.

b. — *L'hépatite tertiaire*. — Comprenant l'hépatite interstitielle amenant l'hypertrophie, puis la dégénérescence et l'atrophie du foie, et l'hépatite gommeuse.

c. — *La néphrite syphilitique* qui accompagne très souvent les précédents, et qui peut amener la suppression des fonctions du rein, et le coma urémique.

d. — *Les lésions tertiaires du système nerveux.* — Les lésions de l'enveloppe osseuse sont les ostéites et les gommes.

Les lésions des méninges, sont la méningite scléreuse et la méningite gommeuse se développant sur la pie-mère et la dure-mère.

Les lésions de la substance nerveuse, consistent dans la sclérose diffuse, les gommes, et les altérations des vaisseaux. Comme lymphatisme, les troubles sont les mêmes pour toutes les variétés, c'est-à-dire la perte momentanée ou définitive des fonctions physiologiques.

Les troubles fonctionnels consécutifs à ces différentes lésions, sont: 1° d'atroces douleurs de tête, avec exacerbations nocturnes; 2° l'épilepsie dont le caractère est l'absence du cri initial et la persistance de la paralysie consécutive, et dont le propre est surtout d'être partielle; 3° l'aphasie provenant d'une compression sur la partie postérieure de la troisième circonvolution gauche, centre de la faculté du langage. L'aphasie peut être complète ou incomplète c'est-à-dire à différents degrés, consistant dans une difficulté plus ou moins grande à trouver le mot expression de la pensée, ou bien dans une sorte d'ataxie de la parole, par suite de laquelle la parole ne peut se coordonner, avec l'idée conçue, en sorte que tel adresse des injures quand il croit dire un compliment.

4° La paralysie provenant, pour l'appareil de la vision et de l'ouïe, de syphilides ulcéreuses du conduit auditif externe ou de lésion osseuse de la selle turcique, et par suite de la compression des nerfs optiques; pour les nerfs sensoriels, provenant de gommes situées sur le trajet ou à l'origine de ces nerfs; pour la langue, provenant d'une lésion du nerf grand hypoglosse, et amenant un trouble profond de la déglutition et de la prononciation, et conséquemment un écoulement plus ou moins incessant de la salive qu'on ne peut avaler.

5° L'ataxie locomotrice, provenant de la sclérose ascendante des cordons postérieurs de la moelle et rendant ou impossible, ou extrèmement difficile et pénible la coordination des mouvements.

Telles sont les différentes stations de cet enfer terrestre qu'on appelle la syphilis, sur la porte duquel, tous les médecins vraiment intelligents ont inscrit ce mot terrible: *Incurable !!!*

Si nous sommes descendus dans cet enfer, qu'on le croie bien, ce n'est pas par une banale et stérile curiosité. C'est que nous avions à y porter une parole de consolation suprême. C'est que nous avions, non seulement l'espoir, mais la certitude de pouvoir changer le mot fatal qui raye en quelque sorte ces malheureuses victimes, de la liste des vivants, de faire, en un mot, de cet enfer, un purgatoire sur la porte duquel au lieu d'....*Incurable*, on lira désormais...... *Espérance !*

SYPHILIS INFANTILE.

Il est une partie de ce lieu de tourments que nous n'avons fait qu'entrevoir, c'est la syphilis infantile; jetons-y avant d'en sortir définitivement, un coup-d'œil rapide mais sûr et profond.

Il y a la syphilis infantile congénitale: C'est l'enfant contractant la syphilis pendant l'état fœtal.

Il y a ensuite la syphilis infantile accidentelle, c'est

l'enfant qui contracte la syphilis quelque temps après sa naissance, par une cause quelconque..., — infection par la nourrice, par une personne syphilitique, usage d'un biberon ayant servi à un autre enfant syphilitique, ou même d'un biberon ayant été amorcé par une personne syphilitique.

I. La syphilis congénitale ne se manifeste parfois que très tard, et longtemps après la naissance; mais qu'elle se manifeste aussitôt ou plus tard, ce sera toujours par des accidents secondaires ou tertiaires, tandis que dans la syphilis infantile acquise, ce sera toujours par le chancre infectant, puis par les autres accidents comme chez l'adulte.

Hormis cette distinction essentielle, tout se ressemble dans la syphilis infantile et dans la syphilis des adultes, symptômes et traitement.

Le pauvre petit être, né de parents syphilitiques, présentera ordinairement un facies rachitique; sa peau jaune, ridée et flasque le fera ressembler à une miniature de vieillard décrépit. Avec cela: ulcérations, bulbes, plaques muqueuses. Parfois il aura tout d'abord une apparence de santé, mais quelques jours après, on s'apercevra que cet enfant est couvert d'éruptions, plaques muqueuses, pemphigus, ecthyma et tout le cortège des misères syphilitiques.

II. La syphilis infantile acquise, qu'elle provienne par vaccination, ou par toute autre cause extérieure accidentelle, est toujours moins grave que la première, attendu que le fond constitutionnel, conserve toutes ses forces naturelles pour lui résister et aider aux efforts du traitement antisyphilitique.

Mais, combien doit-on prendre de précautions pour veiller sur ces chers petits êtres et pour leur épargner par suite d'une imprudence d'un instant, de si grands et de si cruels malheurs qu'ils pourraient vous dire plus tard: Ah ! pourquoi nous avez-vous donné la vie? ou, pourquoi avez-vous si peu veillé sur notre enfance? Dans tout ce que nous avons dit en cet article, nous reconnaissons que nous n'avons rien énoncé de nouveau, à part ce mot toutefois: Espérance, que nous prétendons pouvoir graver à tout jamais, sur le front des syphilitiques, au lieu du mot infamant: *Incurable!*

Espérance! oui! Espérance certaine! Sans doute, la guérison radicale ne sera pas l'œuvre d'un jour, ni d'un mois, ni même d'une année; mais qu'importe, si, en attendant l'extirpation radicale du virus syphilitique, vous pouvez acquérir la certitude de le refouler, et de l'annihiler de plus en plus, à chaque jour et à chaque heure de votre traitement; si vous voyez disparaître, en quelques jours, des symptômes alarmants qui, par les remèdes ordinaires, auraient demandé un traitement de plusieurs mois; si vous vous sentez, en un mot, de plus en plus renaître à la vie et à l'espérance!

En vérité, je le dis et je le proclame, celui qui a su combiner et former, dans sa puissante harmonie, ce remède de l'antisyphilitique, a bien mérité du genre humain!

Et ce que je dis, je le dis aux médecins, bien plus encore qu'aux malades: à eux d'étudier ce remède dans sa composition savante, à eux de l'appliquer dans ses combinaisons multiples, à eux peut-être de le perfectionner encore, à eux surtout de triompher enfin, d'un mal devant lequel leur impuissance leur a arraché plus d'une fois de profonds soupirs, à eux de dire à cet humble, mais ingénieux inventeur:.. Merci !!!

1re Remarque: Le Cancéreux 4 doit être souvent employé de préférence à tous les autres surtout contre la blennorrhagie et toutes ses conséquences.

2e Remarque: Il y a comme on l'a vu deux remèdes antisyphilitiques. Le 1er est l'antidote du virus syphilitique. Le 2e a une force éliminatrice spéciale et incomparable pour amener l'expulsion de tous les produits humoraux syphilitiques secondaires et tertiaires.

Le 2e est le complément du premier. On dit souvent: morte la bête, mort le venin. Ce principe n'est pas toujours vrai en syphilis.

Le principe virulent syphilitique étant même je le suppose, complètement tué par le remède 1er, il reste, dans l'organisme, bien des éléments viciés qui devront être éliminés entièrement, avant qu'il y ait retour complet à la santé. C'est là la vraie fonction du remède 2e. Il poursuivra, jusque dans les tissus muqueux et viscéraux, et dans les profondeurs les plus insaisissables de l'organisme, tous les débris du monstre et les éliminera aussi promptement, et aussi parfaitement que possible, par tous les émonctoires naturels.

ARTICLE IX.

L'Antilymphatique.

On ferait mieux de lui donner un nom qui correspond beaucoup plus exactement à sa nature intime, et qui, en même temps, qu'il signifie ses propriétés véritables, établirait entre lui et l'antiscrofuleux une distinction essentielle : c'est le nom de *Antiarthritique*.

Il y a, en effet, autant de différence entre le remède dit *lymphatique*, et celui appelé *antiscrofuleux*, qu'il y en a entre la diathèse scrofuleuse et la diathèse arthritique..., ni plus, ni moins.

La diathèse arthritique est une viciation des liquides nourriciers, tenant une place fixe, intermédiaire entre la diathèse scrofuleuse et la diathèse cancéreuse, et constituant un ensemble de symptômes morbides, auxquels répond aussi exactement que possible, le remède dit *lymphatique*.

Existe-t-il donc une diathèse arthritique, et en quoi consiste-t-elle ? Quel est l'ensemble de ses manifestations dans l'organisme ? I. Chomel, Grisolles, Bazin, Requin et Pidoux, définissent tous l'arthritis à peu près en ces termes : « une maladie constitu-« tionnelle, non contagieuse, (1) caractérisée par la ten-« dance à la formation d'un produit morbide, (dont le « dernier terme est le tophus), et par des affections « variées de la peau, de l'appareil locomoteur, et des « viscères, affections se terminant ordinairement par « résolution. » C'est particulièrement la définition de Bazin.

Cette définition comprend le rhumatisme et la goutte, comme deux variétés d'une même maladie, comme deux branches d'un même tronc. A côté de cette théorie, que l'on pourrait appeler celle des unicistes, il y a, il est vrai, celle des dualistes, qui prétendent que la goutte, bien qu'ayant le même siège que le rhumatisme (inflammation des tissus fibreux et séreux surtout), est d'une nature complètement différente. Ils s'appuient dans cette affirmation sur les raisons suivantes : 1° que la goutte se montre d'emblée comme une affection qui a ses racines dans toute la constitution, comme une modalité permanente de

---

(1) Il paraît pourtant certain qu'elle peut passer de l'homme à la femme par imprégnation spermatique.

la vie, tandis que les causes du rhumatisme sont surtout *périphériques,* c'est-à-dire provenant de refroidissement ; 2° que la goutte est essentiellement liée à la présence de l'acide urique dans le sang, d'où se produit dans les articulations, le dépôt caractéristique d'urates de soude et de chaux qui ne se fait pas dans le rhumatisme ; 3° en ce que le rhumatisme est moins souvent héréditaire que la goutte; 4° en ce que la goutte s'attache plutôt aux hommes d'âge mûr, tandis que le rhumatisme attaque plus volontiers les femmes et les personnes jeunes ; 5° en ce que la goutte envahit plus souvent les petites articulations, et le rhumatisme plus fréquemment les grandes.

Toutes ces raisons prouvent, selon moi, que la goutte est un état morbide constitutionnel, plus invétéré et plus grave que le rhumatisme, mais n'établissent nullement une distinction sérieuse d'origine entre ces deux affections.

Baillou lui-même, qui, le premier, établit cette distinction nosographique, avoue que l'analogie qui existe entre le rhumatisme et la goutte est très grande; et que ce que cette dernière est pour une seule articulation affectée, le rhumatisme l'*est* pour toute l'habitude du corps, si on considère la douleur, la tension, et le sentiment d'une chaleur âcre. Il ajoute que les affections goutteuses sont périodiques et reviennent à certaines époques, au lieu que le rhumatisme parcourt ses périodes, comme une maladie aiguë; mais aussi il constate que lorsqu'une personne l'éprouve deux ou trois fois, elle peut parfaitement par suite de sa débilité, tomber dans les affections arthritiques.

N'est-ce pas dire assez que ces deux maladies proviennent d'une source commune? Dans l'une comme dans l'autre, en effet, tout le monde avoue qu'il y a une altération particulière du sang. Quelle altération? Évidemment, ce n'est ni l'altération simple de la lymphe, ni encore cette altération plus profonde de l'organisme, d'où résulte le principe cancéreux, cause plus ou moins prochaine de la dégénération des tissus. C'est une altération spéciale non-seulement des liquides blancs, mais surtout du plasma du sang, d'où résulte pour lui un état de malaise, d'âcreté maligne et inflammatoire.

Ce qui répugne surtout aux dualistes, c'est que Bazin, dans sa définition, que nous avons donnée plus haut, semble faire entrer le dépôt d'urates dans les articulations, comme le signe caractéristique d'une maladie constitutionnelle qui comprend le rhumatisme.

Mais Bazin ne dit pas cela, il dit simplement qu'il y a *tendance* à cette formation; ce qui est vrai. Ce but n'est atteint que lorsque la diathèse arrive à sa plus haute puissance, mais en attendant, cette tendance existe, et elle se manifeste dans le rhumatisme par des excrétions de différentes sortes, dans les muscles, dans les tendons et jusque dans les articulations (Pinel, du rhumatisme). Quant aux causes du rhumatisme, les causes périphériques ne sont qu'accidentelles, les causes plus prochaines sont, d'après le même docteur Pinel, comme pour la goutte, l'intempérance, l'abus des liqueurs fortes ou la suppression d'une évacuation habituelle, mais surtout, et avant tout, une habitude spéciale de l'organisme.

Quant à la présence de l'acide urique dans le sang, ne sait-on pas que la résolution du rhumatisme s'accompagne d'une émission abondante d'urine briquetée, ce qui annonce la présence de l'acide urique et des urates mêlés d'urochrome; et enfin, ne sait-on pas également combien ordinairement le rhumatisme se lie à une affection des reins et de la vessie?

En voilà assez pour démontrer que, quelle que soit la différence de gravité entre ces manifestations morbides, il y a dans l'une, comme dans l'autre, une altération du sang, d'origine commune, et qu'il existe, par conséquent, d'une manière générale, un certain état diathésique, pouvant donner naissance, soit au rhumatisme, soit à la goutte, selon la gravité ou l'espèce d'altération des liquides nourriciers qui la caractérise (1).

Comment cette diathèse se manifeste-t-elle dans l'organisme?

Outre les prodromes, il existe, selon Pidoux, dans l'évolution de l'arthrite, quatre périodes distinctes. Elle s'élève, en d'autres termes, à quatre puissances successives.

A. Les *prodromes* ou *avant-coureurs,* sont différents troubles dans les fonctions de la peau, comme, transpiration exagérée, surtout à la tête, aux aisselles, pieds, mains, organes sexuels, et chute prématurée des cheveux. Avec cela, tendance à l'obésité, malgré un appétit modéré, constipation, migraines, afflux du sang à la tête, saignements de nez, éblouissements et tintements d'oreilles.

B. La *première période* s'annonce par de légères attaques de rhumatisme, quelques éruptions fugaces de la peau, et certaines lésions des muqueuses,

---

(1) Quand je parle ainsi du rhumatisme, je n'entends parler que du rhumatisme devenu constitutionnel, et non de ces douleurs passagères, provenant uniquement de refroidissement, et qui ne devraient mériter le nom de rhumatisme, qu'autant qu'elles ont leur source dans un état morbide du sang et des humeurs.

celles-ci se manifestant par des coryzas, ophtalmïes ou angines, et stomatites aphteuses.

C. La *deuxième période* s'ouvre par les premières attaques de goutte ou de rhumatisme articulaire, crampes, contractures, dyspepsies avec pyrosis, formications dans les membres, congestions cé-rébrales, éruptions de la peau beaucoup plus tenaces et tendant plus à se localiser.

D. La *troisième période* voit se fixer et se généraliser les affections articulaires, et alors ou celles-ci amènent des lésions graves, ou il résulte de plus grands accidents vers la peau, et de plus grands désordres dans les viscères.

E. La *quatrième période* amène les lésions organiques graves, les maladies chroniques du cœur, l'asthme et l'angine de poitrine, les apoplexies cérébrales, les affections du foie, les cancers du foie, de l'estomac, des ovaires, de l'utérus, la gastrite chronique, les lésions chimiques des reins, et parfois même la tuberculose; non pas tout cela à la fois, mais tantot l'une, tantôt l'autre de ces maladies, selon l'espèce de terrain constitutionnel, où évolue cette diathèse, qui toujours prend sa forme du sujet.

Or, le remède de cette diathèse, c'est, je le répète, le remède appelé jusqu'à présent, lymphatique, et auquel je serais plutôt d'avis de donner le nom de *Anti-arthritique*.

Ce remède, à lui seul, suffirait certainement pour combattre et vaincre l'arthritie dans la première période, en l'employant *intus* et *extrà*. Pour les autres périodes, il lui faudrait pour vaincre, le concours des anti-cancéreux, des angioitiques, de certains antiscrofuleux eux-mêmes, et surtout du remède très spécial appelé *antigoutteux*, mais il resterait le remède diathésique par excellence.

La diathèse arthritique ayant de grands et intimes rapports avec la diathèse herpétique et la diathèse dartreuse, ou plutôt ces trois diathèses n'en formant, en définitive, qu'une seule, à des degrés et à des formes variés, on comprend combien l'antilymphatique a une vaste portée.

ARTICLE X.

De l'Antigoutteux.

On peut soigner avantageusement la goutte formée et même aiguë avec les remèdes électro-homœopathiques ordinaires. Toutefois, j'ai pu constater qu'il manquait pour cela un remède spécial. De là l'origine de ce nouveau remède.

La goutte est la résultante finale de la diathèse arthritique, et par suite, de la diathèse herpétique. C'est un processus morbide extrêmement malin, sous tous rapports, en ce sens qu'il a défié jusqu'ici la patience des malades, autant que le zèle et l'industrie la plus savante des médecins, et même des charlatans les plus en vogue.

Notre nouveau remède sera-t-il plus efficace que les anciens? — Sans aucun doute, oui. — Pourquoi? Avons-nous trouvé de nouvelles substances particulièrement plus sympathiques à ce mal terrible? — Non, tout était trouvé d'avance; il ne s'agissait que de donner à cet ensemble de substances, un corps et surtout une âme.

Or, c'est là l'œuvre de la nouvelle science. C'est de donner aux substances médicinales ce *quid vivens,* ce *quid potens,* parce qu'il est en quelque sorte leur *quid spirituale,* capable de lutter avantageusement, avec tous les ferments organisés, avec tous les principes morbides vivants qui infectent et détruisent l'organisme humain.

De quoi se compose le corps et l'âme de notre nouveau remède?

Le corps d'abord se compose des substances suivantes :

1º **Colchicum.** — Homœopathique aux douleurs rongeantes et déchirantes du rhumatisme goutteux aigu. Seul sédatif sérieux de l'accès de goutte. L'effet produit sur les divers tissus par le colchique ressemble beaucoup en effet à celui produit par la goutte.

2º **Ledum palustre.** Le thé des marais. Romarin sauvage. Agissant directement sur les petites articulations par conséquent sur la goutte des mains et des pieds. A une influence sérieuse sur le prurit eczémateux qui envahit le corps et même les bronches de certains goutteux, les douleurs du *ledum* sont aggravées par la chaleur du lit.

3º **Kali Iodatum.** Iodure de potassium, approprié surtout au traitement de la goutte chronique.

4º **Lithium carbonicum.** Le carbonate de lithine a une action dissolvante sur les sels uriques et par suite sur la lithiase goutteuse et rénale.

5º **Sulfur.** Spécial pour toute affection alternant avec des éruptions cutanées, est un des premiers remèdes de la diathèse goutteuse.

6º **Natrum salycil.** Le salycilate de soude est surtout applicable dans les cas où plusieurs articulations se trouvent atteintes.

7º **Nux vomica,** spécial pour les tempéraments très forts ou plus ou moins alcoolisés.

8° **Pulsatilla.** Homœopathique aux douleurs qui augmentent vers le soir et la nuit, et qui sont soulagées par la fraîcheur de l'air. C'est le spécifique de la goutte vague et du rhumatisme goutteux.

9° **Lycopodium.** Indiqué surtout par la dyspepsie flatulente, les hémorrhoïdes, la constipation et gravelle urique, par les douleurs améliorées par la chaleur, la goutte aux mains.

10° **Petroleum.** Le Pétrole blanc, la Naphte minérale. C'est un des adjuvants de sulfure comme remède de constitution, avec plus d'action sur les nerfs sensitifs.

11° **Rhododendron,** désigné par l'affaiblissement paralytique des membres, douleurs aggravées par le repos et par les temps orageux ou humides. Il a une haute réputation dans le traitement homœopathique de la goutte.

12° **Mercurius Corros** (Bichlorure). Homœopathique aux douleurs perforantes des os, au gonflement des extrémités osseuses et à la fièvre, et agitation qui s'en suit.

Telles sont les différentes substances dont l'ensemble forme l'unité matérielle, d'où résulte le corps de notre remède. On peut voir et reconnaître aisément que toutes ces parties ont une fonction spéciale; et que cependant, toutes, ensemble concourent à un but commun unique, qui est la destruction de la diathèse goutteuse. C'est ainsi que dans le corps humain, chaque membre, chaque organe, ont une aptitude et un but très particulier, et que cependant tous, dans leur ensemble, et pris en masse, n'ont qu'un but, la conservation et l'accroissement de la vie.

Quant à l'âme de ce remède, à ce *quid vivens,* c'est véritablement et sans exagération une création nouvelle, c'est quelque chose qui a résulté de la formation harmonieuse de ce corps en un tout parfait, qui est, comme le produit, et en même temps la forme définitive de toutes ces forces et vertus désormais réunies et fondues en une seule. On sait comment nous obtenons cette unité parfaite, c'est le procédé qu'emploie la nature dans toutes ses œuvres, la fermentation, c'est-à-dire cet état d'activité mystérieuse qui fait que de cette apparence de mort, renait une vie plus parfaite, et de cette dissolution, une forme plus élevée et plus belle. Là, ce n'est plus la complexité des remèdes. La complexité appartient à Belloti et à Finella, mais l'unité par la fermentation est bien à nous. Et personne, ni Belloti, ni Mattei ne peuvent nous retirer ce qui est bien à nous, uniquement à nous, du reste. C'est là la base unique et la seule raison d'être de l'électro-homœopathie comme science nouvelle. Avant d'exposer le mode d'emploi de ce remède, disons quelques mots du mal terrible auquel il est destiné.

La goutte, est une maladie constitutionne'le, souvent héréditaire, caractérisée par un défaut d'équilibre entre les éléments organiques du sang, provenant de dyscrasie urique, suite elle-même d'un vice inhérent aux actes de la vie de nutrition.

Cette modalité nutritive, anormale, est causée primitivement par l'intempérance. On a voulu absorber trop et trop vite, on a amené par là, d'abord une sorte d'exaltation fébrile de ces fonctions si délicates, et bientôt peu à peu, et de plus en plus, leur perversion plus ou moins grave. L'organisme ainsi surmené n'a plus le temps d'attendre la combustion complète des matières azotées, il absorbe avant le moment voulu, des substances non régulièrement élaborées et cela passant en habitude devient bientôt une règle de sa nature, une habitude organique. D'autre part, ces substances antipathiques au sang auxquelles elles sont mêlées violemment, le sont également aux organes d'élimination ; les reins repoussent d'instinct ces substances et favorisent ainsi l'accumulation dans le sang. Le peu qu'il sont forcés d'excréter dérange bientôt leur fonctionnement régulier, et à la discrasie nutritive vient se joindre bientôt la discrasie rénale. L'individu ayant ainsi acquis la diathèse goutteuse, la transmettra avec son sang à ses descendants. Cette disposition organique s'établira d'autant plus vite, si, à l'excès de l'alimentation azotée, coïncident certaines habitudes de vie confinée et d'absence d'exercice physique. Voilà pourquoi, on ne saurait trop admirer et louer la sagesse des règles monastiques, qui astreignent d'autant plus à l'alimentation végétale et à des jeûnes fréquents, ceux qui veulent s'y soummettre, qu'ils se vouent davantage à la vie contemplative. Voilà également la vraie raison de ces longues abstinences, prescrites autrefois par l'église catholique. Le jeûne et l'abstinence ainsi prolongés, pendant un certain temps, étaient le remède le plus salutaire des constitutions humaines, trop portées par leur instinct à la satisfaction de leurs appétits grossiers, et comme la soupape de sûreté, par laquelle la nature se dégageait de tous les produits morbide- accumulés en elle par plus ou moins d'excès, — altération du sang, — lésions articulaires, — lésions rénales. C'est ainsi que l'on conçoit aujourd'hui l'anatomie pathologique de la goutte. Le signe caractéristique de l'altération du sang et des humeurs, par la goutte, est la présence dans ces liquides, d'une quantité anormale d'acide urique; celle des autres lésions, articulaires, rénales et autres, qui sont également nombreuses, est le dépôt d'urate de soude dans les tissus.

La d'athèse goutteuse peut être congénitale ou acquise. Congénitale, elle se confond alors avec la diathèse arthritique dont nous avons parlé suffisamment, et dont nous avons signalé les processus habituels de développememt dans l'organisme. Elle peut d'ailleurs, être transmise à un état de malignité plus ou moins déclarée et forte, plus ou moins lateute et affaiblie. On peut même ne recevoir, par transmission originelle, qu'une certaine disposition et manière d'être de l'organisme, de se comporter dans l'état pathologique, sans qu'il apparaisse pour cela jamais une manifestation goutteuse proprement dite. Dans tous ces cas, tant que la goutte n'est pas parvenue à l'état d'accès, le remède constitutionnel principal sera l'antilymphatique. — Dans la goutte acquise, qui, on le conçoit, apparait plus tardivement, il faut soigner sans retard les différents désordres issus de l'hygiène vicieuse qui prépare la maladie et qui annonce son éclosion plus ou moins prochaine. Il faut, dans ce cas, recourir à nos grands remèdes ordinaires, mais surtout, il est urgent de suivre une hygiène plus salutaire, et cela sans retard, comme sans ménagement pour nos caprices. On doit alors surveiller avec soin et soigner activement les manifestations morbides provenant soit de l'estomac, soit du cœur, soit du foie, soit de la poitrine, soit des intestins, soit de douleurs erratiques aussi peu définies que cruelles, soit des reins, soit de la vessie, soit même de la peau.

Quand la goutte est déclarée, quelle soit congénitale ou acquise, alors arrive le tour de notre remède spécial, l'antigoutteux.

Qu'elle soit aiguë ou chronique, articulaire ou viscérale, simple ou compliquée, ce remède sera toujours le remède principal.

Avec cette différence toutefois que la goutte plus souvent aiguë des individus sanguins à vitalité active, et disposés aux congestions, aura surtout besoin du concours des remèdes antiangioitiques ; celle des bilieux ordinairement hémorrhoïdaires et dispepsiques avec embarras du foie et troubles urinaires, aura besoin en plus des fébrifuges et des antiscrofuleux, il y a alors tendance à l'état chronique ; les goutteux névropathiques plus exposés aux manifestations irrégulières et viscérales, auront besoin du concours de l'antinerveux ; tandis que pour les goutteux mous et lymphatiques il faudra surtout les antiscrofuleux.

On doit employer ces remèdes aussi bien que l'antigoutteux de toutes les manières possibles. Qu'on se reporte à ce que nous avons dit au chapitre des divers emplois de nos remèdes et on comprendra suffisamment tout le parti qu'on en peut tirer, soit à l'intérieur, soit à l'extérieur, aussi bien que des électricités.

ARTICLE XI.

L'Antiasthmatique. (1)

L'asthme est une maladie chronique composée de trois éléments : Une dyspnée intermittente spéciale, une exsudation bronchique, et une lésion secondaire des vésicules pulmonaires, ou emphysème.

1° La dyspnée résulté d'une contraction tétaniforme, ordinairement réflexe des muscles inspirateurs, et surtout du diaphragme.

La dyspnée antiasthmatique est essentiellement ner-

------

(1) Les renseignements sont tirés pour cet article de l'ouvrage de M. Germain Sée.

vëuse, et diffère en cela des autres dyspnées, qui reconnaissent pour causes, soit des obstacles au passage de l'air dans le poumon, soit l'insuffisance de la circulation pulmonaire, soit enfin l'altération de l'air par défaut d'oxygène, ou par accès d'acide carbonique. L'accès d'asthme ne saurait donc s'identifier, ni avec l'emphysème, ni avec le catarrhe, qui ne sont que des éléments de l'asthme. Le mécanisme de l'accès ne peut donc être interprété que par les lois de l'innervation.

Or, d'après M. Germain Sée, la dyspnée asthmatique est due généralement à l'excitation morbide du nerf vague (ou pneumo-gastrique), ainsi que du rameau laryngé supérieur.

Mais, quoiqu'il en dise, la chronicité de ce mal ne peut provenir, il me semble, que d'une lésion quelconque résidant dans le foyer central de la respiration, c'est-à-dire dans le bulbe qui renferme les nerfs vagues, petit amas de cellules ganglionnaires qui domine tout le système des muscles respirateurs, comme les ganglions cardiaques président aux fonctions du cœur.

Dans la thérapeutique de cette dyspnée asthmatique, il y a donc deux choses à considérer, deux buts à atteindre, d'un côté la lésion centrale, de l'autre l'excitation maladive des nerfs et des muscles respirateurs.

Le premier but sera atteint par l'emploi du scrofuleux et de l'antinerveux, à petites doses, le second, par celui de l'antiasthmatique joint aux applications d'électricité.

Ces applications peuvent être faites de toutes manières, soit en ventouses, soit en applications, mais dans les cas graves, il ne faut pas craindre d'appliquer de larges et abondantes compresses d'électricité rouge ou blanche entre les deux épaules, en partant de la nuque, s'elargissant des deux côtés du cou et sur le milieu du dos; de même sur le bas de la poitrine, dans toute la largeur, en terminant en pointe sur le creux de l'estomac.

2° L'emphysème asthmatique peut être produit, soit par l'élément nerveux, soit par l'élément catarrhal ou mécanique. A la période très avancée, il peut avoir pour cause l'altération du cœur, et chez le vieillard, l'atrophie des cellules pulmonaires.

Cet emphysème peut être *transitoire*, c'est-à-dire n'exister que pendant l'accès, grâce à la fatigue du nerf pneumogastrique, poussee en ces instants pénibles jusqu'au paroxysme; ou *permanent*, par suite de l'effort souvent répété qui accompagne chaque accès; dans ce cas il persiste dans l'intervalle des accès et des attaques.

Cette affection sera soulagée par l'application d'électricité rouge, et par l'emploi de cancéreux 2 à très petites doses et des frictions à l'alcool saturé de cancéreux 5 et d'électricité rouge.

3° Le catarrhe asthmatique est produit à la fois par la congestion passive, déterminée par l'arrèt des nerfs vaso-moteurs que contient le tronc du nerf vague plus ou moins paralysé et qui permettent ainsi à la sérosité du sang pulmonaire, de transsuder dans les vésicules, et en même temps par la paralysie des derniè es bronches, qui permet aux produits normaux, sécrétés par la muqueuse, de s'accumuler et de se concréter dans les ramuscules bronchiques. Contre cette affection on emploiera le pectoral 3 et le pectoral 4. Mais, qu'on ne l'oublie pas, le remède antiasthmatique doit toujours être en toutes et par toutes ces circonstances, l'agent principal.

Tel est l'asthme simple, l'asthme vrai. Il faut veiller attentivement à ce qu'il n'amène pas d'emphysème, ni de catarrhe chronique, ni surtout de dilatation du cœur, afin d'obtenir une guérison parfaite.

L'asthme est surtout fréquent chez les vieillards par suite de l'amaigrissement des muscles du thorax, d'où résulte les difficultés de la respiration, la stase dans la circulation pulmonaire, en un mot, une hématose imcomplète et surtout, par suite de la dégénérescence, plus ou moins accusée des vaisseaux, qui amène la faiblesse et le ralentissement de la circulation. Que dans ces conditions, une sécrétion bronchique soit déterminée sous l'impression d'un refroidissement, les efforts musculaires redoublent plus ou moins la gêne de la respiration, et tout cela constitue bientôt un terrain tout préparé à subir, à la première occasion, la dyspnée asthmatique.

Pour les vieillards, il est bien plus facile de prévenir ce mal que de le guérir. C'est le but qu'ils obtiendront, à coup sûr, par un usage journalier de l'antiscrofuleux qui, en fortifiant les muscles et en prévenant la dégénérescence athéromateuse des vaisseaux, les rendra inhabiles à contracter cette terrible maladie, tourment trop habituel de cet âge, surtout si au moindre soupçon d'accès, ils prennent fidèlement le remède *anti-asthmatique*.

En outre de cet asthme nerveux pur, il y a l'asthme catarrhal, préparé ou du moins compliqué gravement, par une lésion broncho-pulmonaire; il y a l'asthme cardiaque, lorsqu'il est de même produit ou compliqué par la dilatation hypertrophique du cœur, ou par une tumeur anévrismale, comprimant quelque nerf respirateur ; il y a l'asthme hystérique , provenant d'une contraction du diaphragme et des muscles pharingo-laryngés, suite d'une ovaro-utérite quelconque; il y a le spasme de la glotte ou asthme thymique des enfants, consistant dans une compression du tronc du nerf vague, par le thymus hypertrophié, ou simplement dans un spasme laryngé ou diaphragmatique ; il y a le pseudo-croup, ou asthme de Millac, provenant d'une excitation à la fois du nerf spinal et du nerf vague ; il y a l'asthme syphilitique, provenant, soit d'une lésion cérébrale, soit d'une altération du larynx, soit d'un retrécissement de la trachée par des brides ou des cicatrices, tous fruits de syphilis, soit même d'une action directe plus ou moins probable du sang syphilitique sur les nerfs respirateurs, il y a l'asthme gibbeux, ou provenant de la difformité du thorax; mais cette difformité amènerait plutôt le catarrhe chronique; il y a l'asthme dartreux, il y a l'asthme arthritique, et enfin l'asthme cardiaque par excellence, ou l'angine de poitrine.

Contre tous ces différents genres d'asthmes vrais ou faux, que nous ne faisons que nommer, il y a des remèdes spéciaux qui atteignent leur cause déterminante, et qui, par conséquent, étant bien employés, non seulement les soulageront instantanément, mais encore les gnériront dans un espace relativement très court. Mais c'est là surtout qu'il ne faut pas ménager les électricités en ventouses, en applications et en larges compresses, soit d'électricité rouge, soit de bleue, soit de verte, soit de blanche, soit de jaune, selon la nature de la cause morbifique.

Quelque soit le prix de cette médication, il sera toujours moindre que celui de la médication allopathique, et du moins on aura la consolation de voir chaque remède agir, d'une manière vraiment magistrale; on verra des effets instantanés et puissants qui, en face du résultat misérable des autres remèdes académiques, pourraient passer devant les simples comme des espèces de miracles et surtout on verra le soulagement vrai et durable de ces chers malades, chose infiniment rare, ailleurs.

Qu'on ne l'oublie pas, la vraie sphère, la sphère prochaine, directe, assurée, de notre remède anti-asthmatique, c'est la dyspnée, sous quelque forme qu'elle se présente, et d'où qu'elle vienne. Voilà pourquoi, il est extrêmement utile de l'emp'oyer en une foule de circonstances variées, même de celles qui ne seraient point symptomatiques de l'asthme vrai, essentiel ou seulement réflexe.

C'est assez dire combien ce remède a une sphère étendue et comment tout en restant spécial, très spécial, il peut prend.e une véritable place d'honneur à côté de nos grands remèdes.

ARTICLE XII.

Le remède contre la diarrhée.

La diarrhée est moins une maladie qu'un symptôme de maladie; mais quelle que soit sa cause, elle se pose souvent en définitive, devant le médecin comme entité morbide, particulièrement considérable et souvent même très redoutable.

L'électro-homœopathie a d'autant plus de puissance pour arrêter et guérir ce mal, qu'elle a une action plus facile et plus prompte, autant que sûre et efficace sur les causes qui la produisent, et celà à l'aide des remèdes ordinaires, c'est alors une médication indirecte, et pourtant infaillible, quoique demandant parfois un certain temps pour obtenir le résultat désiré. Mais il ne manque pas de cas où, par suite de circonstances particulières, la diarrhée arrive à constituer, comme nous le disions tout à l'heure, une sorte d'entité morbide, distincte et essentielle, absolument redoutable et qu'il s'agit de vaincre au plus vite et sans attendre. Il faut alors un remède direct, d'assez vaste portée, pour conjurer et arrêter le mal d'où et de si loin qu'il vienne, sans porter une atteinte nuisible à l'ensemble de l'économie, et en même temps assez fort pour opérer cet arrêt aussitôt que possible.

Tel est, en effet, le but et le rôle assuré de notre nouveau remède.

Depuis longtemps, nous avions trouvé pour notre pratique une combinaison du scrofuleux avec le fébrifuge 2, qui donnait les meilleurs résultats. Quatre ou cinq grains de l'un et quatre ou cinq de l'autre mêlés dans un verre d'eau, coupaient assez aisément n'importe quelle diarrhée rebelle. C'est ce qui nous a donné l'idée de composer un nouveau remède spécial, réalisant mieux encore que ce mélange imparfait, le but que nous nous proposions.

Voici de quoi se compose notre nouveau remède. On verra que nous avons pris dans les formules des deux remèdes dont nous venons de parler, les substances plus particulièrement homœopathiques à la diarrhée, mais que nous avons complété ce choix par d'autres encore plus spéciaux.

Aconit. Spécifique de la diarrhée inflammatoire et de son collapsus final. Il est pour la diarrhée ce que l'arsenic est pour le choléra.

Ipéca. Spécifique de la diarrhée avec tenesme et flux de sang; de celle d'été et du choléra infantile.

Croton Tiglium (Huile de). Spécifique de la diarrhée mucosobilieuse et cholériforme; c'est un calmant puissant de l'irritation intestinale.

Phosphore, Acid. Spécifique de la diarrhée nerveuse.

Colocynthis. Spécifique de la colique, ayant une action indiscutable sur les différents plexus abdominaux, et jusque sur les nerfs lombaires et fémoraux.

Chamomilla. Spécifique de la diarrhée infantile aiguë; des coliques violentes, des convulsions et crampes.

Dulcamara. Spécifique du catarrhe intestinal provenant d'humidité. Par son action sur la moëlle allongée, elle calme les vomissements et les spasmes du thorax.

Lorsqu'il s'agit de couper une diarrhée au plus vite, il est bon d'employer ce remède, à dose un peu forte, de cinq à huit grains dans un verre d'eau, à prendre en autant de fois qu'il y a de grains, à distances assez rapprochées; puis un grain au premier verre, à prendre à petites doses de cinq minutes en cinq minutes. On peut employer le remède également en compresses sur le ventre, et même en lavements. L'électricité jaune sera très souvent celle qu'il faudra préférer, pour mêler, soit aux remèdes intérieurs, soit aux remèdes extérieurs.

Quant aux diarrhées évidemment réflexes, il faut surtout les traiter dans leurs causes, qui, selon Rostan, sont au nombre de quatre principales: 1° L'inflammation; 2° une maladie chronique éloignée (foie, poumons, cœur, cancers, on pourrait ajouter aussi: bon nombre de maladies aiguës, etc.; 3° une affection organique de la muqueuse (vers, hypersécrétion bi-

lieuse et séreuse intestinale, catarrhe chronique, desquamation, polypes et même ulcérations diverses);
4° une influence nerveuse. L'intestin est sous la
dépendance unique et absolue, en effet, du grand
sympathique. La diarrhée survenant par perturbation
nerveuse, peut être muqueuse ou bilieuse, suivant
que l'irritation porte sur le tube intestinal ou sur
les glandes qui lui sont annexées.

On voit combien il est facile de traiter toutes ces
diarrhées, d'où qu'elles viennent, avec nos grands
remèdes ! Les scrofuleux, les angioitiques, anticancéreux, fébrifuges, antinerveux, ainsi que les vermifuges, les pectoraux et les antisyphilitiques, ne répon-
dent-ils pas à tous les cas possibles ? Nous ne pouvons
entrer dans plus de détails. Qu'on se reporte à ce que
nous avons dit ailleurs, des propriétés de chacun
de ces remèdes.

Nous devons dire pourtant que pour la diarrhée
dyssentérique des pays chauds, et toutes celles qui
sont sous l'influence d'un état fiévreux ou miasmatique quelconque, il faut attacher la plus grande importance à l'usage assidu du fébrifuge 2 à l'intérieur
et à l'extérieur.

De même, la diarrhée syphilitique, la diarrhée
arthritique, la diarrhée herpétique, la diarrhée d'anémie, toutes ces diarrhées chroniques devant lesquelles
la médecine ne sait réellement que faire et qu'essayer
même, céderont à leurs remèdes et antidotes spéciaux,
aussi bien que toutes les diarrhées chroniques qui
sont sous la dépendance d'une maladie du foie; et
cela sans qu'il y ait pour l'état général du malade,
le plus petit accident à craindre, la diarrhée symptomatique en disparaissant, ne faisant qu'obéir alors
à une influence provenant directement d'une amé-

lioration notable de la cause qui la produisait. C'est là l'avautage vraiment incomparable de ces remèdes.

Dans tous ces cas, pour aider et compléter l'œuvre des grands remèdes, notre remède spécifique de la diarrhée sera d'un grand secours.

ARTICLE XIII.

L'Anticholérique

Ce n'est qu'en 1817 que le Choléra commença ses émigrations mystérieuses des bords du Gange, vers nos contrées Européennes; depuis lors, cinq fois déjà le fantome noir est venu jeter l'effroi dans nos populations.

Il y aurait de quoi remplir une bibliothèque avec tout ce qu'ont écr't les savants sur cette grande maladie populaire; et cependant, on n'a encore aucune donnée bien certaine ni sur son essence ni sur son mode de propagation, ni sur les alt·rations histologiques primitives qu'elle pro luit. Tout ce qu'on sait, et encore à peu près, c'est que le germe cholérique est originaire des bords du Gange, ce fleuve de boue où viennent fermenter en masse les détritus des forêts et les cadavres d'animaux et d'hommes, et auprès duquel viennent stationner ces immenses autant qu'infects pèlerinages de la superstition asiatique. Mais quel est en lui-même ce germe, quelle est la cause directe, organique, tellurique, ou atmosphérique qui constitue dans ces contrées sa genèse véritable; on n'a à ce sujet que des données encore incertaines.

Se transmet-il par contagion ou par seule influence épidémique? On a fait à ce sujet des livres et des discours, mais malgré tout, chacune de ces deux opinions est restée maîtresse de son terrain et de ses arguments. Pour nous, nous pensons que le choléra est à la fois infectieux et contagieux, c'est-à-dire qu'il se transmet aussi bien par l'atmosphère épidémique que par le contact direct ou indirect avec les malades.

Le principe cholérigène porte-t-il primitivement son action funeste sur les solides ou sur les liquides, sur le sang, ou sur le système nerveux, ou sur le tube digestif et l'intestin? Rien n'est encore établi d'une manière irréfragable. Là, comme ailleurs, on touche au mystère et toutes les opinions restent sur la défensive. Pour nous, sans vouloir prétendre établir une physiologie pathologique du choléra inat'aquable, nous croyons que tout's ces opinions qui, chacune en soi, ont beaucoup de bonnes preuves, pourraient être aisément conciliées, en ce sens que ces trois grandes causes de l'état cholérique sont en quelque sorte établies instantanément, et que la question de priorité devient par là même moins importante. Cette priorité existerait pourtant, selon notre faible appréciation, dans le sang, ce'a est plus conforme aux modes de relations internes qui relient entre eux les différents systèmes de l'organisme, et à la succession logique des actes par lesquels s'affirment ces relations. Le premier germe d'intoxication déposé dans le sang à l'état de ferment spécifique, détermine, 1° une décomposition de ses principes, la formation en lui de l'acide oxalique, et comme conséquence, la perte de sa propriété d'hydratation, c'est-à-dire, l'impossibilité pour lui, de garder l'eau qui faisait sa base, 2° un afflux de serum par tous les capillaires de l'intestin organe naturel des déperditions organiques, afflux tel que l'intestin tout entier se congestionne et se desquamme, sous l'impression de cette exosmose incessante d'un liquide morbide et infecté, 3° une sorte de contraction suprême de tout le système nerveux de la vie animale, ainsi dépourvu et abandonné, surtout à la périphérie, de ce liquide qui est sa vie, et comme son âme, et se repliant par instinct dans une concentration aiguë telle de toutes ses forces, vers l'intérieur à la recherche du liquide vital, qu'on constate parfois après la mort la rupture de la rate.

Il n'y a pas jusqu'à la théorie parasitaire qui, malgré le talent de ses défenseurs actuels, ne soit contredite par des autorités nombreuses et également respectables. Selon le docteur Desnos, elle ne mériterait même pas l'honneur d'une discussion. L'existence de vibrions dans les selles des cholériques ne prouve rien en sa faveur; elle n'a rien de spécial au choléra et n'est que le résultat de la maladie. En supposant même que dans le ferment spécifique qui infecte le sang, des êtres microscopiques, microzoaires ou microphytes joueraient un rôle quelconque, il n'y aurait là rien non plus de spécial au choléra, rien surtout qui indique un traitement parasiticide. Du moment en effet, dit ce célèbre médecin, qu'un levain morbide est introduit dans l'économie, il modifie bientôt tout ou partie de ses éléments, et pour l'anéantir par des agents chimiques parasiticides, il faudrait s'attaquer à l'organisme lui-même, et en poursuive la destruction molécule à molécule.

Tel est, en quelques mots, l'exposé doctrinal de la question. Elle est si importante et d'un intérêt si actuel, que nous avons cru bien faire d'en donner cet aperçu abrégé.

Pour ce qui est du traitement, l'allopathie n'ayant aucune loi thérapeutique stable et claire, devait nécessairement se trouver dans le désarroi le plus complet. Si vous en doutez, écoutez ce même docteur Desnos, l'un pourtant des médecins allopathes les plus éclairés et les plus recommandables de notre époque. « Presque toute la matière médicale dit-il, a été mise à contribution. Tout a été employé *d'après certaines vues théoriques,* depuis les médicaments les plus inertes jusqu'aux poisons les plus énergiques. Le plus ordinairement, les considérations exclusives de quelque phénomène prédominant, *certaine vertu plus ou moins reconnue* de quelque agent pharmaceutique, ou bien quelque *conception plus ou moins ingénieuse* sur la nature du choléra, ont servi de base au traitement. » Ainsi d'après l'aveu de ce prince de la science, aveu dont il s'honore, la thérapeutique du choléra n'a pour base, dans toutes les officines académiques que — certaines vues théoriques — certaine vertu plus ou moins reconnue de quelque médicament — quelque conception plus ou moins ingénieuse sur la nature du choléra.

N'est-ce pas vraiment la débandade et le gâchis établis en principe? Le journal allopathe le *Scalpel* en fait du reste, lui aussi, l'aveu en ces termes. « Comme c'est arrivé chaque fois qu'un fléau quelconque nous a envahis, nous tombons dans un désarroi complet, qu'il s'agisse de mesures sanitaires ou de traitement de choléra, les idées et les théories les plus bizarres surgissent, comme les remèdes les plus insensés, les plus irrationnels. » — Comment pourrait-il en être autrement? — Selon ses vues théoriques personnelles, selon la conception plus ou moins ingénieuse, qu'il se fabrique sur la nature du choléra, selon qu'il entend vanter plus ou moins tel ou tel médicament, l'un administrera des toniques, l'autre des purgatifs, l'autre des antiseptiques et des altérants. Comme le choléra est une maladie terrible, on pense qu'il faut avoir des armes terribles aussi pour la vaincre, et alors, apparaissent ces quintessences de remèdes dont un milligramme donné en plus suffit pour déterminer une maladie au moins aussi grave que le choléra : les alcaloïdes, la strychnine, l'hyosciamine, l'aconitine, la ciculine, etc., sans compter l'acide salycilique, l'acide carbolique et tous leurs dérivés; sinapismes, cautérisations, douches, bains chauds, bains froids, électricité, émissions sanguines de toute sorte, urtication, inspirations d'oxygène, injections hypodermiques, de sulfate de quinine, de sulfate de strichnine, de sulfate de potassium et même de curare, injections veineuses de muriate, de lactate et de phosphate de soude, de chlorure de so lium, et de potassium, etc., etc. On a tout essayé, mais d'après l'aveu des médecins les plus autorisés, tout est resté à peu près inutile. Quant au sulfate de cuivre tant vanté, voici ce que dit M. Desnos: « En 1835 dans le service de Pidoux, sur « 9 malad's soumis à ce traitement, il y a eu 8 morts « sans amélioration, même passagère, et la seule « malade qui ait guéri avait refusé l'usage de la « potion qui la faisait vomir et lui laissait dans la « bouche un arrière-goût insupportable. — A l'hopital « Beaujon sur 6 ma'ades traités par cette méthode « 5 succombèrent le lendemain du jour où commença « l'usage du sulfate de cuivre » et après d'autres citations non moins édifiantes il conclut: « Ces chiffres « sont assez éloquents pour n'avoir pas besoin de commentaires. » — Nous sommes de son avis, et de l'avis de M. Germain Sée qui conclut de même sur l'usage de la strichnine. La conclusion, c'est le savant Koch qui la tire solennellement quand il termine son rapport à l'Académie par ces mots: aucun remède n'existe contre le choléra... A tout ceci nous ne pouvons qu'ajouter ce que nous avons dit dans les premiers chapitres de cet ouvrage, à savoir, que ce ne sont pas les médicaments dont on se sert qui sont mauvais, mais seulement la manière dont on les emploie. La preuve en est dans la réussite relativement merveilleuse, de la méthode homœopathique, en face du choléra, réussite d'ailleurs acclamée par l'opinion publique. « Il ressort, en effet, dit le *Figaro* du 13 juillet dernier, des statistiques les plus authentiques et les mieux établies, ce fait immense, savoir: tandis que plus de la moitié des malades qui ont été traités par la méthode allopathique ont succombé, l'homœopathie par contre n'a perdu en moyenne que le dixième à peine de ses malades. » M. George Duval, dans l'*Evènement,* constate le même succès de la méthode homœopathique.

Oui, la méthode homœopathique est meilleure que l'ancienne, d'autant plus que celle-ci est radicalement mauvaise, et généralement plus pernicieuse qu'utile. Nous devons rendre cette justice à l'homœopathie, c'est elle qui a déblayé la voie et qui nous a frayé la route pour arriver à une méthode plus parfaite, celle de l'électro-homœopathie, ainsi que nous l'avons démontré ailleurs. — Nos grands remèdes ordinaires ont certainement plus de force, beaucoup plus de force, en face du choléra, que tous les remèdes isolés ou alternés de l'homœopathie ordinaire.

Pour réchauffer le malade, pour arrêter les évacuations alvines et les vomissements ; pour rétablir l'hématose ; pour combattre l'influx pernicieux du ferment.

cholérique ; pour calmer les phénomènes nerveux ; pour rendre au sang les matériaux qu'il a perdus ; pour guérir et reconstituer les tissus ; pour réveiller le système nerveux, et surtout pour combattre les phénomènes de la réaction, en relevant de leur défaillance tous les organes de la vie animale, je défie bien l'homœopathie de trouver rien de semblable à nos scrofuleux, angioitiques, cancéreux, fébrifuges, et antinerveux, employés *intus* et *extrà ?*

C'est cette conviction qui nous a animé et guidé dans la composition d'un nouveau remède spécifique du choléra. Les autres ne seront pas pour cela inutiles, ils auront une large mission à remplir, mais ce remède nouveau leur viendra en aide d'une manière magistrale et toute puissante.

Nous allons donner sa composition :

Cuprum, dont l'action s'exerce sur le canal alimentaire et les centres nerveux, spécifique des crampes et vomissements cholériques.

Camphora. C'est le grand remède de début, l'antidote des poisons végétaux drastiques, réagit contre le froid et les états congestifs, calme l'irritation nerveuse.

Arsen. album. (l'acide Arsénieux), agit sur le spasme des vaisseaux, sur l'irritation muqueuse, sur les reins, et sur la période algide, soif, crampes, suppression d'urines.

Eucalyptus, c'est un antiseptique puissant, l'une des bases de l'action si remarquable de notre fébrif. 2.

Belladonna, homœopathique aux symptômes du choléra asphixique.

Veratrum album. (Ellebore blanc). Le tableau de l'empoisonnement aigu par cette plante est absolument celui du choléra.

China, Spécifique de la faiblesse provenant de déperditions de liquides.

Secale Cornutum. (l'ergot de seigle) vanté par le Dr Russelle, contre plusieurs variétés de choléra surtout chez la femme, il agit sur tous spasmes ayant leur point de départ dans la moelle épinière.

Mercur. solub. (oxyde noir de Mercure), dont l'action est vive sur le cœcum, le colon et le rectum, et sur les sécrétions biliaires et intestinales douloureuses et graves.

Sulfur. Spécifique de la Psorentérie.

Rien de nouveau, comme on le voit, dans ces remèdes, si ce n'est dans leur agencement et leur union par le procédé électro-homœpathique, au moyen duquel leur puissance se trouve véritablement décuplée. Puissent les praticiens essayer cette nouvelle composition, et apprendré ainsi à apprécier sa valeur comme elle le mérite !

ARTICLE XIV.

Les Électricités.

Il semble que nous arrivons ici, à la partie vraiment mystérieuse de la science électro-homœopathique.

Des électricités vraies en liquides !!! qui a jamais vu cela ? Allez trouver n'importe quel pharmacien de nos villes de France, montrez-lui un flacon de cette prétendue électricité... Ce brave homme vous rira au nez et il vous déclarera, au nom de son Codex infaillible, que vous êtes la victime d'une supercherie !

Si vous étiez assez hardi pour soutenir une pareille thèse devant quelqu'une de nos illustrations médicales, vous risqueriez de lui causer une de ces nausées ineffables, dont ces esprits fins sont affligés toutes fois qu'ils rencontrent de ces naïvetés grossières, qui démentent leur science acquise à tant de frais !

C'est absolument comme, si du temps de Napoléon Ier de glorieuse mémoire, vous vous étiez avisés d'aller proposer à un de ses ministres, de faire circuler sans chevaux, à travers tous les réseaux français et européens, des files interminables de lourdes voitures, chargées de passagers et de marchandises !

En définitive, de ces deux découvertes, l'une n'est guère plus mystérieuse que l'autre, et comme l'une a été acceptée, et est devenue sans aucun doute la partie la plus importante de la science mécanique contemporaine, ainsi l'autre pourra l'être, et se poser dans la science, comme l'une des armes les plus efficaces et les moins indiscutables de la thérapeutique future.

Nous avons étudié, jusqu'à présent, chacun des remèdes électro-homœopathiques spéciaux, qui se partagent en quatre grandes divisions principales.

La division antiscrofuleuse, ayant pour but de combattre la défaillance, plus ou moins profonde de l'organisme.

La division antiangioitique, ayant pour but de réformer toutes les viciations organiques du système circulatoire.

La division anticancéreuse, ayant pour but de remédier à toutes les dégénérescences organiques et de les reconstituer.

La division fébrifuge qui constitue celle des antiphlogistiques par excellence.

Nous avons vu que ces remèdes agissent d'une manière électrique, selon le mode essentiel à tous les liquides, et à tous les agents, quels qu'ils soient, organiques, et c'est en cela que nous avons constaté leur puissance supérieure incontestable. Nous avons démontré par la théorie et par l'expérience, que là était, que là agissait, que là brillait, d'un éclat indiscutable comme l'évidence, *cette armature,* tant rêvée par le savant Orioli, *de la fibre vivante.*

En un mot, ou bien il faut nier d'emblée la vertu de ces remèdes, ou bien il faut admettre en eux une source inépuisable d'actions électriques, ayant pour objet direct et prochain, les actes vitaux électriques de l'organisme humain.

Si vous admettez ceci, et je vous défie de ne l'admettre pas, après examen sérieux, pourquoi trouveriez-vous étrange que de chaque grande division de ces remèdes, on puisse tirer, par une distillation spécifique, une électricité véritable, en rapport constant de puissance et d'effet avec la source d'où elle émane.

De fait, ces quatre espèces d'électricité existent, et devant leur réalité puissante, toutes les négations seront forcées de tomber. Autant vaudrait nier l'existence des pyramides. Dans ce cas on n'a qu'à mettre les sceptiques en face de leur masse imposante: *mole suà stant...* C'est la meilleure preuve.

Avant d'entrer dans le détail de cette question si importante, je commencerai même par constater la défaillance morale de la généralité des partisans de l'électro-homœopathie eux-mêmes, en face des données et des assertions scientifiques ayant actuellement force de loi. Ces personnes, d'un côté, ne pouvant nier la puissance électrique de leurs précieux liquides, de l'autre, tremblant d'affronter le mépris des savants et d'assumer les conséquences du principe ignorantin aussi ancien que le monde : *nego quià absurdum,* n'osent plus même guère parler de leurs électricités, qu'en petit comité intime ; et quand il s'agit surtout d'imprimer leurs pensées et leurs conseils, si utiles aux pauvres malades, ils n'emploient plus que ces expressions mitigées : *liquides électriques*... — Et pourquoi ne pas dire ouvertement le mot... *Electricité ?* puisque ce mot seul est l'expression de la vérité ?

Sans doute, ce n'est pas l'électricité ordinaire. Dieu merci, c'est quelque chose de meilleur ! Mais ce n'en est pas moins une électricité véritable ! C'est quelque chose comme l'électricité végétale, c'est même plus, car cela confine de très près à l'électricité organique vivante.

C'est une des plus belles découvertes du génie humain, ou si vous l'aimez mieux, c'est une des plus riches aumônes que Dieu ait faites à notre pauvre monde.

De même qu'il y a quatre grandes séries de remèdes, de même aussi, il y a quatre électricités sorties de leurs entrailles, aussi fécondes que mystérieuses.

On a donné à ces électricités des noms de convention que nous respecterons, parceque ceux-là en valent d'autres.

1° De la série des antiscrofuleux sort l'électricité positive, dite rouge. Elle a sa sphère dans toutes les affections symptomatiques de désordres, ou de viciations de la lymphe. Elle dégage dans l'organisme par l'intermédiaire des principaux points du système nerveux, et dans les parties affectées, en se mettant par eux en communication directe avec elles, une électricité positive très puissante, qui se combine parfaitement avec l'électricité positive organique, et qui agit d'une manière à la fois suave et forte, en même temps qu'instantanée, sur les nerfs, sur les tissus et jusque sur les éléments : fibres, tubes, cellules ou vésicules organiques.

2° De la série des antiangioitiques, sort l'électricité positive, dite *bleue*. Elle a pour sphère le sang, tout le système circulatoire, et toutes les affections qui en dépendent. Elle se combine admirablement avec l'électricité du sang, a une influence souveraine sur sa circulation, et son activité vitale, empêche les stases, détruit les congestions quelles qu'elles soient, avec une rapidité vraiment électrique, et vaut à elle seule pour toute la classe des inflammations plus que tout l'arsenal antiphlogistique de l'Ecole.

3° De la série des anticancéreux, sort l'électricité *négative* dite *verte*. Elle a pour sphère toute la pathologie cancéreuse des tissus dans le sens large de ce mot, tel que nous l'avons expliqué dans le paragraphe premier de ce chapitre IV°. — Pourquoi est-elle négative ?

— Lorsque, dans une constitution, il y a tendance chronique et comme entraînement de nature, vers cette dégénérescence spécifique, c'est que toute la force et toute l'activité vitale sont, par suite d'une aberration profonde de l'organisme, asservies à cette besogne pernicieuse, si contraire à leurs instincts et à leur destinée première, qui est de conserver et d'alimenter les tissus organiques; le corps tout entier est alors comme électrisé positivement à mal; le premier but à atteindre, dans la lutte que l'on entreprendra contre cet envahissement déréglé et fatal des forces vitales, est donc d'annuler et de refouler cette électricité positive organique, devenue artisan de ruine. Ce but, l'électricité verte *négative* l'obtiendra sûrement, et la preuve qu'elle l'aura obtenu, elle la donnera incontinent, en amenant le calme profond de la partie lésée, la cessation des douleurs térébrantes ou lancinantes, et un changement plus ou moins prompt de bon augure dans la physionomie des tissus malades.

Tous les remèdes anticancéreux sont de même nature ; comme l'électricité verte qui en émane, ils tendent à combattre et à annuler cet envahissement morbide, en même temps qu'à transformer ces forces vitales pernicieuses, en forces vitales utiles et bienfaisantes.

4° De la série des fébrifuges, sorte d'électricité négative, dite *jaune*. Elle a pour sphère toutes les affections qui sont du domaine des fébrifuges, et en général, toute espèce de surexcitation fébrile, générale ou localisée. Le raisonnement que nous avons fait tout à l'heure, au sujet de l'électricité *verte*, afin d'expliquer le pourquoi de sa nature *négative*, peut s'appliquer ici d'une manière absolue. On comprend aisément que dans la fièvre, il y a exaltation, empiètement, envahissement de l'électricité *positive*, et que l'intervention d'un fluide négatif peut seule amener un apaisement dans l'organisme ainsi surmené.

Quant à la question de savoir si réellement, si absolument, il y a dans notre électricité rouge du *positif*, et dans notre électricité jaune du *négatif*, je réponds qu'il y en a au même degré que dans toute autre espèce d'électricité, ni plus, ni moins.

Selon Peltier, les mots *positif, négatif,* n'indiqueraient que les degrés d'un même état, à partir d'un point d'équilibre, sans manifestations électriques. Tous les corps bruts produisent ces deux fluides au repos, en quantités égales, à l'état de fluide neutre. De même, tous les corps vivants à l'état de santé, les produisent en quantités égales, et par conséquent, à l'état pareillement de fluide neutre. Ce n'est que lorsque l'équilibre des forces vitales vient à se rompre, qu'il se manifeste, alors, des états électriques organiques, dits positifs, dits négatifs. En définitive, tout cela est beaucoup plus relatif qu'absolu. Dans ce sens, nos électricités sont vraiment positives et vraiment négatives.

5° Cette électricité neutre, résultat de l'harmonie parfaite régnant entre toutes les puissances du corps, et en fin de compte, entre les liquides blancs et les liquides rouges, puisque tout vient de là, cette électricité neutre, cause à la fois et effet de la santé, a servi de guide et d'exemplaire à notre habile inventeur, pour créer une cinquième espèce d'Électricité, l'Électricité *neutre,* dite *blanche*, émanant des deux grandes séries, antiscrofuleux et antiangioitiques *réunis*. Pour neutre, elle l'est bien.

L'expérience démontre, en effet, surabondamment, que cette sorte d'Électricité réussit parfaitement là où parfois l'Électricité *bleue* n'aurait aucun résultat, comme dans le cas où le système sanguin jouit de peu d'influence dans la constitution, ou bien là où l'Électricité rouge produirait des effets trop brusques ou trop intenses, comme dans certaines constitutions, profondément affaiblies et délabrées, sur lesquelles cet effet est comme foudroyant.

Aussi cette électricité est-elle celle qui peut s'employer le plus indifféremment. Il n'y a avec elle jamais danger d'accident. La Rouge, au contraire, produit sur certains tempéraments, ainsi que nous venons de le dire, un effet foudroyant ; au bout de quelques instants d'application, le sujet tombe dans une syncope profonde et absolue, simulant l'absence complète de la vie. C'est ce qui arrive surtout aux femmes, chez lesquelles l'hystérie ou la chloro-anémie, où des pertes de sang réitérées, ont amené un développement

exagéré de la sensibilité nerveuse. Hâtons-nous de
dire qu'alors même il n'y a aucun danger, quelques
grains de Scrofuleux posés sur la langue de la personne ainsi évanouie, la font revenir aussi promptement comme elle était, tombée. Si ces applications ont
été faites sur des parties affligées de névralgies ou de
rhumatisme, on peut également être certain, qu'en
même temps que la syncope, se produit la guérison
instantanée de ces mêmes douleurs, preuve certaine
que ce désordre passager n'est alors même que l'excès
d'un bien. Encore est-il, qu'il vaut mieux à tout point
de vue éviter cet excès.

Généralement, on peut poser en principe que l'effet
de ces électricités est relatif. Ainsi, appliquées sur un
sujet sain, elles ne produiront aucun effet, et leur
effet sera d'autant plus grand, au contraire, que le
point avec lequel on les met en contact est plus malade. Ensuite, une électricité aura d'autant plus d'effet,
qu'elle sera plus sympathique et mieux choisie pour
l'espèce du mal que l'on a en vue de traiter, la bleue
agira, par-exemple, avec intensité, là où la rouge
n'obtient aucun résultat, d'autres fois, ce sera la rouge, d'autres fois, la blanche, d'autres fois, la jaune, et
d'autres fois, la verte. Lors même qu'on sera certain
d'avoir en main la vraie Électricité sympathique au
malade, il s'agira encore de trouver le point sensible
à cette électricité, c'est-à-dire le point d'où part la
douleur ou la maladie. Arrivé à ce point, l'Électricité
électro-homœopathique produit des picotements électriques, phénomènes de contractilité ou de sensibilité
plus ou moins accusés, parfois même fort douloureux,
en tout point comparables à ceux obtenus à l'aide des
rhéophores. Il faut dire toutefois à l'avantage de nos
électricités qu'il est extrêmement rare que la douleur

produite soit très sensible. Ordinairement, les picotements électriques ainsi produits n'arrivent jamais à mériter le nom de douleur. Leurs effets n'en sont pas moins merveilleux ; rhumatismes, névralgies, douleurs de toute sorte provenant de lésion ou de refroidissement accidentels, cèdent comme par enchantement, à quelques applications ; il y a guérison complète en même temps qu'instantanée. Quand le mal vient de la constitution, les applications d'Électricité peuvent soulager, mais non guérir. Ceci est l'affaire des remèdes intérieurs. Mais alors même elles soulagent profondément le malade, elles calment ses douleurs et jusqu'à ses angoisses morales, sans compter que par leur action incessante sur les molécules organiques et sur les réseaux nerveux périphériques et profonds, elles aident puissamment au traitement principal.

Les Électricités agissent non-seulement sur les nerfs du mouvement, mais aussi sur les nerfs sensitifs et de sensibilité spéciale, sur les nerfs trophiques (c'est-à-dire, exerçant une influence chimique directe sur les actes moléculaires nutritifs) et sur tous les nerfs de la circulation. Nerfs modérateurs, dépresseurs, de relâchement, d'arrêt, pour le cœur ; nerfs frénateurs, frigorifiques, dépresseurs, réfrénateurs, constricteurs, pour les vaisseaux ; nerfs thermiques ou dilatateurs pour les capillaires, tout cela est impressionné, réglé et gouverné d'une manière sûre, efficace et instantanée par nos électricités sans qu'il existe jamais le moindre danger, dans leur emploi sur des parties si délicates.

Quelles difficultés et même quelles impossibilités ne faudrait-il pas braver, pour arriver à de pareils résultats avec les machines électriques si perfectionnées qu'on les puisse rêver ! !

Devant cette explication, la guérison des anévrismes, si souvent déjà constatée à l'aide de notre électricité bleue, cesse d'être mystérieuse, les applications de cette électricité sur le point malade de l'artère, amenant un resserrement organique continu des parois, par leur action constante sur les nerfs de ces parois; en même temps qu'elles opèrent peu à peu leur soudure naturelle, par l'excitation vitale qu'elles déterminent dans les propriétés nutritives du tissu artériel. C'est par un procédé identique que cette même électricité arrête les hémorrhagies les plus abondantes et les plus obstinées, qu'elle dissipe les congestions les plus invétérées, (quant aux congestions toutes nouvelles, provenant de contusions plus ou moins violentes ou d'inflammations diverses, suite de douleurs névralgiques ou rhumatismales, elle en enlèvent toute trace en quelques minutes seulement), qu'elle réduit les varices, détruit l'effet du coup de soleil, et apaise d'un coup les battements désordonnés du cœur.

On peut, de même, expliquer l'action des autres électricités, rouge, blanche, verte, jaune, chacune dans leur sphère spéciale.

C'est ainsi que la rouge, employée en ventouse à l'occiput, aux points principaux du grand sympathique, au frontal, au facial et aux sus et sous orbitaux, vaincra les érysipèles par l'action tonique et constrictive qu'elle exercera constamment sur les nerfs sensitifs de la peau. C'est ainsi également, qu'appliquée sur le sciatique, ou le brachial, ou sur les nerfs du cou, ou sur les reins, ou sur les nerfs de la cinquième paire, au sourcil et au-dessous du tronc sous orbitaire, la rouge guérira souvent seule la sciatique, la paralysie du bras, le torticolis, le lumbago, en rétablissant du même coup l'équilibre parfait du calorique et de l'électricité animale, dont le trouble plus où moins grave, plus ou moins profond, avait produit ces douleurs et cette paralysie, et même amènera la guérison de bon nombre de maladies des yeux, par l'action tonique, constrictive et réfrigérante qu'elle exerce abondamment sur leurs nerfs, et tous les épanouissements de ces mêmes nerfs à travers leurs vaisseaux, leurs muscles, leurs paupières, leur conjonctive, leurs voies lacrymales, et surtout la rétine et la sclérotique.

La jaune, on le comprend, est souvent nécessaire pour atténuer l'excitation trop vive, produite parfois par la rouge, et pour amener par sa force négative, l'équilibre parfait entre les fluides organiques.

Il arrive souvent que la prédominance excessive du fluide positif domine dans un sujet, enfant ou adulte, soit par une disposition naturelle, soit par l'effet de causes diverses, comme dans l'épilepsie, le tétanos ou le trismus des nouveau-nés, c'est même dans une foule de cas la source de nombreuses et en apparence incurables douleurs physiques et morales. Notre électricité jaune rétablit l'ordre et l'équilibre dans ces tempéraments dévoyés, en y faisant circuler l'électricité négative qui, en annulant les effets de l'autre et la désarmant, fait renaître une santé inespérée. C'est dans le même sens qu'elle agit, prise à l'intérieur, soit pour calmer la diarrhée, soit pour provoquer l'expulsion des vers, soit pour calmer les irritations du larynx ou des bronches.

La blanche réussira mieux que la jaune dans beaucoup de cas, lorsqu'on peut dire par exemple, qu'il y a non pas manquement excessif de l'un ou l'autre fluide, mais seulement défaut d'équilibre. Ainsi, une simple application au plexus solaire, au creux de l'estomac, et à la partie antérieure du grand sympathique, suffit la plupart du temps, pour faire cesser les convulsions les plus tenaces; appliquée à la nuque, à la tempe, sur les côtés du cou, à la partie des ganglions cervicaux supérieurs et sous l'oreille, soulage ou même guérit les névralgies ou les migraines. Prise à l'intérieur, à la dose d'une ou deux gouttes, elle est très utile et très bienfaisante aux personnes malades des nerfs, mais, s'il s'agissait de vraies hystéries, la jaune serait de beaucoup préférable, étant plus appropriée en cette circonstance.

'Lorsqu'au lieu de simple névralgie, il y aura névrite plus ou moins prononcée, ce sera la *Verte* qui réussira le mieux. Alors, en effet, c'est la substance même du nerf qui tend à se déformer. Or, il y a plus ou moins névrite dans tous les cas d'inflammation grave ou de plaies plus ou moins cancéreuses et gangréneuses. Elle est spéciale pour les douleurs articulaires. Elle s'emploie aussi sur la surface des plaies ou des tumeurs, surtout mélangée en onctions, en pommades, en bains locaux, après avoir servi de base pour dissoudre les grains choisis pour tel ou tel cas particulier.

De même, on peut en faire un élixir précieux pour la carie des dents, en la mélangeant dans des proportions modérées à l'anticancéreux 4 et à l'antiangioitique 2, et à une partie déterminée d'alcool et d'eau pure.

C'est ainsi également, qu'avec la rouge, ou la blanche, ou la bleue, on fera des collyres admirables pour toute espèce d'ophtalmies, en les combinant pour un quart, ou un tiers, ou une moitié, avec des mélanges déterminés, d'après le cas, des autres remèdes, dissous dans l'eau distillée.

On peut faire de même toute espèce de gargarismes de compresses, de bains, d'injections, ou même de lavements.

Il y a deux manières plus ordinaires d'employer les électricités: 1º En ventouse, c'est-à-dire en appliquant le col du flacon débouché sur la partie voulue, de façon que le liquide adhère à la peau. (N'appliquez jamais sur une personne syphilitique un flacon qui doive servir à d'autres qu'à cette personne ou à d'autres syphilitiques); 2º En compresses, c'est-à-dire appliquant, au lieu du flacon, un peu de coton (ouate), ou de linge, ou de papier imbibé de quelques gouttes seulement.

Ces applications commencent généralement leur effet au bout de 10, 20, 30 secondes. Dans le cas de larges compresses sur le cou ou sur le dos, entre les épaules, pour les maux de gorge très graves et dans toute affection, où les nerfs de la respiration sont menacés de paralysie, il vaut mieux les laisser plus longtemps; tandis que, pour les petites applications il vaut mieux les multiplier de manière à poursuivre la douleur ou le mal quel qu'il soit, sans lui laisser de trève, jusque dans ses dernières ramifications. Il semble, en effet, souvent, que la douleur fuie devant l'électricité, et celle-ci doit littéralement la poursuivre de point en point jusqu'à l'extrémité de la ramification nerveuse.

LES POINTS A ÉLECTRISER.

Sont pour les nerfs certains endroits où l'action électrique peut les atteindre plus aisément, à travers leurs trajets, tantôt profonds, tantôt superficiels. De même, pour atteindre les muscles profonds, on doit se rappeler les interstices de ceux qui les recouvrent et qui permettent d'arriver jusqu'à eux. Tout cela forme, ce qu'on appelle les lieux d'élection, pour les applications électriques. Il y a. 1° Pour les bras : *le plexus brachial,* formé par l'entrelacement des branches antérieures des quatre dernières paires cervicales et de la première dorsale, *au-dessus de la clavicule;* c'est lui qui fournit les six nerfs brachiaux dont quatre peuvent également recevoir des applications, il y a *le nerf médian,* qui passe au *devant du pli du bras,* devient de nouveau apparent près du *poignet* entre les tendons du fléchisseur superficiel, et vient ensuite à la *paume de la main* se développer en rameau cutané palmaire, (cela explique comment des applications à la paume de la main soulagent souvent les douleurs du bras ou ses paralysies.

Il y a *le cubital* qui fournit les rameaux moteurs des doigts. On le touche à la partie creuse qui domine a tête du coude.

Il y a *le radial* dont la paralysie entraine la déformation de la main. On le touche au-dessus du *tiers inférieur externe du bras,* point où il se dégage de l'intérieur.

Il y a le *musculo-cutané* dans le *creux de l'aisselle.* 2° Pour la jambe : *le plexus sacré ou plexus sciatique,* sur les côtés du sacrum; formé par le nerf lombo-sacré et plusieurs branches des nerfs sacrés, c'est lui qui énerve les muscles et la peau des parties avoisinantes et leur donne, par conséquent, le mouvement et la sensibilité, c'est lui également qui donne e nerf sciatique et le nerf crural.

Le nerf sciatique que l'on touche à sa sortie du plexus sciatique. Ce nerf suit verticalement la région postérieure de la cuisse donnant des rameaux aux muscles et au grand adducteur de cette région. On doit le toucher de nouveau *au creux-poplité,* où il se bifurque en branche interne et branche externe, servant toutes deux à innerver les vaisseaux, muscles et articulations de la jambe, des pieds, des orteils, et jusqu'aux muscles et à la peau de la plante du pied. On le touche enfin à son passage autour de la cheville externe, et à la plante du pied sur ses ramifications cutanées. *Le nerf crural* que l'on touche au pli de l'aine, à la partie antérieure de la cuisse et du genou, et que l'on retrouve sur le cou de pied.

On le touche également autour de la cheville externe, et à la plante du pied sur ses ramifications cutanées.

3° La tête (pour). — a. L'*Occiput:* partie postérieure de la tête, depuis le milieu du vertex jusqu'au trou occipital; et *Sous-Occiput :* partie placée au-dessous de l'os occipital. C'est dans ces parties où git la moëlle allongée ou bulbe rachidien, de la protubérance cérébrale au grand trou occipital, que naissent les racines du nerf glassopharyngien, du pneumogastrique et du spinal, ainsi que la première paire cervicale qui forme les nerfs sous-occipitaux proprement dits.

Là, à la nuque, se développent les trois ganglions que forme le nerf grand sympathique. Le supérieur est sous la base du crâne; le moyen est au niveau de la 5e ou 6e vertèbre du cou; l'inférieur, entre la 7e vertèbre et le col de la première côte. Ce sont eux qui donnent les nerfs et le plexus cardiaques.

Là est le plexus cervical formé par les anastomoses réunies des quatre premiers nerfs cervicaux.

Là enfin sur les côtés et vers la région postérieure du cou, sont les glandes lymphatiques cervicales.

Ajoutez à cela une foule de muscles qu'il serait trop long d'énumérer, et vous comprendrez combien cette région doit être sensible aux applications d'électricité.

b. *Le Frontal* (ou nerf palpébro-frontal). Le plus gros des trois rameaux, fournis par le nerf ophtalmique. Ce nerf frontal passe le long de la paroi supérieure de l'orbite, et se partage en deux rameaux qui sortent, l'externe par le trou orbitaire supérieur, et l'interne en passant au-dessous du grand oblique; l'un et l'autre se distribuent à tout le front.

Pour faire mieux comprendre la situation des nerfs de la face, dont fait partie l'ophtalmique et leur importance réciproque, nous allons remonter à leur origine et les suivre dans leur développement.

Ils font presque tous partie du nerf *trijumeau* qui, sorti du crâne, et arrivé dans la fosse temporale interne, y forme une sorte de renflement qui prend le nom de ganglion de Gasser ou plexus de Bichat, d'où il se divise en 3 branches sensitives, d'où vient son nom de trijumeau. 1° La première branche est l'ophtalmique dont nous avons parlé, elle se divise elle-même en trois rameaux: frontal, nasal, lacrymal, qui donnent le sensibilité à la peau du front, de la paupière supérieure, du lobule du nez, à la conjonctive, à la glande lacrymale et au globe oculaire, par le ganglion ophtalmique situé au fond de l'orbite. 2° La seconde branche est le maxillaire supérieur qui, pénétrant dans le canal sous-orbitaire, se distribue à la peau de la paupière inférieure, où il forme le rameau sous orbitaire de la joue, des parties latérales du nez et de la lèvre supérieure; à la muqueuse

de là joue et de la lèvre supérieure, du sinus maxillaire, du canal nasal; enfin, aux dents et aux gencives
de la mâchoire supérieure, aux fosses nasales, au voile
du palais et à la voûte palatine. 3° La 3e branche est
le maxillaire inférieur, nerf mixte par la réunion
d'une petite branche motrice; il se distribue à la
muqueuse de la langue aux glandes sous-maxillaires
et sublinguales, à la parotide, ainsi qu'aux gencives
et aux dents de la mâchoire inférieure, à la lèvre
inférieure et au menton, ainsi qu'au conduit auditif
et à certains muscles du marteau. Enfin, sa branche
motrice s'étend dans les muscles élévateurs, déduc-
teurs et abaisseurs de la mâchoire inférieure, et dans
les muscles tenseurs du voile du palais.

Outre le trijumeau, il existe un nerf, dit facial.
Il naît de la protubérance cérébrale, à côté du nerf
auditif; après de longs circuits, on le retrouve traversant la glande parotide sous l'oreille; c'est de là
qu'il se divise en deux branches, qui se subdivisent
elles - mêmes en rameaux se répandant sur la
région correspondante du visage en forme d'éven-
tail. L'une va former comme une patte d'oie sur la
tempe et sur la face, sous le nom de temporo-
faciale, en se mélant par anastomose aux autres
nerfs dont nous avons parlé; l'autre appelée cervico-
faciale, se dirige en bas et va s'anastomoser avec
les nerfs cervicaux superficiels. C'est ce nerf facial
qui joue le rôle le plus important dans l'expression
de la physionomie.

Qu'on nous pardonne cette disgression à propos
du frontal. Nous pensons qu'elle ne sera pas inutile, en guidant plus sûrement le malade dans les
diverses applications qu'il pourra faire de ses pré-

cieuses électricités. Après l'occiput et le frontal, le point à électriser est:

·c. *La racine du nez,* pour agir sur les nerfs ethmoïdaux, où s'entrecroisent quelques filets du nerf optique, sur ceux du nerf olfactif, et sur les nerfs spheno-palatins.

. d. *Les deux tempes,* pour agir sur les nerfs temporaux superficiels et profonds (fournis par la branche maxillaire inférieure).

· e. Sous l'arcade du pied, utile parfois pour dégager la tête, en rappelant en bas les fluides et agissant sur leur circulation.

f. Le sommet du crâne.

4° Pour les yeux: (1) *au sus et sous-orbitaux,* pour agir sur les branches supérieures et inférieures du nerf moteur oculaire, sur le nerf optique et sur le nerf pathétique; *au frontal* et *aux tempes, à la partie la plus voisine des yeux.*

5° Pour le nez; *à la racine* du nez et sur ses parois recouvrant les fosses nasales;

6° Pour les oreilles: *au bas de la tempe,* le plus près possible du conduit auditif, pour agir sur les nerfs auriculo-temporaux, qui viennent de la branche maxillaire inférieure, et qui innervent ce conduit; et sur les muscles, *antérieur* (au-dessous du

---

(1) Presque tous les nerfs des yeux, ainsi que les frontaux et palpébraux et les artérioles de la rétine elle-même, toutes accompagnées de leurs nerfs vaso-moteurs se rattachent par quelque filet nerveux au ganglion ophtalmique et relèvent par conséquent du nerf grand sympathique. Ce qui explique l'action de l'électricité sur les congestions sanguines des yeux, par le moyen de tous ces vaso-moteurs subitement contractés par leur influence. Les sympathies que l'on remarque entre les deux yeux s'expliquent par la connexion intime des deux ganglions ophtalmiques qui tiennent sous leur dépendance tous les actes qui se rattachent à la nutrition des yeux. De là, grande influence de nos remèdes.

point précédent), *postérieur* (derrière l'oreille), *supérieur* (au-dessus). — Enfin au-dessous *sur la parotide* située entre l'os maxillaire inférieur et le conduit auditif externe, car elle est traversée par beaucoup de nerfs et d'artères, et en particulier par l'artère auriculaire;

7° Pour la langue, *au nerf hypoglosse,* qui préside à ses mouvements, et se distribue aux muscles de la langue et du pharynx. On le touche vers l'angle de l'os maxillaire inférieur, et sur les muscles de la langue, surtout aux hypoglosses sur l'os hyoïde, entre la base de la langue et le larynx.

Rien n'empêche de toucher directement la muqueuse de la langue, aussi bien que du palais et des gencives. Nous en avons souvent obtenu des résultats magnifiques.

8° Pour la vessie et les organes de la génération, au périnée, (souvent larges compresses remplissant tout l'espace triangulaire au-dessous de l'anus.

9° Pour tout le corps : *Occiput, Grand Sympathique...*

Là encore, il est absolument nécessaire d'exposer aussi rapidement et aussi clairement que possible, ce que l'on doit entendre par grand sympathique et par plexus. C'est le seul moyen de faire comprendre au lecteur l'avantage ou même la nécessité de ces applications.

Il y a une différence essentielle entre les nerfs de la vie animale qui président aux mouvements volontaires, et dont le centre est le cerveau, et les nerfs de la vie organique, qui président à la nutrition, et dont le centre est dans les organes thoraciques ou abdominaux, probablement dans la rate. Ces derniers nerfs sont formés toutefois visiblement, par un ensemble de ganglions qui ne font qu'un tout par le moyen de longs filets de jonction, et qui constituent ce qu'on appelle le système ganglionnaire ou grand nerf sympathique. Ils forment comme un double cordon nerveux, situé dans l'intérieur des cavités splancniques, l'un à droite et l'autre à gauche de la colonne vertébrale, de la tête au bassin; et sur leur trajet sont de nombreux ganglions, d'où partent des filets internes, qui se distribuent aux divers organes, et des rameaux externes qui vont s'anastomoser aux nerfs rachidiens et aux nerfs des sens, pour y remplir leurs fonctions nutritives spéciales. C'est de ce système que dépendent: le ganglion ophtalmique, le ganglion sphéno-palatin et le naso-palatin et sous-maxillaire; les ganglions cervicaux, moyen, supérieur, et inférieur, qui donnent les nerfs et le plexus cardiaques, et de plus les ganglions thoraciques et abdominaux, qui se terminent par le ganglion coccygien placé au-devant de cet os. C'est de ces ganglions que partent tous les filets qui forment les divers plexus nerveux du tronc.

Or, pour influencer le grand sympathique, il y a plusieurs lieux d'élection. Ce sont d'abord: les ganglions cervicaux dont surtout l'inférieur, situé au premier espace intercostal, à l'entour du col de la première côte, et ne finissant que sur la seconde côte, dont l'inférieur, dis-je, concourt à la formation des plexus pulmonaires, et des principaux nerfs du cœur, ainsi que du grand plexus cardiaque. On doit donc faire les applications sur ces ganglions cervicaux et spécialement au ganglion inférieur de chaque côté du col de la première côte. Il est bon aussi de le faire sur le ganglion moyen et supérieur, puisque ceux-ci concourent avec l'inférieur et le pneumogastrique, dont l'origine est également située dans cette région, à former tous les nerfs pulmonaires et cardiaques.

Il y a trois autres lieux d'élection principaux sur le devant de l'abdomen, ce sont : le plexus solaire, situé entre les piliers du diaphragme, au-dessus de l'épigastre, et formé par les branches du grand sympathique et par le nerf pneumogastrique droit.

Au-dessous du plexus solaire, au niveau du creux de l'estomac, se trouve le plexus cœliaque. C'est le second point antérieur à toucher. Enfin, au-dessous de ce nouveau plexus, il en existe un autre à la partie supérieure de la région ombilicale, appelée plexus mésentérique. C'est le troisième point extérieur du nerf grand sympathique. Ce qui fait six points principaux pour toucher le grand nerf de la vie organique : 1° l'occiput et la nuque ; 2° le ganglion droit inférieur cervical (les deux autres étant compris dans la nuque); 3° le ganglion gauche inférieur cervical ; 4° le plexus solaire ; 5° le plexus cœliaque ; 6° le plexus mésentérique. C'est ce qui forme ce qu'on appelle les six grands points à électriser, chose nécessaire, ou du moins fort utile, dans le traitement de toute maladie grave ou constitutionnelle.

Enfin, on pourrait et on devra souvent ajouter un septième point, vu son importance, c'est le plexus rénal, lacis nerveux, double comme l'organe auquel il appartient, et provenant du plexus solaire et cœliaque, de la partie externe des ganglions semi-lunaires, et des petits nerfs splanchniques. Il pénètre dans la substance propre du rein, en suivant les rameaux de l'artère rénale. Je ne veux pas terminer cet article sans citer un fait tout nouveau, à l'appui de ce que j'ai dit, touchant l'effet parfois fort douloureux, des électricités, et qui montre bien qu'il y a là une force capable de se poser en face de nos électriciens modernes, et d'exciter en eux, à ce sujet, un juste besoin de recherches sérieuses. Le voici ce fait dans toute sa simplicité. Un homme fort honorable vint me demander un jour quelque remède capable de soulager sa femme souffrante de violentes douleurs de reins ; sachant cette personne très angioitique, je lui donnai l'électricité bleue, en expliquant au mari, la manière de s'en servir en ventouse. .

Ce dernier, de retour chez lui, s'empressa de faire fonctionner le précieux flacon, au grand déplaisir, de sa femme, qui crie que cela lui arrache les reins, comme avec des tenailles. Le mari, pour éprouver la vérité de cette affirmation qui lui semble au moins exagérée, s'applique lui-même plusieurs ventouses qui ne lui font aucun effet, et, fort de cette épreuve, qui démontre l'innocence de ce liquide, autant que l'exagération de sa femme, veut absolument lui faire de nouvelles ventouses.

Elle y consent, mais bientôt elle éprouve de tels tiraillements, de telles contractions musculaires, de si cruels déchirements, qu'il lui semble, dit-elle, avoir toute une meute acharnée à la dévorer, et se met à jeter de tels cris, que le mari stupéfait est forcé de céder.

Cette femme n'est, ni une nerveuse, ni une chlorotique, ni encore moins une hystérique, elle est une de ces robustes personnes du grand air, de celles de qui l'on dit vulgairement qu'elles sont bâties à chaux et à sable ; et cependant, l'impression reçue a été tellement violente, qu'elle s'est crue obligée de rester deux jours au lit. Ajoutons qu'elle a été guérie de ses douleurs.

La conclusion est facile à tirer ! Vous connaissez le proverbe : *on ne peut donner que ce qu'on a.* Pour produire de pareils effets électriques, il faut donc qu'il y ait dans les *flacons Sauter,* une véritable électricité.

Maintenant, quelle est au juste cette nouvelle sorte d'électricité ?

Cherchez avec nous, au lieu de nier et de rire.

Et aidez-nous à scruter cette nouvelle carrière, ouverte à la curiosité et au zèle de tous les vrais amis de la science !

CHAPITRE V.

Les Doses des remèdes.

Comme nous l'avons dit, l'homœopathie a servi de
point de départ et d'appui à notre nouvelle science,
qui a pris pour nom à cause de cela: Electro-Homœopathie..... Il n'est donc pas étonnant que cette
nouvelle science, conserve avec l'homœopathie, quelques points de ressemblance, mais, je dois ajouter
qu'en définitive, ces points de ressemblance, bien loin
de lui enlever son cachet d'individualité propre et
d'originalité puissante, ne servent, au contraire, qu'à
les affirmer et à les établir sur des bases plus solides.

Pour la démonstration de la seconde partie de cette
proposition, on peut se reporter au chapitre III de cet
ouvrage; pas n'est besoin de répéter ce que nous
avons dit. Quant aux points de ressemblance, comme
nous sommes en but par ce fait même, aux principales
objections que les préjugés n'ont cessé, malgré les plus
éloquentes réfutations, d'amonceler contre l'homœopathie, nous croyons utile et même nécessaire, d'y
répondre en quelques mots aussi concluants que
possible.

La chose est d'autant plus opportune, que l'expérience a démontré que les médecins homœopathes
eux-mêmes, qui se servent de doses bien plus atténuées que les nôtres, deviennent parfois récalcitrants
et même incrédules, quand il s'agit de celles-ci, qui à
tout point de vue, sont pourtant mille fois plus importantes et plus efficaces que celles dont ils se servent.

D'où vient cela? — Et d'où cela pourrait-il venir, sinon de l'amour-propre ou du préjugé?

L'amour-propre? Eh oui, ce quelque chose de si subtil, qui n'est pas nous et qui cependant entre en nous si avant, qu'il semble faire partie de nous-mêmes. Il n'est pas nous, car en définitive, l'amour-propre est un non sens, une sorte de monstre philosophique, qui n'existe que dans les imaginations malades, puisque nous n'existons pas par nous-mêmes et que nous ne vivons que pour servir à quelque chose ou à quelqu'un. Malheureusement, sur ce point, toute imagination est plus ou moins malade, quoi qu'on en dise, et ce monstre d'amour-propre continue à faire souvent de sa vie de fantôme éphémère, mais toujours renaissant, le côté le plus sérieux de notre vie.

On a un système; que ce soit notre œuvre ou celui d'un autre, du moment qu'on y a appliqué une partie de sa vie, ce système devient le nôtre, et nous nous passionnons pour lui, sans songer qu'après tout, ce système n'est l'œuvre que d'hommes comme nous, et qui, par conséquent, sont sujets à l'erreur, sans songer surtout, que dans l'œuvre de la science, qui a été abandonnée de par Dieu, à la conquête des efforts progressifs du génie humain, on ne peut jamais s'arrêter à un point quelconque de cette échelle ascendante, et dire: il n'y a plus rien au-dessus de nous!

Permettez-moi de vous le dire: vous n'êtes ni Kœpler, ni Newton, ni Galvani, ni Volta, et pourtant tout ce que ces grands hommes ont fait n'est que l'A B C de ce que nous réserve l'avenir. Eh! pourquoi voudriez-vous tout savoir? Le tout savoir... C'est l'affaire des siècles, et encore est-il probable qu'ils n'arriveront jamais, si multipliés qu'ils soient... à tout savoir! Car la science, même naturelle, est par quelques points... infinie! Et il n'y a aucune proportion entre... des siècles... et... l'infini. Donc, laissons là cette question de l'amour-propre! Mais en plus de cela, et je le dis avec peine, car il est toujours fâcheux d'avoir à relever de telles contradictions, il ne manque pas de médecins homœopathes, qui, tout convaincus même qu'ils soient de l'efficacité de nos remèdes, et il y en a déjà un grand nombre, ne savent comment se résoudre à les prescrire à la 2e ou à la 3e dilution, que serait-ce à la 6e ou à la 10e? sans songer qu'eux-mêmes donnent souvent leurs remèdes à la 30e dilution, avec la conviction que dans certains cas, tel et tel remède ne peut agir qu'à cette dose très infinitésimale.

C'est là qu'on peut prendre le préjugé en flagrant délit d'inconséquence.

Vous connaissez ce qu'on appelle teintures-mères, ou triturations, c'est l'essence même de vos médicaments; eh bien, nos grains à nous, ne sont que l'expression de cette première essence concentrée, avec cette différence, qu'elle est transformée et centuplée par la fermentation que vous savez. Au 1er verre, soit à notre première dilution, le médicament électro-homœopathique équivaut à peine à votre 3e dilution (décimale), au 2e verre, par conséquent, elle équivaut à votre 4e dilution, et au 3e verre, à votre 5e dilution. Qu'y a-t-il là qui soit contraire à vos principes? ne donnez-vous pas vous-mêmes souvent vos remèdes à la 12e et même à la 30e dilution?

Cette explication suffira, je crois, à tout médecin homœopathe, pour le décider à se servir de nos 2e et 3e doses, selon la circonstance, sans qu'il soit nécessaire pour lui, de faire un acte de foi plus grand que celui qui consiste à ordonner des granules préparés à la 6e, ou à la 12e, óu à la 30e. Peu importe que ces dilutions soient préparées par le pharmacien, ou par un autre; sans doute le malade, souvent plein de préjugés, et fort peu raisonnable, préférera avoir son tube à la 12e, tout préparé, et y attachera beaucoup plus d'importance que s'il avait été obligé de faire évoluer lui-même le remède à travers toutes ces puissances infinitésimales, mais, qui vous empêche de préparer vous-même et de donner vous-même, s'il le faut, à votre malade, la dilution qui convient ou du moins la dilution prochaine?

Pour ce qui regarde les médecins homœopathes, il n'y a donc pas de difficultés sérieuses, et il s'agit moins de combattre que de s'entendre. Il n'en est pas de même avec les allopathes. Avant tout il nous faut exposer notre système de dosages ou de dilutions des remèdes.

PREMIÈRE DILUTION.

Elle se compose d'un globule fondu dans un verre d'eau. On boit ce verre par cuillerées à bouche, de demi-heure en demi-heure, pour les maladies de peu d'importance; mais dans les cas de maladies aiguës graves, et toutes fois qu'il y a viciation profonde de l'organisme, il faut prendre le remède par cuillerées à café, de dix minutes en dix minutes, ou même de cinq minutes en cinq minutes.

Un verre par jour suffit généralement, surtout pour les personnes très nerveuses, et plus impression-nables; mais, d'autres peuvent se trouver bien d'en prendre davantage. On ne peut fixer pour cela de règle absolue.

Il y a des docteurs à Paris et ailleurs, qui donnent à leurs malades six grains dans le premier verre à boire, en six fois le jour, ou dix grains à boire en dix fois. Ceci s'éloigne beaucoup plus de la tradition admise, mais n'est cependant en rien contraire aux vrais principes de l'électro-homœopathie. Le tout est d'obtenir le résultat cherché. Je dois dire pourtant que cette méthode ne me parait devoir réussir que dans des cas très rares, et je ne conseillerais à personne de la suivre d'une manière générale et habituelle.

DOSE INTERMÉDIAIRE OU DU LITRE.

Ce qui est absolument certain et ce dont une longue et patiente expérience ne peut nous permettre de douter, c'est que notre première dilution est souvent trop forte pour un grand nombre de malades, c'est-à-dire que ne leur étant pas sympathique, ou bien elle n'est pas absorbée par les tissus qui en auraient le plus besoin, ou bien étant absorbée, elle les surexcite et les fatigue inutilement, en produisant dans les molécules organiques, comme une sorte d'indigestion. Quand il s'agit d'absorption organique, qu'on ne l'oublie pas, il s'agit de choses et d'agents infiniment petits, et toutes les ordonnances de la Faculté ne forceront point un organisme à absorber ce dont il n'est pas capable.

Pour qu'un médicament soit digne de ce nom, il faut que dans la circonstance où on l'applique, il puisse agir sur des forces, sur des énergies potentielles, qui sont au dedans de nous, produisant le phénomène de la vie, et qui n'ont guère rien de plus matériel que le magnétisme de l'acier, résultant de son contact avec l'aimant. Il s'agit ainsi de rendre ces forces et ces énergies, de nouveau actives par leur contact avec un remède, une substance quelconque,

On comprend combien ce toucher doit être parfois délicat, car c'est là le but direct et avoué de nos remèdes, et c'est cette faculté précieuse et incomparable qu'ils ont d'influencer directement les forces et les ferments organiques qui fait leur supériorité.

Or, je dis et je répète, que dans un grand nombre de circonstances, la première dilution sera trop forte. Il y a alors à essayer la dose intermédiaire ou du litre, c'est-à-dire un grain dans un litre, au lieu de un grain dans un verre. Celle-ci est comme une atténuation de la première, mais elle reste dans sa sphère d'activité, et le dégagement électrique de cette variété sera de nature identique sur la constitution.

Il n'en est pas de même de la seconde dilution.

LA DEUXIÈME DILUTION.

Est une *force spéciale,* ayant une activité bien plus étendue, bien plus profonde et en tout point bien plus merveilleuse que la première dilution. Quiconque ne sera pas convaincu pleinement de ce principe, ne saura pas le premier mot de la nouvelle science, demeurée pour lui à l'état de livre clos; il n'en tirera que de misérables résultats, et trop souvent des insuccès qui ne tarderont pas à le décourager. Cette deuxième dilution se compose d'une cuillerée à café de la première, que l'on mêle à un autre verre d'eau — (1). Ainsi composé, ce nouveau liquide acquiert des propriétés bien plus subtiles, et saura parvenir à des profondeurs à tout jamais inconnues à la première dilution ou même à celle du litre. Il s'opère alors en

---

(1) On garde alors la première dilution ou premier verre pour servir de dilution-mère. Il est bon de vider le contenu de ce premier verre dans une petite bouteille bien bouchée à l'émeri s'il est possible.

lui une sorte de multiplication de sa force et de son influence électrique, en raison inverse de son carré moléculaire, provenant, en définitive, de sa plus grande expansion et par suite, de sa plus grande appropriation à l'absorption en telles et telles circonstances, extrêmement nombreuses, extrêmement variées.

Si cette deuxième dilution surexcite encore le malade ou reste inutile, on descend à la 3me.

LA TROISIÈME DILUTION

A une *force également spéciale* à laquelle on est obligé de recourir quand on a affaire à des tempéraments profondément débilités ou viciés. Dans l'état cachectique et dans certaines périodes colliquatives, et également dans les maladies du cœur arrivées à un certain degré de gravité, on sera même obligé de descendre à la quatrième dilution. Il est rare, mais nullement inoui que l'on doive descendre plus bas. A quelque dilution que l'on descende, il y aura toujours là une certaine dose du médicament; la chose est aujourd'hui démontrée, ainsi que nous le verrons tout à l'heure. Le tout est de donner à la substance médicamenteuse primitive, la forme nécessaire pour qu'elle puisse être absorbée avantageusement par le sujet à qui on la destine. Il ne faut ni rester en dessus, ni descendre au-dessous de cette forme voulue. — Rien de plus rationnel, pour qui sait se rendre compte, grâce aux belles découvertes de Darwinn, de Roberts et de Blackley, de l'irritabilité excessive des organismes vivants, grâce à laquelle des doses infinitésimales peuvent développer en eux des états pathologiques, en même temps que des quantités plus petites encore, si elles ont cette vertu spécifique, peuvent antidoter les causes les plus meurtrières de maladie.

Cette explication, suffisante pour satisfaire aux légitimes exigences des personnes bien au courant des principes de la science homœopatique, ne le sera sans doute pas pour ceux dont toutes les études homœopatiques, se sont bornées à apprendre de mémoire les quelques plaisanteries plus ou moins de bon goût qui saluèrent l'apparition de cette science, dans le monde; aussi allons-nous consacrer quelques pages à prouver ceci:

L'ACTION DES DOSES INFINITÉSIMALES.

Personne ne peut nier que la matière puisse se diviser indéfiniment. Si vous mettez un centigramme de sel dans cent grammes d'eau, chaque gramme contiendra un dix millième de gramme de ce sel; si prenant un gramme de cette solution, vous le mêlez à cent autres gr. d'eau pure et que vous continuiez plusieurs fois cette opération, vous obtiendrez des atténuations de plus en plus faibles de la substance première, mais vous pourrez toujours en fixer la quantité exacte par un chiffre, et on arrive même, grâce à la pile de Bunsen, à retrouver de fait et à constater, de visu, un trois millionième de milligramme de sodium, un cinq billionième de milligramme de lithium, quantités équivalentes aux cinquièmes et sixièmes dilutions. Un chimiste allemand a même pu constater, à l'aide de l'appareil de Marsh, la présence de l'arsénic à la 30e dilution. De plus, il y a des malades qui perçoivent le goût du phosphore à la 12e dilution et du soufre à la 30e. Cela est hors de doute.

Pourquoi s'en étonner, quand on sait qu'un grain d'or se laisse diviser en 746 millions de parties *visibles*,

que Bander a reconnu la 720,000 millionième partie
d'un grain de ce métal, et qu'avec un microscope
grossissant à 120 diamètres, on peut retrouver dans
ce même grain 3,600 trillions de parties visibles.

On ne peut donc nier que les dilutions homœopathiques né contiennent bien réellement le médicament
désigné, sous une certaine forme.

Mais y est-il sous une forme capable de développer
son action? Là est la question que nous avons à
résoudre, c'est-à-dire l'action des doses infinitésimales.

Quand il s'agit de médicament, mieux vaut s'occuper de la question de qualité que de la question
de quantité. Or, le même médicament, tout le monde
l'avoue, peut avoir deux actions: Une action locale et
une action générale; qui souvent pour ne pas dire toujours, sont en raison inverse l'une de l'autre. La première est le résultat du contact de l'agent thérapeutique
avec l'organe; la seconde se produit par suite de son
absorption et de son passage dans le torrent circulatoire. On obtient l'une ou l'autre de ces actions
à volonté selon la manière dont on donne le médicament; ainsi une forte dose d'émétique fait vomir,
tandis qu'une faible dose de ce sel dissoute dans
un litre d'eau et prise par petites fractions, n'agit
pas sur l'estomac, passe dans la circulation et guérit
la pneumonie. En allopathie même, une légère purga-
tion suffit souvent pour arrêter la diarrhée? Pourquoi?
Parce qu'au lieu d'agir directement sur l'organe, elle
agit sur l'ensemble de l'organisme. La noix vomique
qui, prise à hautes doses, provoque d'horribles gastralgies, guérit, à très petite dose, les crampes d'estomac; le mercure à forte dose détermine les mêmes
symptômes que la maladie spécifique qu'il guérit à

dose plus faible. L'arsénic qui, donné comme poison lent, fait maigrir et débilite, est ordonné par les médecins à une autre dose plus faible, pour fortifier et engraisser. C'est par le même principe que M. Pasteur inocule la rage pour guérir la rage, après avoir affaibli ce virus par des cultures et des dilutions excessives, ainsi que Jenner avait déjà trouvé le moyen de préserver de la variole par l'inoculation d'une petite variole atténuée, qu'on appelle vaccine.

Or, de ces deux actions, l'une locale, l'autre générale, c'est la dernière que l'on recherche en homœopathie. D'où il résulte que dans ce système, un médicament est d'autant plus actif qu'il est plus facilement absorbé, et que toute la partie qui ne passe pas dans l'organisme entier est nulle et non avenue. Dès lors on comprend, comment la dilution homœopathique, séparant les molécules des corps, rend leur passage dans l'organisme plus assuré, plus complet et plus prompt, et facilite par conséquent, leur action médicamenteuse.

Ce principe est du reste admis également en allopathie, sous cette forme : c'est qu'un médicament agit d'autant plus qu'il est plus soluble. Ainsi, le citrate de quinine plus soluble que le sulfate, doit être donné à plus faible dose pour arriver au même résultat; de même, il serait impossible de donner la même dose d'éther ou de chloroforme réduits en vapeur, que d'éther ou de chloroforme liquides. En définitive, un médicament est d'autant plus actif qu'il a plus de surface et moins d'épaisseur, et que ses molécules ont une mobilité qui les rapproche davantage de la constitution des gaz.

Les procédés homœopathiques conduisent à ce double résultat. Un grain de mercure, mêlé à 99 grains de sucre de lait, occupe une surface 100 fois plus grande qu'avant; et à la fin de la seconde trituration, une surface 10,000 fois plus considérable en même temps que la cohésion qui retenait les molécules constituantes, aura été diminuée d'autant. Son absorption sera alors beaucoup plus facile, et par suite, sa dose devra être diminuée en proportion de ce que son énergie aura pu s'accroître.

L'action des médicaments très divisés s'observe du reste assez et trop fréquemment dans la vie pratique.

Sur un navire chargé de thérébentine, il arrive souvent que les marins ressentent des symptômes graves du côté de la vessie, par suite des émanations pourtant bien insensibles qui se dégagent des profondeurs de leur maison flottante.

Il suffit de coucher dans une pièce récemment vernie pour que les urines prennent une assez forte odeur de violette. Enfin, l'air des fabriques de céruse ou de cuivre, ou de couleurs arsénicales, etc., etc., produisent des effets parfois extrêmement graves sur les ouvriers qui y travaillent, et cependant, ils n'ont absorbé que des infiniment petits, puisque ce sont choses qui ne peuvent être ni vues ni perçues d'aucun de nos sens.

Et les miasmes, ces réalités insaisissables, impalpables, invisibles, impondérables, pourriez-vous me dire combien il en faut de centigrammes, ou même de milligrammes pour donner la fièvre paludéenne, le typhus, la paralysie saturnine, le choléra, la fièvre jaune, ou simplement la pneumonie ?

Et les venins ou virus organiques, combien en faut-il de centièmes de milligrammes pour empoisonner quelquefois, à tout jamais, une constitution humaine ? La science patentée elle-même, la science académique n'a-t-elle pas reconnu que les liquides virulents conservent leurs propriétés infectantes jusqu'à la 6e dilution ?

Et pour les microbes, quel n'a pas été l'étonnement de cette même science, en constatant la puissance formidable de ces infiniment petits, mais aussi, qu'elle n'a pas été son erreur quand elle a prétendu attaquer ces ennemis insaisissables, avec des doses massives, comme elle l'a fait dans la dernière épidémie de fièvre typhoïde à Paris ! A ce point qu'un de nos médecins les plus distingués s'est écrié, à ce sujet, en pleine Académie : « En voulant tuer les microbes n'avez-vous pas plutôt tué les porteurs de ces microbes ? » Vous savez qu'il y a des savants qui se passionnent à la culture de ces végétaux microscopiques et de ces microbes ; or, savez-vous ce qu'il faut pour arrêter le développement et la vie de ces petits êtres ? Bien peu de chose. Voyez par exemple, l'*Aspergillus niger*, au moment où cette plante est en plein développement dans un liquide, il suffit, nous disent ces Messieurs, d'ajouter à ce liquide un seize cent millième de nitrate d'argent, pour que toute trace de végétation disparaisse à l'instant. Et même, ajoutent-ils, cette végétation ne peut pas commencer dans un vase d'argent, bien que la chimie soit presque impuissante à démontrer qu'une portion de la matière du vase se dissout dans ce liquide, mais la plante l'accuse en mourant.

Quelle est, dit le docteur Jousset, la dilution homœopathique qui correspond à la quantité de métal du vase d'argent qui se dissout dans le liquide ? Il est logiquement impossible de nier, après cela, l'action de nos 12e et de nos 30e dilutions.

C'est d'après ce principe que des médecins ont ordonné, dans la dernière épidémie de choléra asiati-

que, de porter sur soi des plaques de cuivre bien
adhérentes à la peau, sous le prétexte assez rationnel
que le cuivre empêche le développement et la vie
du microbe cholérique. N'est-ce pas admettre l'efficacité d'une dose vraiment bien infinitésimale?

Dans les eaux minérales, les doses pondérables de
la substance médicamenteuse, la science l'avoue
également, sont hors de toute proportion avec les
effets qu'elles produisent. Dans quelques-unes même,
on ne découvre rien qui donne raison aux effets produits, même à l'aide des appareils dont on se sert
pour découvrir les substances contenues dans les
dilutions homœopathiques les plus basses. Et cependant, ces eaux ont des effets positifs et indéniables,
et par conséquent, puisqu'il n'y a point d'effet sans
cause, il y a bien en elles un principe certain et réel,
médicamenteux. Il y est en effet, mais à des doses
très infinitésimales.

Si nous considérons les plantes et leur vie si mystérieuse, nous trouverons d'autres preuves de l'action
des doses infinitésimales, grâce à Darwin; ce savant
anglais, en étudiant l'action digestive des glandes de
Drosera rotundifolia (rosée du Soleil), constata qu'il
suffisait d'un 20 millionième de sulfate d'ammoniaque,
pour produire un acte physiologique bien défini dans
chacune des glandes de la feuille. « Le lecteur, dit
à ce propos M. Darwin, pourra le mieux se figurer
une pareille dilution, en se représentant cinq centigrammes de ce sel dissous dans 140 litres d'eau; or,
quelques gouttes de cette solution versées sur une
feuille, suffisent pour déterminer l'inflexion de
chaque tentacule, et souvent même de la tige
de la feuille. En fait, continue le savant célèbre,
chaque fois que nous percevons une odeur, il est

évident que des particules infiniment plus petites
encore viennent impressionner nos nerfs. Lorsqu'un
chien se trouve à quelques cents mètres sous le vent
d'un daim ou de tout autre animal, et perçoit sa présence, les particules odorantes produisent certains
changements dans ses nerfs olfactifs; or, ces particules odorantes doivent être infiniment plus petites
que celles de phosphate d'ammoniaque pesant un
20 millionième de grain. Ces nerfs transmettent alors
au cerveau de l'animal une impression qui se traduit
par des actes extérieurs. Dans le cas de Drosera, le
fait merveilleux, c'est qu'une plante sans aucun système nerveux, puisse être affectée par des particules
aussi minimes, mais nous n'avons aucun motif de
supposer que d'autres tissus ne pourraient acquérir
une sensibilité tout aussi exquise aux impressions du
dehors, si cette propriété pouvait être utile à l'organisme. »

C'est, en effet, ce qui arrive dans l'organisme humain, en une foule de circonstances variées, et ce
qu'il est aisé de constater, quand on en examine les
fonctions intimes. C'est là surtout que Dieu a tout
disposé avec ordre, poids et mesure, mais d'une
manière tellement particulière, que comme dernière
raison de toutes ces merveilles, et comme réponse
suprême à tous les pourquoi de la science, il n'y a, en
définitive, que le *fiat* souverain et éternel de l'auteur
de toutes choses.

Parmi les sept ou huit ferments digestifs qui, chacun, ont pour mission spéciale de dissoudre ou de
transformer une espèce particulière d'aliments, il y a
celui qu'on appelle *Diastase* ou *Ptyaline*, qui se
trouve dans les sécrétions des glandes salivaires

et du pancréas, et dont la fonction est de transformer la fécule en sucre et en dextrine.

La diastase, comme tous les autres ferments digestifs, fait partie des ferments solubles et non organisés, et diffère essentiellement des autres ferments organisés et insolubles, dont la levûre est le type commun. Les premiers, contrairement aux seconds, ne peuvent ni se multiplier, ni se nourrir eux-mêmes. Aussi Dieu leur a-t-il ménagé une force toute particulière, et bien peu en rapport avec leur nature de fort pauvre apparence. Ils sont les produits de cellules vivantes, en effet, mais ne sont pas vivants eux-mêmes. Leur masse est constituée par une matière albuminoïde simple, mais cette matière en apparence inerte, est le substratum d'une espèce particulière de force tout à fait inconnue dans le domaine ordinaire de la chimie. Cette matière albuminoïde, au moment de l'élaboration par les cellules glandulaires, se trouve chargée d'une forme spéciale de force potentielle, dont l'énergie ne se manifestera qu'au contact seulement de la substance alimentaire qui rentre dans sa sphère d'action. Hors de cette circonstance unique, c'est une simple masse matérielle dépourvue de force et d'énergie. Même dans leur action propre sur l'espèce d'aliment qui leur convient, il n'y a rien qui ressemble à l'affinité chimique. Leurs merveilleuses propriétés ne viennent point de leur tissu matériel. Ils ne donnent rien de matériel, et ils n'empruntent rien de matériel au corps sur lequel ils agissent. C'est comme un dégagement électrique qui se produit à un instant donné par leur contact avec une substance voulue. Ceci posé, voulez-vous savoir ce qu'il faut de ce ferment appelé diastase pour transformer un grain de fécule ? (qui forme une partie si importante et si considérable de notre alimentation). Il en faut un 40 millième de grain. C'est le savant docteur Roberts qui nous l'affirme, et qui nous le prouve bien mieux qu'on n'a prouvé l'existence d'une foule de microbes, du moins, dans le sens déterminé qu'on veut donner à ce mot. Et encore, ajoute le docteur, il y a d'autres expérimentateurs qui sont arrivés à des résultats bien plus merveilleux.

Vous voyez donc que la nature ne se sert pas de grosses doses pour arriver à ses effets; car, enfin, si par l'imitation de ses procédés, imitation jamais parfaite on le comprend, on arrive à de tels résultats, qu'est-ce que peut faire la nature elle-même en tant que puissance vivante? Il est bien heureux du reste, que Dieu ait donné à nos organes cette puissance qui dépasse tous nos moyens possibles. Autrement, je vous le demande, quelle masse de tissu glandulaire ne nous aurait-il pas fallu pour opérer le travail de la digestion!

Mais, direz-vous peut-être, vous nous parlez là de puissances vitales, de puissances mystérieuses, que l'homme ne peut jamais imiter avec ses médicaments, et rien ne prouve que nous puissions agir de même.

A ceci je répondrai par une autre expérience du docteur Harrison Blackley, au sujet de la cause de ce qu'on appelle en Angleterre et dans d'autres pays, la fièvre de foin. — Elle est causée à l'époque de la fenaison, on le sait, par le pollen des prairies. Or, la dose de ce pollen absorbé est, pour les premiers symptômes, de un deux millionième de grain, pour le degré moyen, environ un 800 millieme, et pour la période la plus aiguë de un 60,800^{me}.

Cela prouve qu'une dose infiniment petite d'une substance végétale, n'ayant d'ailleurs aucune propriété zimotique, est capable de donner naissance à une maladie gênante.

Il y a plus, ajoute le Dr Blackley, par quelques-uns de leurs caractères, le phosphate d'ammoniaque et la matière granuleuse du pollen ressemblent aux ferments solubles décrits par le Dr Roberts; à part quelques changements de mots, la même description conviendrait à tous. Comme eux, comme ces ferments, ils ne tirent point leurs merveilleuses propriétés de leur tissu matériel, ils ne sont que le substratum matériel d'une forme spéciale de force, mais ne sont pas cette force. L'énergie potentielle dont ils se chargent au moment de leur élaboration originelle, ne devient active comme celle de ces ferments, qu'au contact du tissu spécial sur lequel ils sont capables d'agir.

Or, cette description, selon Blackley, serait tout autant applicable à la grande majorité des substances dont on fait usage dans le traitement des maladies. (Elle est, en tout cas, absolument applicable aux remèdes électro-homœopathiques).

Enfin, côté plus pratique encore, le Dr conclut par ce raisonnement.

C'est une dose infinitésimale de matière granuleuse du pollen de foin qui produit la maladie. Or, cette substance ressemblant parfaitement à la fécule sur laquelle agit si puissamment la diastase, il s'en suit que la diastase des sucs digestifs agit sur cette matière granuleuse, d'une manière toute puissante.

Or, étant admis que la diastase peut transformer 40,000 fois son poids de fécule, la quantité nécessaire pour opérer sur la dose de matière granuleuse, qui donne la *fièvre de foin,* doit être excessivement petite. Rappelez-vous qu'un 80,000me de grain, pris dans les 24 heures, suffit pour produire les premiers symptômes gênants, et un 6,800ᵉ la période la plus aiguë. Si nous divisons ces chiffres par 40,000 (proportion de diastase qui neutralise la fécule), nous trouvons que dans la première période gênante de la maladie, un 3,200,000,000ᵉ de grain suffirait pour neutraliser la dose journalière du pollen et un 272,000,000ᵐᶜ dans le stade le plus aigu.

L'action physiologique des infiniment petits se trouve donc partout, autour de nous et au-dedans de nous; et franchement, comme le dit le Dʳ Simon dans sa traduction d'Héring, — on est mal autorisé à la révoquer en doute, car les faits les plus vulgaires comme les plus scientifiques, la confirment en tous points. Il n'est donc point juste de vouloir faire équation entre les actions physiques, chimiques et thérapeutiques, et de soutenir qu'un médicament n'agira pas, parceque le microscope ou les réactifs n'auront pas dénoté sa présence. N'arrive-t-il pas, en effet, chaque jour, que l'organisme sert à mettre en lumière la puissance de corps que la chimie ne peut saisir? (1)

Il n'est pas jusqu'aux métaux qui, en certaines cir-

---

(1) La médecine légale a bien été forcée d'en convenir elle-même, lorsqu'elle s'est vue si souvent impuissante à retrouver dans certains cas d'empoisonnement, les alcaloïdes végétaux: Par exemple, la digitaline et l'atropine. Dans ces circonstances, les médecins-experts ont demandé à l'épreuve physiologique ce que la chimie ne pouvait fournir. On a retiré des corps empoisonnés des liquides en apparence inoffensifs, puisque l'analyse la plus minutieuse et la plus persévérante ne pouvait y retrouver aucune trace des terribles poisons, et ces liquides on les fit prendre à des animaux. Or, si la victime avait succombé à l'action de la digitaline, le liquide retiré de son corps produisait sur le cœur de l'animal les mêmes symptômes que la digitaline. Si c'était l'atropine, quelques gouttes du liquide introduites sous les paupières d'un animal faisait sa pupille se dilater à l'instant. On sait que c'est là l'effet caractéristique de l'atropine. N'était-ce pas là une dose vraiment infinitésimale? Et celà ne démontre-t-il pas une fois de plus, qu'on n est jamais autorisé à nier *à priori* l'action d'un médicament ou d'un poison, par cela seul que la chimie n'a pu le reconnaître.

constances, ne ressentent les effets de l'infiniment
petit. Le Dr Roberts dont nous parlions tout à l'heure, a
démontré dans l'école royale des mines, à Londres,
que des quantités infinitésimales peuvent souvent
changer les propriétés de certains métaux, tels que le
plomb, le nickel, le fer et l'or. Une livre de plomb si on
la met avec une parcelle presqu'imperceptible d'anti-
moine, devient tellement sensible à l'air, qu'elle s'oxyde
beaucoup plus vite qu'à l'ordinaire. Le nickel était un
métal à peu près impossible à travailler, avant que le
Dr Fleitman eut découvert qu'un millième de magné-
sium lui donnait, pour l'industrie; toutes les qualités
désirables. Une plaque de fer contenant vingt $100{,}000^e$
de phosphore est beaucoup plus résistante qu'une
autre qui en contient $21{,}100{,}000^e$. Nyst à Bruxelles, a
constaté que l'or, auquel on ajoute un $1{,}500{,}000^e$ de
silicium, devient si tendre, qu'une feuille neuve de ce
métal ainsi composé se courbe par son propre poids.

Voilà des faits de toute espèce qui démontrent, d'une
manière irréfragable, je pense, l'action des doses
homœopathiques. Est-ce à dire, pour cela, qu'il faille
regarder l'homœopathie comme un système médical et
thérapeutique parfait. Nullement, et mon intention
n'est pas de revenir ici sur ce que j'ai suffisamment
démontré dans les premiers chapitres de ce livre, mais
ce que l'on doit avouer toutefois, c'est que ce système
a une valeur incomparablement supérieure à celle de
l'allopathie, c'est qu'il est en possession de moyens
thérapeutiques vraiment puissants, c'est que le premier, il a brisé la barrière de ténèbres qui cachait à
l'esprit humain des vérités que six mille années d'études et d'efforts avaient à peine pu soupçonner, c'est
que, si l'électro-homœopathie est arrivée à la pleine

possession de la lumière et de la vérité, c'est grâce à l'homœopathie qui lui a ouvert le chemin.

Nous avons démontré l'action de ses doses infinitésimales. Mais que dirons-nous de celles de l'électro-homœopathie?

Le savant Chevreul a émis un principe qui est le nôtre, et qui donne bien raison de la supériorité de nos doses. Voici ce principe: C'est que deux corps dissous dans une eau médicinale produisent un effet organoleptique beaucoup plus énergique, dans un même sens, que ne produiraient deux eaux médicinales, dont chacune ne contiendrait qu'un des deux corps à l'exclusion de l'autre. Et il appuie ce principe d'une preuve de chimie: « Le carbonate de chaux et le carbonate de fer ont une action bien plus énergique pour rougir le fustet, quand ils agissent simultanément, que quand ils agissent isolément »

C'est l'expression scientifique du proverbe, *vis unita fortior*. Rien ne ressemble plus à nos doses que l'eau minérale médicinale, et rien ne donne mieux l'explication de leur efficacité merveilleuse.

Par notre méthode, nous arrivons à réaliser le *Vis unita* avec autant de perfection que la nature, dans l'union des principes de ses eaux minérales. Mais, nous avons cet avantage sur ces dernières, c'est que nous pouvons créer avec les nôtres autant de force que nous voulons, spécifier et multiplier leurs vertus selon le besoin de chaque maladie. Comme les eaux minérales, nos eaux médicinales à nous, ont des propriétés électriques, parce que comme elles, elles sont l'expression naturelle de cette vie mystérieuse qui circule dans tout le corps immense de l'univers, et qui manifeste sa puissance inimitable d'une manière aussi multiple que merveilleuse.

Nous avons à notre disposition toutes les forces dont peut disposer l'homœopathie. Mais, ce que nous avons de plus qu'elle, c'est que ces forces nous savons les unir, et les unir non d'une manière quelconque, comme Bellotti et Finella, mais comme le sait faire la nature, et ainsi nous les multiplions.

C'est parceque nous avons réalisé dans toute sa perfection le *Vis unita,* que nous avons atteint de fait la supériorité rêvée ! Vis unita.... *Fortior !*

Nous ne pouvons terminer ce chapitre des dilutions, sans ajouter une remarque importante. C'est que les électricités elles-mêmes peuvent se prendre en dilution, également à l'intérieur, soit seules, soit mélées à la dilution du remède qui leur correspond.

Ainsi, pour les lymphatiques et dans les dilutions qui leur· sont propres, une ou plusieurs gouttes d'Electricité rouge ; pour les angioitiques et dans les dilutions qui leur sont accommodées, une ou plusieurs gouttes d'Électricité bleue ; la blanche pourra· convenir à tous d'une manière générale, (sauf les personnes plus ou moins hystériques) ; tandis que la jaune sera réservée pour les personnes qui sont sous la dépendance d'un traitement au fébrifuge, ou simplement sous l'impression d'une excitation plus ou moins fébrile.

Telle est la règle générale. Or, à toute règle générale, il y a des exceptions. C'est au médecin ou au malade intelligent à savoir apprécier les diverses circonstances où l'emploi de telle ou telle électricité sera la plus favorable.

Tout ce qu'on peut dire, c'est que l'expérience qui, pourtant, est loin d'avoir dit son dernier mot sur ces choses, nous révèle chaque jour des effets merveilleux autant qu'inattendus,, de l'emploi des électricités en boisson. Il est juste pourtant d'affirmer qu'elles restent ordinairement dans les limites des règles générales que nous avons tracées au chapitre des Electricités.

La verte, que nous ne devons pas oublier s'emploiera aussi avec grand succès, mêlée aux anticancéreux, même à l'intérieur. (1)

---

(1) La dose régulière de l'Electricité prise à l'intérieur est une goutte par verre, ou une goutte au litre. On peut même faire des dilutions du premier verre comme pour les autres remèdes. Il y a là des ressources plus nombreuses et plus puissantes qu'on ne pense.

CHAPITRE VI.

Divers autres modes d'emploi des remèdes.

Outre les dilutions dont nous avons je crois parlé suffisamment, et qui constituent le traitement intérieur, nos remèdes peuvent s'employer également de plusieurs autres manières très efficaces, qui constituent le traitement extérieur, complément nécessaire du premier, au moins pour les maladies graves.

Or, pour bien comprendre la valeur de cette partie si importante de notre thérapeutique, et pour pouvoir en tirer, sans hésitation et sans crainte, tous les avantages possibles, deux choses sont je crois nécessaires. 1° Etre convaincu de l'utilité et souvent même la nécessité du mélange des remèdes. 2° Posséder au moins dans ses éléments la science pratique de l'hydrothérapie. L'eau, en effet, est le grand conducteur de nos remèdes à l'intérieur comme à l'extérieur, et il est extrêmement utile sinon très nécessaire de connaître. à cause de cela, les principales ressources de l'hydrothérapie, devenue ainsi notre tributaire obligée.

De là, avant d'aborder les questions de détail qui feront l'objet de ce chapitre, je conclus qu'il faut, avant tout, exposer dans leur vrai jour, ces deux questions de principe. 1° L'utilité et souvent la nécessité de mélanger les remèdes, soit à l'intérieur, soit à l'extérieur. 2° Les avantages que l'on peut retirer pour notre thérapeutique de l'emploi rationel et approprié de l'hydrothérapie.

I. *Du mélange des remèdes.*

Il y a longtemps que cette question est en débat parmi les partisans les plus zélés de l'Electro-homœopathie.

Monsieur Mattei, avait dès le principe défendu le mélange des remèdes, soit à l'intérieur soit à l'extérieur (p. 423 du guide Bérard 1878), et cependant, était-ce imprudence ou inconséquence ? Dans une lettre du mois d'août de cette même année, il déclarait confidentiellement que même mélangés dans un même verre, les remèdes produisent leur effet. (p. 422 du même ouvrage). De là, les hésitations de tous ceux qui ont écrit sur ses remèdes, n'ayant d'autre guide que sa parole, puisqu'il ne connaissaient ni leur nature, ni leur composition ; heureusement les malades, suivant les indications de leur bon sens, plutôt que les préceptes du maître, et pressés souvent par la nécessité de refouler à la fois plusieurs maladies, sans être obligés de porter avec eux plusieurs fioles de solutions diverses, ont essayé le mélange, et ce mélange ayant réussi, non pas une fois, mais toujours, le digne M. Bérard se vit contraint de formuler une opinion contraire à l'enseignement public du redoutable inventeur. « L'action des remèdes mélangés, écrit-il dans sa 7e édition, reconnue par l'inventeur, est souvent plus douce, plus profonde, et en quelque sorte plus harmonisée que celle des mêmes remèdes pris séparément. »

« Reconnue par l'inventeur..... dans cette lettre privée écrite il y a sept ans, au mois d'août 1878. Il a fallu cela pour donner à M. Bérard le courage d'exprimer franchement son opinion. Comme on sent bien là cette terreur qu'a toujours inspirée à ses

satellites, cet homme de la Rochetta, et comme on la
devine même à travers toutes leurs louanges forcées!
Quoiqu'il en soit, M. Mattéi ne dit pas, dans son dernier livre, édité à Nice 1883, ce qu'il disait dans sa
lettre du mois d'août 1878. On y lit p. 109. « On ne
mêle jamais les remèdes : les compresses et les onctions de deux remèdes différents doivent être faites
successivement. De même, lorsque dans les maladies
compliquées on fait usage de plusieurs remèdes, il
faut les donner séparément et successivement, en
ayant soin de les alterner. »

Quant à l'honorable et sympathique M. Martignoli,
bien qu'il ait enfin secoué le joug de son tyran, il ne
peut, qu'avec peine, se décider à formuler sur ce sujet
un enseignement contraire à celui qu'il a reçu autrefois à ses pieds. « Le mélange des remèdes, écrit-il,
(page 30 de sa brochure), est conseillé *pour simplifier*
la cure dans les *maladies légères ;* dans les maladies
graves, il est mieux de prendre les remèdes séparés. »
— Et pourquoi? M. Martignoli ne le dit pas, mais on
devine là l'influence du maître; M. Martignoli a du mal
à croire encore qu'un tel homme puisse se tromper.
« Cependant, ajoute-t-il enfin bravement, quand une
maladie résiste aux remèdes séparés, on peut essayer
le mélange. » Il ne dit pas, essayez, non, mais... on
peut essayer. Enfin, et comme conclusion, l'opinion
de M. Martignoli est donc que les remèdes mélangés
peuvent faire ce que ne pourront pas les remèdes
séparés, et par conséquent qu'ils ont plus de force, et
que leur action, comme dit M. Bérard, est plus douce,
plus profonde et plus harmonisée que celle des mêmes
remèdes pris séparément. C'est tout ce qui nous importe.

Oui, cette action est plus douce, plus profonde et

plus harmonisée. On ne doit pas faire le mélange sans nécessité, c'est-à-dire que si vous pouvez vous guérir avec un seul remède, il est au moins inutile, sinon très inopportun, d'en prendre plusieurs; mais si vous avez besoin de deux, ou de trois, ou de quatre remèdes, mélangez-les sans crainte.

Souvenez-vous du principe de Chevreul : Deux corps unis dissous dans un même milieu ont une action bien plus énergique en agissant ainsi simultanément, que quand ils agissent isolément. Or, nos remèdes, bien que le résultat d'un assez grand nombre de substances, arrivent, par l'effet de la digestion et fermentation à laquelle toutes ces substances ont été soumises, à ne faire qu'une unité parfaite, unité cependant qui est multiple, à la manière d'un corps prismatique, à pans plus ou moins nombreux, quoique toujours réguliers; chacun de ces remèdes a une action unique, mais diverse selon l'individu, unique dans l'espèce mais variée dans l'application, en ce sens que toutes les substances qui forment son tout harmonieux, pèsent de tout leur poids sur un seul point, mais ce point peut varier selon l'attraction sympatique du sujet qui l'attire en l'absorbant par le côté qui lui est le plus favorable.

Quoiqu'il en soit, on peut dire que l'action du remède est une dans son application particulière.

Le scrofuleux n'a d'action que sur la lymphe et tout ce qui dépend de la lymphe, comme l'angioïtique sur le sang et le système circulatoire; il est vrai que leur action est par conséquent vaste, immense presque, mais elle est limitée à ces régions. S'il y a altération des tissus, et il y en a de bien des sortes, il faudra l'un des anticancéreux. Si le foie ou ses dépendances sont malades, rien ne guérira que le fébrifuge.

Pour l'état vermineux, il y aura les vermifuges, comme pour toutes les maladies de poitrine, les pectoraux, et pour la syphilis, l'antivénérien.

Si donc vous êtes en face d'un sujet ayant plusieurs affections, et c'est le cas le plus ordinaire, vous ne pourrez guérir bien l'une qu'en guérissant également les autres. Car tout se tient dans l'organisme, et les différentes maladies qui l'assiègent ne forment qu'une entité, un état subjectif unique si multiples que soient ses formes. Il est donc de la plus grande importance de peser à la fois sur toutes les affections ensemble : Pour cela, il faut l'union et par conséquent le mélange des remèdes; l'alternance est bonne mais le mélange est meilleur.

Il n'est nullement besoin de craindre que leur action se combatte et se neutralise, comme on le voit, en chimie, pour plusieurs substances. Au lieu de se combattre, ils s'aideront mutuellement. Ces remèdes, en arrivant chacun séparément à former un tout homogène, se sont débarrassés de tous les antagonismes possibles qui pouvaient exister entre leurs substances premières et celles des autres remèdes. L'être nouveau qu'ils ont pris, se ressemble dans sa forme principale, et établit entre eux des liens sympathiques qui empêchent entre eux toute lutte possible.

Voici le mode ordinaire de faire les mélanges. Pour la 1ʳᵉ dilution, un grain de chaque remède et autant de verres d'eau. Pour ceux qui préfèrent mettre plus d'un grain par verre, beaucoup de médecins ordonnent, en effet, cinq grains par verre, dans ce cas, pour un litre d'eau, vous pourriez tout au plus mettre cinq grains de chaque remède, ou plutôt deux ou trois, ou quatre selon la circonstance. Il serait au moins superflu d'en mettre davantage surtout s'il faut mêler trois, quatre et même cinq remèdes. On ne peut condamner cette méthode en principe, d'autant plus qu'elle réussit souvent. Je crois pourtant qu'il faut bien prendre garde à l'état du malade, afin de ne pas surexciter son mal au lieu de le guérir, en employant des doses trop fortes. Quand messieurs les Docteurs seront plus au courant de la nature et de la valeur de nos remèdes, je doute qu'ils se servent toujours aussi souvent qu'à présent de ces doses quelque peu exagérées.

Cette sorte de mélanges, avec surabondance de grains, réussit surtout au deuxième verre et au troisième. En face d'une véritable diathèse morbide, je ne conseillerai jamais, quant à moi, ces doses très fortes au premier, si ce n'est en certains cas, où il peut être utile de donner une sorte de coup de fouet à l'organisme, pour préparer et déterminer une réaction favorable. Mais ce ne doit être alors qu'une chose de fort peu de durée, et on fera bien de s'empresser au premier instant de revenir au deuxième ou troisième verre.

Généralement, pour que ces fortes doses mélangées réussissent bien, même au deuxième verre, il faut avoir affaire à des tempéraments quelque peu robustes. Mais, contrairement à M. Bérard, je pense qu'à part de très rares exceptions, il est inutile de descendre au dessous du troisième verre et surtout du quatrième.

Il y a une méthode bien plus simple et bien plus rationnelle de faire les mélanges au deuxième verre ; c'est d'avoir, dans des flacons bouchés à l'émeri, des solutions de chaque remède au premier. Quand vous voulez faire un mélange au deuxième, vous n'avez alors à mettre dans votre verre qu'une cuillerée à café de chacun des remèdes que vous avez choisis.

Si on ne peut prendre tous ses remèdes à la même dilution, doit-on renoncer au mélange? Monsieur Bérard l'affirme. Quant à moi, après y avoir bien réfléchi, et après de nombreuses expériences, je suis convaincu que ces mélanges peuvent se faire, non seulement sans inconvénient, mais encore avec beaucoup de profit. Ainsi, vous avez besoin d'un remède au premier verre et de deux ou trois autres au second verre, vous pouvez en toute sécurité mettre dans votre solution au premier verre, une cuillerée à café des autres solutions nécessaires.

Mais c'est surtout à l'extérieur qu'il serait déplorable de renoncer au mélange. Il est bien rare, il est même presque inoui, de rencontrer des cas où il ne soit pas extrêmement avantageux de mêler plusieurs remèdes, soit pour compresses, soit pour pommade, soit pour bains ou injections, etc., etc. (1)

En voilà assez, je pense, sur cette question si importante du mélange des remèdes; arrivons sans plus tarder à notre seconde considération.

II. — *Des avantages que l'on peut retirer dans notre thérapeutique, de l'emploi rationnel et approprié de l'hydrothérapie.*

L'hydrothérapie a pour but d'agir d'une manière

---

(1) Quant à l'opinion qui condamnerait le mélange des remèdes à l'extérieur, je tiens pour absolument certain que ce serait un malheur et une stupidité. Je n'ai pas d'autres termes pour exprimer ma pensée. Je le répète, car je l'ai déjà dit quelque part, je crois que cette pensée poëtique vulgaire qui compare notre corps à une harpe mystérieuse, est vraie de tout point. Or, que penseriez-vous d'un musicien qui condamnerait les accords ? Vous en penseriez vous-même, ce que je pense de ceux qui condamnent le mélange des remèdes.

plus ou moins directe sur les trois fonctions primor-
diales de l'organisme : l'innervation, la circulation, et
la nutrition. « Nous pensons, écrit M. Dally, que c'est
par des altérations dans l'ordre, la forme, et l'intensité des mouvements (fonctionnels) que les maladies
se produisent. C'est donc par le rétablissement des
mouvements fonctionnels normaux qu'on peut espérer
de les guérir. Ces mouvements artificiellement repro-
duits nous paraissent, leur étude une fois faite, les
agents les plus spécifiques de la guérison. »

« Or, ajoute M. Fleury, l'hydrothérapie agit principalement sur la circulation capillaire, et elle ne peut
agir sur celle-ci que par l'intermédiaire du système
nerveux, lequel, par action réflexe ou directe sur la
contractilité des parois vasculaires, produit la contraction et le relâchement des vaisseaux. Par cette action
directe et énergique sur les deux grands systèmes qui
président à toutes les fonctions de l'économie, sur la
circulation capillaire et l'innervation générale, elle
modifie profondément la calorification, l'absorption,
les sécrétions, et la nutrition. »

« Toute l'action des médicaments se borne, dit
M. Paul Delmas, à amener l'exagération ou la diminution de la circulation capillaire par l'intermédiaire du
système nerveux. Or, l'eau froide et le calorique appliqués généralement ou localement, possèdent exactement ces deux propriétés opposées, appartenant à
tous ces médicaments, mais à un degré beaucoup
plus élevé, parce que leurs propriétés se rapprochent
plus de la fonction physiologique normale. Ces deux
actions thérapeutiques primitives, dont l'une est provoquée par le calorique, et les deux par l'eau, ont reçu
les noms d'action *déprimante,* et d'action *excitante,*

suivant que les fonctions sont augmentées ou diminuées. »

Telle est, en abrégé, la théorie hydrothérapique. On voit qu'il y a un grand rapport entre ces principes et les nôtres, bien que les nôtres soient beaucoup plus profonds, plus complets et plus rationnels, et surtout servis par des moyens autrement efficaces. Mais enfin, loin de nous contredire, l'hydrothérapie ne fait que confirmer notre manière de voir. Il lui suffirait, assurément, de se fondre avec notre nouvelle science, pour arriver à la perfection. Cette parole qui n'a l'air de rien est peut-être la révélation et l'apprêt d'un grand avenir pour la thérapeutique moderne.

Continuons l'étude de l'hydrothérapie dans ses applications principales.

L'Action déprimante ou *réfrigérante* a trois effets bien distincts.

1° Un effet hémostatique. L'eau froide, appliquée sur une plaie, excite les filets nerveux du grand sympathique et par eux contracte les parois des vaisseaux. L'écoulement du sang diminue ou s'arrête.

2° Un effet antiphlogistique. En diminuant l'affluence du sang, l'eau froide diminue la calorification.

3° Un effet sédatif. — Le ralentissement du cours du sang dans une partie, par l'application généralisée de l'eau froide, amène du même coup celle de l'action nerveuse générale, puisque celle-ci ne tire sa force que de l'action circulatoire.

L'Action excitante produit aussi plusieurs effets, bien distincts. Elle est basée sur ce principe : C'est qu'après une application d'eau à basse température faite convenablement, il s'établit une réaction locale ou générale, qui se traduit par une circulation plus active. Et ainsi elle peut devenir selon la circonstance.

1° Excitatrice, par l'action stimulante de l'eau froide sur la sensibilité et la motilité, et par suite, amenant une activité organique plus grande. C'est dans ce but qu'on emploie les douches les plus fortes.

2° Révulsive, en agissant sur le corps comme une immense ventouse. Tout le sang qui afflue à la périphérie, débarrasse d'autant les organes internes hypérémiés. Si, par une application permanente de l'eau froide, on entretient dans une partie une hyperémie permanente, on amène peu à peu une irritation locale, des pustules, des furoncles ou tout au moins des gerçures, et c'est ainsi qu'on purifie le sang et les humeurs.

3° Résolutive. Le travail de la nutrition augmenté par l'activité devenue plus puissante de la circulation, amène aisément celui de la résorption interstitielle.

4° Reconstitutive et tonique, par l'action stimulante qu'elle exerce sur les grandes fonctions de la circulation et de l'innervation.

5° Sudorifique et dépurative, par l'augmentation des sécrétions de la peau, et surtout de la sueur par la sudation artificielle.

6° Antipériodique. La périodicité qui est une sorte de convulsion du système nerveux, sera rompue et détruite aisément par l'action brusque et vive de l'eau froide agissant comme perturbateur de ce système.

Maintenant, quels sont les procédés principaux de cette thérapeutique. Les voici en quelques mots:

1° Le bain froid, à 12° ou 15° — durée de cinq minutes à une heure. Ensuite le malade est essuyé, frictionné suffisamment pour que la réaction s'opère lentement, puis exercice modéré capable d'amener la chaleur mais non la sueur.

2° *L'affusion froide.* Debout ou assis dans une baignoire vide, le malade reçoit de l'eau à 12° ou 15° versée doucement d'une hauteur de 2 pieds tout au plus. Puis même opération qu'après le bain froid.

3° Le drap mouillé. Un drap de grosse toile un peu usée, trempé dans l'eau froide, puis tordu modérément, enveloppe subitement le corps des pieds à la tête. Aussitôt, frictions vigoureuses avec le plat de la main sur le drap. Durée de 15 secondes à 2 minutes. Si vous voulez obtenir une action déprimante vous laissez le drap et le renouvelez pendant une demi-heure et plus. Si, au contraire, c'est une action excitante que vous voulez, aussitôt la friction faite avec le drap mouillé, vous enveloppez le malade d'un drap sec, puis celui-ci se livrera à un exercice actif.

4° Les compresses froides, *loco dolenti.* Renouvelées toutes les 5 à 10 minutes, elles amènent une sédation. Renouvelées seulement 2 à 3 fois par 24 heures, et recouvertes chaque fois par une flanelle doublée d'une plaque de toile cirée, elles amènent un bain de vapeur et une excitation locale qui se traduit bientôt par une éruption.

5° Les irrigations froides ou tempérées sont surtout applicables à la chirurgie. La température du liquide peut varier de 0° à 28° suivant la somme d'innervation, de circulation, de nutrition et de calorification de la partie qui y est soumise, par rapport au nombre total que possède l'économie. Plus la partie qu'on veut atteindre est profondément située, plus sera basse la température de l'eau. Et plus cette portion du corps sera loin des centres, et son réseau nerveux et artériel peu abondant, plus l'action réfrigérante sera modérée.

6° Le bain tempéré ou tiède, de 18° à 22°, c'est l'action déprimante. — Dans toutes espèces de bain, il faut toujours maintenir une éponge ou un linge mouillé, froids, sur la tête du malade. Le bain tiède est préférable pour les sujets peu vigoureux chez lesquels sont usés plus ou moins les ressorts de la vie.

Ne suffit-il pas d'indiquer tous ces moyens, pour faire comprendre au lecteur tout le parti que peuvent en tirer, en une foule de circonstances, dans leurs applications, à l'extérieur, nos remèdes déjà si puissants par eux-mêmes.

Il y a surtout un mode d'application de l'eau froide médicamentée qui est pour nous absolument avantageux. C'est l'emploi des compresses ou des linges mouillés. Ces applications peuvent être portées sur toutes les parties du corps, mais il en est une que je recommande, avec d'autant plus de force, que je m'en suis servi plus souvent, et toujours avec un succès assuré, non moins que merveilleux: C'est celle qui se fait sur le ventre, dans tous les cas d'affections abdominales, au moyen de serviettes mouillées d'eau médicamentée et recouvertes d'une serviette sèche. Dans ce cas, il est bon de suivre le principe hydrothérapique, c'est-à-dire que s'il s'agit de ramener une éruption à la peau, les compresses doivent être plus fortement tordues, et renouvelées seulement lorsqu'elles sont sèches, tandis que s'il y a à combattre une inflammation plus ou moins grave, elles doivent être d'autant plus humides et plus souvent renouvelées.

Ces compresses seront employées également avec le plus grand avantage sur les autres parties du corps, et même sur la poitrine et sur la gorge, dans les cas d'affections spéciales de ces divers organes.

On peut dire la même chose des affusions froides, des douches, du drap mouillé et des bains froids.

Notre eau médicamentée, tout en conservant les propriétés plus ou moins remarquables de l'eau ordinaire, contracte d'ailleurs, à l'aide de ces nouvelles substances qui lui font comme un être nouveau et supérieur, non seulement une innocuité parfaite, mais des vertus tellement pénétrantes, que le malade le plus impressionnable, bien loin de risquer d'en être incommodé, même passagèrement, y trouve à l'instant un soulagement profond et durable.

On peut faire des imprudences en hydrothérapie, avec l'eau ordinaire, et celui qui sans être médecin spécialiste voudrait user de ce moyen pour combattre des maladies sérieuses pourrait, je crois, bien vite s'en repentir, mais avec notre eau médicamentée, je le dis, avec la conviction la plus certaine, il ne peut y avoir à craindre aucun accident possible, pourvu qu'on s'en tienne aux précautions les plus élémentaires. Combien n'ai-je pas vu de pauvres malades abandonnés, jeunes et vieux, enfants et grandes personnes, trouver subitement leur salut contre toute espérance dans des applications d'eau médicamentée froide, soit compresses, soit bains, alors même que l'eau pure ainsi employée eût été repoussée, comme dangereuse, ou du moins comme inutile, par le médecin hydrothérapiste le plus déterminé!

L'hydrothérapie emploie l'eau également à l'intérieur, en boisson, en lavements et en injections. Ici encore, quelle force ne pourrait-elle pas trouver dans nos remèdes, avec lesquels ces boissons, lavements et injections, tout en conservant leur puissance spéciale physiologique, et en quelque sorte purement mécanique, se trouveraient doués de vertus vérita-

blement et directement curatives, et combien se trouveraient abrégés ainsi les traitements si longs, si
pénibles, et souvent si impraticables, auxquels elle
soumet les pauvres malades.

Mais notre but n'est pas d'imposer à l'hydrothérapie
notre manière de voir, ceci est du reste, une affaire de
temps, et arrivera à son heure. Ce que nous voulons
en ce moment, c'est de recueillir dans ses diverses
pratiques, tout ce qui peut rendre plus avantageux
l'emploi de nos remèdes; or l'eau étant comme nous
l'avons reconnu en commençant, le grand conducteur
de nos remèdes, il est du plus grand intérêt pour nous
et pour notre méthode, d'examiner l'usage interne de
l'eau, sous le double point de vue de la diététique et
de la thérapeutique.

Or, voici ce que dit à ce sujet le Dr Gilbert-Dhercourt,
directeur de l'établissement hydrothérapique de Nancy:

« L'eau fraîche est sans contredit, la plus salutaire
« de toutes les boissons: mieux que tout autre elle
« éteint la soif, elle tempère la chaleur de l'estomac,
« et l'humectation qu'elle exerce sur les cryptes mu-
« queuses, et sur les villosités gastriques ou intes-
« tinales, est sans mélange d'une autre action organo-
« leptique quelconque; comme il arrive, par exemple,
« pour la bière, le vin ou les spiritueux. En sa qualité
« de dissolvant le plus général, elle constitue le plus
« utile adjuvant de la digestion. En effet, il n'est pas
« de liquide plus propre que celui-ci, à délayer les
« aliments et à favoriser la fermentation gastrique; les
« autres boissons, au contraire, renfermant plus ou
« moins de principes alcooliques ou astringents, se
« prêtent moins facilement à la dissolution des ma-
« tières alimentaires. Aussi, a-t-on remarqué depuis
« longtemps, que l'usage habituel de l'eau fraîche en

« boisson fortifie et entretient l'estomac dans une plus
« grande aptitude fonctionnelle, tout en conservant la
« pureté et la vivacité du goût. Je ne crains pas de
« dire à ceux qui cherchent des digestions faciles, ou
« qui demandent en vain un sommeil calme et répara-
« teur : *buvez de l'eau, buvez de l'eau!* »

« On pourrait objecter que certaines personnes ne
« peuvent pas digérer l'eau, qu'elles la supportent
« difficilement. A cela je répondrai, qu'une semblable
« disposition n'est jamais qu'accidentelle, qu'elle peut
« être facilement vaincue par quelques ménagements,
« et qu'elle n'est dans tous les cas, que la conséquence
« d'une longue habitude des toniques. Plus un organe
« a été stimulé, excité, plus il y a tendance à réitérer
« le *stimulus* et même à en augmenter les doses
« *(Réveillé Parise).* Voilà pourquoi les grands bu-
« veurs de vin et de spiritueux sont incessamment
« entraînés dans les excès, et pourquoi aussi ils ne
« peuvent éteindre leur soif, malgré les soins multi-
« pliés qu'ils prennent à cet égard. Mais une fois
« rendu à son état normal, par le régime et les pro-
« cédés hydrothérapiques, l'estomac retrouve bientôt
« son excitabilité, et l'eau fraîche devient encore pour
« lui la boisson la plus naturelle et la plus convenable. »

Voilà pour la diététique.

« Considérée comme boisson curative, ajoute le
« même docteur, l'eau froide est tour à tour tonique,
« car elle provoque sur la muqueuse une réaction
« semblable à celle qu'elle produit à la peau; antiphlo-
« gistique, car elle augmente la fluidité du sang, et
« elle combat la tendance à l'augmentation de la
« fibrine : elle est encore évacuante et dépurative, car
« elle facilite toutes les excrétions, elle délaye les

« mucosités gastriques et intestinales et en favorise
« l'expulsion, par l'impression qu'elle produit sur les
« organes digestifs; enfin, en se mêlant au sang, elle
« entraîne par les sueurs et les urines, les principes
« étrangers à la composition de celui-ci. Ces résultats,
« si différents, s'obtiennent néanmoins, par les simples
« modifications que l'on apporte dans la manière
« d'employer l'eau, relativement à la température, à
« la quantité de ce liquide et à la fréquence de son
« emploi.

« La quantité d'eau que doivent boire les malades,
« doit varier suivant le traitement et les individus.
« Pour la médication tonique, il faudra boire une
« quantité modérée d'eau froide; pour la médica-
« tion sédative, une plus grande quantité, à doses
« souvent répétées, et à une tempérance moins
« basse; enfin, si on l'emploie comme dépurative, on
« en boira une quantité plus grande encore. »

Notre méthode, je le répète, ne peut que gagner à
l'application de ces sages principes, et nous ne pouvons trop conseiller aux malades et aux médecins d'en
tenir compte autant que possible. Sans doute, nos
remèdes ont une valeur intrinsèque bien supérieure à
tous les résultats que peut obtenir l'hydrothérapie par
ces moyens quelque peu primitifs, qui ne sont, en
définitive, que l'expression portée à son plus haut
degré de l'hygiène rationelle, et comme le dernier
terme, l'apogée scientifique de la médecine expectante;
mais qui ne sait combien la thérapeutique peut trouver de ressources puissantes dans l'hygiène, scientifiquement combinée, avec les forces, les instincts, les
appétits, en un mot avec toutes les énergies plus ou
moins cachées, plus ou moins affaiblies, plus ou

moins dénaturées de l'organisme animal, et surtout de l'organisme humain.

Profitons donc des ressources de l'hydrothérapie, en attendant que l'hydrothérapie, profitant des nôtres, arrive à sa véritable grandeur.

Ces deux questions préliminaires étant suffisamment traitées, nous arrivons à celle qui fait l'objet spécial de ce chapitre: Les divers autres modes d'emploi des remèdes.

On les emploie selon les circonstances:

1° *En compresses.* — La dose ordinaire des grains est de 10 à 20 par verre, soit, 50 à 100 par litre d'eau; généralement cette eau devra être plutôt froide que chaude. On peut choisir son degré de 0° à 25°, selon le cas. C'est à tort qu'on redoute les effets de l'eau froide en compresses. Quelques instants après le premier saisissement, le malade éprouve un sentiment de chaleur, de bien-être et de force que ne lui procurerait pas aussi sûrement, et surtout aussi vite, une compresse d'eau chaude. On fera bien de recouvrir la compresse d'une serviette sèche, ou même d'une flanelle ou laine quelconque, afin d'aider à l'absorption de l'eau médicamentée en y concentrant la chaleur et de serrer cette dernière enveloppe pour empêcher que l'air ne s'introduise entre la compresse et le corps. La toile de ces compresses mouillées doit être épaisse et un peu usée, pour être imbibée plus facilement et garder plus longtemps l'humidité. Il faut avoir soin de la mouiller de nouveau dès qu'on sent qu'elle est sèche. Pour les personnes qui peuvent rester levées, et qui ont besoin de vaquer à leurs occupations, elle peuvent employer en place de compresses, ce que l'on appelle en hydrothérapie, les *ceintures mouillées*, l'extrémité d'une bande de vieille toile, étant mouillée et saturée d'eau médicamentée, on l'applique sur la partie malade du corps quelle qu'elle soit, puis le reste de la bande demeurée sèche fait le tour du corps, de la jambe ou du bras, de manière à recouvrir et à serrer suffisamment la partie mouillée.

Le drap mouillé d'eau médicamentée n'est qu'une compresse générale de tout le corps. Elle est tonique ou calmante, ainsi que nous l'avons vu, et extrêmement avantageuse dans toutes les maladies nerveuses et celles de la moelle épinière, ainsi qu'un grand nombre d'anémies. L'eau médicamentée aura, dans tous ces cas, et dans tous les autres dont nous aurons à parler, bien plus de vertu si on y mêle une certaine quantité d'électricité, rouge, jaune ou angioitique, ou blanche, selon la circonstance. Seulement au contraire des autres remèdes, les électricités on le comprend, ne doivent pas être mélangées entre elles.

2° *En bain.* — Le bain peut être entier ou partiel. Les deux peuvent être froids ou tièdes. Froid de 12° à 15°. Tiède de 18° à 22°. Rarement il sera bon de les prendre plus chauds. La seule précaution pour le bain froid, du moins, le bain entier, c'est de ne le prendre qu'après la digestion faite, de se mouiller d'abord la tête et l'épigastre et de n'y pas entrer, ayant froid, car alors le bain paraîtrait beaucoup plus froid. C'est ensuite, de se frictionner et de se faire frictionner vivement, dans le bain, c'est ensuite, une fois le bain terminé, de prendre un exercice suffisant pour amener et soutenir une bonne réaction, après avoir été bien essuyé et frictionné avec soin. — Dans les maladies graves, où le tempérament est affaibli, et où l'on peut craindre de ne pas obtenir une réaction facile, il vaut mieux évidemment se servir du bain tiède. Ce dernier a du reste cet avantage, qu'on peut y rester plus longtemps, et que, par conséquent, le corps reste plus longtemps aussi sous l'action bienfaisante du remède, ce qui est extrêmement avantageux dans une foule de maladies.

Si la durée du bain froid est de cinq secondes à cinq minutes, celle du bain tiède, en effet, peut être d'une demi-heure, et même quelquefois d'une heure. Quant à la quantité des remèdes, on y met ordinairement de 150 à 200 grains et un ou deux flacons d'électricité.

Parmi les bains partiels, le bain de siège est celui qui se rapproche le plus du bain entier, en ce qu'il exige les mêmes précautions. Le bain de siège froid est extrêmement avantageux, à la condition de tenir sur la tête soit une éponge, soit un linge mouillé fréquemment. Cette sorte de bain froid ou tiède est tout ce qu'il y a de meilleur dans les affections de l'abdomen, ou des organes génito-urinaires. Les remèdes les plus souvent employés seront les anticancéreux, les anti-angioitiques, sans oublier le fébrifuge, et parfois l'antisyphilitique. Quant au nombre de grains à employer, il sera pour un bain de siège, environ le tiers de ce que l'on met dans un grand. De même pour les électricités.

Les autres bains partiels sont ceux du doigt, de la main, du bras, du pied, de la jambe et des yeux; pour les panaris, par exemple, le bain de doigt a des effets prodigieux. Je le conseille aussi prolongé que possible. Il en est de même, dans tous les cas de blessures par contusion, par écrasement ou par armes tranchantes, J'ai vu des doigts écrasés dans l'engrenage d'une pompe à incendie, recouvrer leur forme après un bain continué douze heures de suite sans interruption. Un boucher s'était désarticulé presque entièrement le doigt annulaire à la première phalange par un coup maladroit de son couteau; après un traitement allopathique prolongé la gangrène s'y était mise, et de l'aveu de plusieurs docteurs la nécessité de l'amputation était imminente et absolument nécessaire. Or, trois bains d'une heure chaque par jour, et entre ces bains des compresses de pommade médicamentée soigneusement renouvelées, eurent raison de ce mal en 15 jours; trois semaines après le commencement du traitement cet homme se servait de son doigt comme avant. Dans le cours de ce traitement, un petit os carié de l'articulation était sorti tout seul, sans effort, ni douleur. Pour les plaies des jambes et du pied, spécialement pour les plaies variqueuses, je puis indiquer ce même mode de traitement comme souverain. J'en ai des preuves nombreuses et certaines. On peut même prendre avec beaucoup d'avantage des bains de tête, de la manière suivante. La tête du malade étant penchée sur un bassin, on verse dessus avec un verre l'eau médicamentée qui tombe de la tête dans le vase où on la puise de nouveau, cela environ un quart d'heure; ce bain produira d'heureux résultats dans les maux de tête congestifs ou dans les douleurs chroniques et rhumatismales de la tête; quant aux bains d'yeux, leur effet est inappréciable; c'est un véritable trésor pour les malades affligés d'ophtalmies quelconques.

3° *En affusion.* — Le malade étant placé dans la baignoire vide comme il a été dit plus haut, on verse doucement sur sa tête et ses épaules l'eau médicamentée qui se trouve dans une autre baignoire pleine, soit avec un seau soit avec un arrosoir, un certain nombre de fois, à une hauteur de deux pieds à peine. Dans ce dernier cas, la division du liquide en jets fins et multiple a surtout une action sédative; si au contraire, on recherche un effet excitant, il faut vider le seau brusquement et de plus haut. Pendant ce temps on frictionne le corps soit avec une éponge, soit avec une serviette mouillée.

4° *En douches,* soit à colonne, soit de pluie. Pour cela, si on ne peut se procurer les appareils portatifs d'Eydt, et de Bouillon et Müller, on peut employer le moyen suivant: on place un tonneau ou toute autre capacité formant réservoir à 16 ou 20 pieds du sol. On a percé au fond du réservoir un trou que l'on tient fermé ou que l'on ouvre à volonté et l'on se met dessous pour recevoir l'eau. Si on veut avoir la douche de pluie, il suffit d'adapter au trou une pomme d'arrosoir qui, à cette hauteur, laisse tomber l'eau en véritable pluie. De plus, pour recueillir l'eau et pouvoir la faire servir une autre fois, on peut se placer dans une large cuve, de façon que cette eau, qui a son prix plus ou moins, selon les moyens de chacun, y puisse être recueillie. Cette douche est plus douce que celle à colonne, elle est en même temps tonique et rafraîchissante. Toutes ces diverses manières d'employer nos remèdes sont surtout applicables dans les maladies chroniques du système nerveux et de la moelle épinière, qui sont bien plus difficiles à traiter et à guérir que les maladies aiguës.

5° *En lavements et injections.* — L'eau froide dans ce cas, est excellente dans les cas d'atonie des intestins et des autres organes abdominaux, dans les pertes séminales et engorgements des viscères et de la matrice. Toutefois, le froid doit être modéré en proportion de l'excitation des parties malades. On peut dire la même chose pour les injections dans le nez, les oreilles etc. La quantité de grains à employer doit être de 10 à 20 par verre d'eau. Souvent même, il est bon d'en mettre moins, surtout pour les injections dans l'utérus, dans les cas de grande irritation. Il y a cependant, peu d'inconvénient même alors à en employer un plus grand nombre.

6° *En gargarismes.* Ils sont très efficaces et ont souvent une action instantanée; dans les cas graves, on gagne beaucoup à y mélanger dans une proportion notable, l'électricité spécifique.

7° *En frictions.* On fait fondre les grains mélangés dans la proportion de 10 à 20 par verre de liquide, soit eau, soit alcool. Si on se sert de l'alcool, il faut d'abord faire fondre les grains dans quelques gouttes d'eau, puisqu'on sait que le sucre de lait est insoluble dans l'alcool. Ces sortes de frictions sont surtout utiles dans les cas d'engorgement des organes, dans les rhumatismes, dans les faiblesses de l'épine dorsale, et généralement dans toutes les affections de la moelle épinière.

8° *En onctions et applications de pommade.* Voici pour la faire le moyen usuel le plus pratique :

1° Vous faites fondre au fond d'un bol les grains en nombre déterminé dans l'électricité que vous avez choisie. Pour une livre de pommade, vous pouvez mettre un flacon entier d'électricité, soit 30 grammes.

2° Vous préparez au bain-marie la fusion de votre graisse, beurre animal ou végétal, ou vaseline, soit seule, soit mélangée à une certaine proportion de cire vierge, jaune ou blanche (un quart ou un tiers), selon l'espèce de pommade que vous voulez obtenir. Aussitôt que la fusion commence, alors que ce premier liquide est encore blanc et un peu épais, vous en prenez avec une cuiller et le mélangez activement, et petit à petit, avec le liquide électrique saturé de grains; de cette manière, ce liquide se mêle parfaitement à la graisse, et forme avec elle un tout indistinct, ce qui n'arriverait pas si vous employiez la graisse plus chaude et plus entièrement liquéfiée.

3° La somme de grains à mettre est de 20 par once ou par 30 grammes, soit 80 grains pour un quart de graisse, 160 pour une 1/2 livre, et 320 environ pour une livre.

4° Une fois le liquide électrique bien mêlé à la graisse et ne faisant plus qu'un avec elle, vous videz dessus le reste de la graisse entièrement fondue, et vous transvasez ensuite, un peu vivement, et un certain nombre de fois, votre pommade encore liquide, d'un vase dans l'autre, pour bien mêler le tout ensemble. Lorsque votre pommade commencera à se refroidir, il suffira alors de la remuer encore quelque temps avec une spatule de bois. Vous pourrez ensuite la laisser se prendre. Votre pommade ainsi préparée, sera bien faite.

Cette pommade s'emploie en onctions, frictions, ou étendue sur un linge en forme de compresses. M. Bérard prétend qu'il ne faut pas se servir de corps gras sur les plaies. Quant à moi, je dois avouer que j'emploie habituellement la pommade sur les plaies, et que j'en ai toujours obtenu d'excellents résultats.

On peut faire des pommades de différentes sortes; je crois utile de citer les principales formules que j'emploie.

1ʳᵉ Formule. — *Pour une livre de pommade.*

Axonge.	350 grammes.
Cire jaune.	150 —
Élect. verte.	30 —
Canc. 5.	160 grains.
Scrof. 5.	160 —

Cette pommade est excellente pour les panaris, les cors aux pieds, les tumeurs. C'est un fondant, un

résolutif et un dépuratif local dont on ne peut soupçonner la puissance, à moins que d'en avoir fait l'expérience ; on peut y mêler une petite partie de poix
blanche en certains cas surtout s'il s'agit de cors aux
pieds et de verrues.

2e Formule — *Pour une livre également.*

Huile d'amandes douces. . . 350 grammes.
Cire blanche 150   —
Electr. blanche.   30   —
Scrof. 2. . . . . 160 grains.
Angioit. 2. 160   —

Au lieu d'huile d'amandes douces, les pauvres peuvent se servir de n'importe quelle huile à manger ; de
même que les riches peuvent y mêler quelque essence
parfumée, surtout celle de rose.

C'est le lénitif par excellence pour les plaies, et un
admirable *cicatrisant*. On l'emploie avec le plus
grand succès pour les démangeaisons provenant d'inflammation quelconque. Son effet est beaucoup plus
doux quoique non moins profond que celui de la
première.

3e Formule.

Axonge. . . . . 500 grammes.
Élect. verte.   30   —
Canc. 4. . . . . 106 grains.
Angioit. 3. 106   —
Scrof. 3. 106   —

Pour les plaies où les os sont plus ou moins attaqués.

4e Formule.

Beurre de Cacao, ou à défaut, axonge 400 gram.
Huile d'amandes, ou à défaut huile
    d'olive 100   —
Élect. angioit. ou bleue   30   —

```
Angioit. . . . . . . . . . . . .    160 grains.
Antinerveux. . . . . . . . . . .     80  —
Canc. 5 . . . . . . . . . . . . .    80  —
```

Pour les maladies du cœur, en frictions douces.

5ᵉ Formule.

```
Axonge . . . . . . .    400 grammes.
Huile . . . . . . . .   100   —
Élect. J. ou R. ou A.    30   — ⎫
Pect. 2 ou 3 ou P. 4.   160 grai. ⎬ selon le cas.
Angioit. 3 . . . . .     55   — ⎭
Canc. 5 . . . . . . .     55   —
Fébr. 2. . . . . . .      50   —
```

Pour les maladies de la poitrine, en frictions et compresses.

6ᵉ Formule.

```
Axonge. . . . . . . . . . . .    500 grammes.
Élect. R. . . . . . . . . . .     30   —
Canc. 6. . . . . . . . . . . .   160 grains.
Angioit. 2 . . . . . . . . . .    80   —
Scrof. 6. . . . . . . . . . . .   80   —
```

Pour les douleurs de reins provenant de néphrite plus ou moins accentuée, essentielle ou réflexe.

Dans certains cas au lieu d'élect. R. il vaudra mieux employer la Jaune et dans d'autres l'angioit.

7ᵉ Formule.

```
Huile et axonge. . . . . . . .    500 grammes.
Élect. Jaune. . . . . . . . .      30   —
Fébr. 2. . . . . . . . . . . .    100 grains.
Angioit. 2. . . . . . . . . . .    85   —
Canc. 5 . . . . . . . . . . . .    85   —
```

Pour le foie et la rate, le ventre et bas ventre.

8ᵉ Formule.

Moelle de bœuf	200 grammes.
Huile de ricin.	200 —
Rhum pur.	100 —
Élect. R.	30 —
Scrof. 5.	200 grains.
Angioit. 3.	60 —
Canc. 2	60 —

Pour empêcher la chute des cheveux et les faire repousser.

9ᵉ Formule.

Axonge.	500 grammes.
Élect. R. ou B.	30 —
Antisyphil.	200 —
Angioit. 3.	60 —
Canc. 4 ou 5	60 —

Pour les plaies syphilitiques.

10ᵉ Formule.

Beurre de Cacao.	400 grammes.
Huile amandes	100 —
Élect. bleue.	30 —
Angioit. 2.	160 grains.
Scrof. 2.	80 —
Canc. 10	80 —

Pour les hémorrhoïdes.

11ᵉ Formule.

Dans toutes les maladies de la peau, où l'emploi des corps gras serait plus ou moins nuisible, surtout dans les phlegmasies de nature prurigineuse, dans l'eczéma, le zona, l'acné, l'ictiose, il est important de remplacer l'axonge ordinaire par la glycérine pure. — Elle est même préférable dans ces cas, au cérat, que nous avons indiqué à la 2ᵉ formule. — Rem.: Elect. V. ou B. avec S⁵. C². A². est la meilleure formule pour ces sortes de maladies.

On peut même se servir de la glycérine mêlée aux remèdes et à l'électricité sympathique, pour imbiber à l'aide d'une petite éponge fixée à une baleine recourbée, les parois de la gorge, dans les angines gutturales et laryngées, ainsi que dans la toux nerveuse.

9° *En suppositoires et boules vaginales.* — Il y a des suppositoires à l'angioitique, et d'autres à l'anticancéreux; les premiers pour les hémorrhoïdes et les inflammations soit de l'intestin soit de la vessie; les seconds pour les fistules et autres manifestations scrofuleuses ou cancéreuses de ces parties. Ils sont faits de manière à pouvoir être introduits par l'anus aisément et sans douleur. Quant aux boules vaginales, on les introduit par le vagin; c'est le plus parfait spécifique qu'il soit possible d'imaginer pour toutes les affections de cet organe. — Pour avoir ces suppositoires et boules vaginales, il faut s'adresser directement à M. Sauter, ou à ses dépositaires, lui seul s'étant réservé le secret de leur préparation.

Telles sont les principales pommades que l'on peut faire avec nos remèdes. Quant à leur efficacité, je n'ai qu'une chose à dire à ce sujet, aux médecins et aux malades: Essayez et vous arriverez vite de l'étonnement à l'admiration. Inutile d'en dire davantage. *Qui habet aures audiendi, Audiat.*

N. B. — Pour l'alcool à employer dans les frictions il est bon d'avoir de vrai alcool de vin à 85°.

Inutile d'ajouter que pour avoir toutes ces pommades bien et dûment composées, le mieux est encore, lorsqu'on le peut, de s'adresser à l'honorable M. Sauter.

CHAPITRE VII.

Du régime Électro-Homœopathique.

M. Mattéi et ses disciples n'ont jusqu'ici recommandé, en fait de régime, qu'une seule chose : s'abstenir de vinaigre et de citron. De là, grande rumeur et dépit sincère parmi les amateurs de salade et de limonade.

Pourquoi cette défense rigoureuse? on ne l'a jamais bien expliqué. Mais le maître l'avait dit, et tous l'ont répété avec une conviction pleine de profondeur.

M. Bérard a bien affirmé que ces acides sont l'antidote des remèdes électro-homœopathiques, mais l'a-t-il démontré? non; il a voulu donner un motif au décret du maître, voilà tout.

Quant à moi, bien loin de vouloir le prouver mieux que lui, je crois que ces acides ne sont nuisibles à l'action électro-homœopathique que dans la proportion de leur opposition aux règles d'une sage hygiène, et surtout du régime qui convient aux diverses maladies. Ce régime, du reste, il faut l'avouer, doit être d'autant plus surveillé, que les remèdes employés ont une action plus délicate, comme est celle de tout médicament homœopathique. Dans ce cas, il est certain que l'abus du vinaigre et du citron peut annuler l'effet du traitement, tout aussi bien que l'abus du tabac, de l'absinthe et de toutes les boissons alcooliques, mais pas plus que ces dernières substances.

Autre chose est de boire du vinaigre, ou du jus de citron, autre chose est de manger une salade très légèrement vinaigrée, ou de se rafraîchir avec une

limonade bien composée. Si dans le premier cas,
l'usage du vinaigre et du citron est pernicieux, dans
le second, il est absolument inoffensif, et ne peut
jamais empêcher l'effet de ces remèdes à moins pourtant que cette alimentation, ne convenant pas à l'état
particulier du malade, elle ne provoque chez lui une
digestion plus ou moins pénible, et par suite, une
suspension ou un dérangement d'autant plus grave
des forces vives de l'organisme. Mais alors, comme
nous l'avons déjà dit, cela revient à une question de
régime et d'hygiène générale.

Il faut donc en cette question, en même temps que
mépriser les excès d'un rigorisme déraisonnable, et
presque superstitieux, se défier aussi de ceux d'une
imprudence d'autant plus funeste qu'elle est plus irré-
fléchie. Nos remèdes, on ne peut trop le rappeler au
souvenir du lecteur, bien qu'ayant en eux-mêmes une
force réelle, incomparable, ne peuvent vraiment dé-
ployer cette force en son entier, qu'autant qu'ils trouvent un concours sympathique dans telle ou telle force
vive de l'organisme, avec laquelle ils doivent entrer
en rapport direct. Pour cela, il faut que cette force
vive reste dans sa franche nature, avec ses ressources
et ses faiblesses intimes, avec ses susceptibilités et
tout ce qui forme l'ensemble de ses instincts naturels,
soit à l'état sain, soit à l'état morbide. Si par des
narcotiques, des alcools, aussi bien que par des
acides violents, vous opérez dans ces forces vives un
changement radical, plus ou moins passager, plus ou
moins habituel, nos remèdes trouveront là un terrain
plus ou moins rebelle à leur action, pendant tout le
temps que durera cette influence. C'est là souvent le
secret de bien des insuccès.

Voilà la véritable philosophie du régime et de l'hygiène, pour ce qui regarde notre thérapeutique, et la

base rationnelle de toutes les précautions dont doit s'entourer le malade, qui veut recevoir dans toute leur étendue les effets de nos remèdes.

Quelles sont ces précautions à prendre, quelles sont les règles à suivre pour arriver à ce but ?

Il est bien difficile d'établir à ce sujet des règles absolues, comme quelques-uns ont voulu le faire pour les remèdes homœopathiques simples, en défendant telle et telle espèce de viandes ou de légumes, tel et tel genre de boisson, et permettant au contraire, tels ou tels autres. On peut dire, qu'en cela, tout est plutôt relatif qu'absolu, et dépendant de la forme spéciale du tempérament de chacun, originaire ou acquis, plutôt que de la décision plus ou moins savamment raisonnée des théoriciens. Il y a pourtant un principe général toujours vrai et toujours pratique, en toute espèce de circonstances, parce que chacun peut et doit l'adapter à sa nature, avec des avantages aussi certains que nombreux : éviter les excès, c'est le vrai et l'unique élixir de longue vie, etc.

Je ne puis, quoiqu'il en soit, me dispenser de relater, aussi brièvement que possible, le régime qu'ont adopté les médecins électro-homœopathes de l'Allemagne. On jugera entre leurs prescriptions et celles du ténébreux comte Mattei.

Fièvre. — Dans cet état de l'économie, il y a toujours trouble dans la digestion — la production du suc gastrique est diminuée — les malades n'ont pas ou presque pas d'appétit, mais une soif exagérée. — C'est un préjugé regrettable de ne pas alors donner de l'eau aux malades. — Donnez leur fébrifuge à l'eau froide en petite quantité, ajoutez-y même un morceau de glace. — Boissons légèrement acidifiées, limonades. — Si le malade désire quelque nourriture et qu'il ait la langue sèche, donnez-lui quelque soupe légère, surtout soupe aux fruits, cerises, myrtils, prunes, poires, et des glaces aux fruits — plus tard, du poisson une fois par jour, 250 grammes environ à froid, cuit avec citron — plus tard encore, des viandes en gelée — tête de veau, et surtout viande salée et fumée, (le sel est antifébrile.)

Fièvre scarlatine. — Bouillon de veau ou de bœuf trois fois par jour, à 38º. — Entre les repas, compote de fruits aigrelets, plutôt froide et peu sucrée. — Aux enfants, soupe au lait trois fois également et entre les repas, du lait avec de l'eau de seltz ou de St-Galmier. — Eau fraîche autant que le malade en désire, en ayant la précaution de dissoudre dans cette eau un médicament électro-homœopathique. — Plus tard, rôtis de viandes rouges, et Bordeaux.

Variole, petite vérole. — Comme la fièvre, et après le douzième jour, quand les pustules viennent à sécher, rôtis de viandes blanches (poulet, veau), — le matin du bouillon, pas de café. — Plus tard, viande rouge, Bordeaux, etc. — Aérer la chambre autant que possible, la fermeture des fenêtres étant un préjugé pernicieux dans toutes les maladies.

Maladies de la gorge, dypthérie, commencement de **phtisie.** — Boisson au tilleul ou autres fleurs. — Au dîner, du porc fumé et maigre, (il remplace avantageusement l'huile de foie de-morue), du pain grillé, ou de la croûte de pain, Bordeaux. — Le matin du lait; le soir soupe au lait.

Hydropisie et irritation de la vessie. — Nourriture mucilagineuse. — Comme boissons, *émulsions* d'amandes et de graines de chanvre, — vin blanc additionné de beaucoup d'eau, — tisane de genièvre, — rôtis de viande rouge, de mouton, de bœuf ou de gibier. — Asperges.

Diathèse goutteuse, arthritisme. — Sobriété et régularité dans les repas, régime mixte mais plutôt végétal ; jamais de gibier, de crustacés, de poissons de mer. Très rarement et seulement par exception et par tolérance, un peu de café, de thé, ou de liqueurs. — Vin blanc léger, mais pas de vin rouge, ni de bière forte ; l'eau pure médicamentée de lymphatique serait la meilleure boisson. — Beaucoup d'exercice, et s'il est possible, hydrothérapie électro-homœopathique.

Goutte, rhumatismes. — Au commencement des accès comme pour les fiévreux. — Bouillon léger, nourriture mucilagineuse, gelée de viande, soupe aux escargots, julienne printannière, poissons d'eau douce froids en gelée ; plus tard veau ou poulet. — Pas de café, parcequ'il produit de l'acide urique, cause des dépôts crétacés dans les articulations. — Pas d'acides, ni de fruits acides. — Beaucoup d'eau, et d'eau chaude médicamentée, très souvent. — Le plus d'exercice possible.

Gravelle, calculs de la vessie. — Comme pour le précédent. Exercice musculaire sous toutes ses formes, ou du moins sous des formes appropriées à l'âge, à la santé, aux occupations et habitudes sociales des malades. — Régime surtout végétal, légumes frais, fruits rouges, — pas de viandes noires, ni viandes fumées, pas de vin de Bourgogne, ni du midi, ni de bière forte ; mais plutôt Bordeaux et vins blancs légers, avec eau médicamentée de scrofuleux 6, ou scrofuleux 2, — bains de siège avec cancéreux 6, — frictions du même avec alcool sur les reins. — Le thé est alors favorable comme diurétique ; eau distillée ou cuite avec les remèdes, ce qui d'ailleurs devrait être la règle en toute circonstance pour nos remèdes.

Scrofule. — Aux enfants, pas de lait fariné, ni de pommes de terre, mais lait pur, — café de glands, —

tisane de feuilles de noyer, — bonne viande rouge, — écrevisses, — acides et salades, — œufs bien cuits mais non durs. — Huile de foie de morue, ou mieux, bon lard fumé, — pain de sel avec scrofuleux, — séjour des montagnes, — beaucoup d'exercices.

Anémie, convalescence, chlorose, affections cancéreuses. — Potages dégraissés, — soupe à la reine, — viandes rouges, rôtis, bifteck et grillades, — gibiers et volailles sauvages, telles que perdreaux, canards, faisans, bécasses, etc., éviter café et thé, — le chocolat est préférable, — point de salades, — éviter les acides et les boissons alcooliques.

Tempérament sanguin et apoplectique. Pas d'excès, plutôt jeûner tous les trois jours et ne jamais manger jusqu'à satiété. Si un homme mange par jour, en moyenne, trois livres de nourriture solide, un tempérament comme celui dont il s'agit doit se contenter tout au plus de la moitié. — Manger plutôt des végétaux, salades, melons, oranges et toute sorte de fruits. — Eviter café, thé, vin rouge, liqueurs, — boire plutôt de la bière ou du cidre, ou du vin blanc avec de l'eau — beaucoup d'eau — beaucoup d'exercice.

Hémorrhoïdes, constipation, maladie du foie. Point ou peu de farineux, — soupes maigres, — soupes aux herbes, — grenouilles, — peu de viandes, et toujours de préférence les viandes blanches, — poissons, — éviter œufs et fromages, chocolat et pâtisseries, — café et thé sont permis parce qu'ils stimulent les fonctions du bas-ventre, mais il est bon de mitiger leur action irritante en y ajoutant du lait, — beaucoup de légumes, mais pas de salade crue, — fruits et surtout raisin, — vin blanc modéré, bière, cidre et surtout beaucoup d'eau médicamentée. Prendre le plus de mouvement et d'exercice possible.

Phtysie confirmée, catarrhe bronchial, asthme. Matin, lait chaud, naturel ou plutôt fermenté de koumys ou de kefir ou kava, qu'on emploie beaucoup en Allemagne comme bien plus digestif.

Midi, bonne viande rouge, viande salée, jambon cru, harengs marinés, sardines, glaces aux fruits, compotes aux fruits, mais éviter dans le courant du jour toutes ces pâtes sucrées dites pectorales et toutes ces tisanes variées dont le principal résultat est de fatiguer en le surchargeant, l'estomac du malade qui, au contraire, doit garder toutes ses forces pour une bonne digestion. L'eau médicamentée suffit simplement. Le soir un bon bouillon. Pas de lait qui favorise les sueurs nocturnes. Pain et vin au scrofuleux.

Rachitisme, ostéomalacie. — Provenant de trouble grave dans la nutrition des tissus organiques, et conséquemment, d'une altération profonde des liquides nourriciers. Un des effets de cette altération est une production abondante d'acide lactique, lequel agit comme dissolvant sur les parties spongieuses et compactes du tissu osseux, au point de les faire devenir minces comme du parchemin. Tout le phosphate de chaux s'en va ainsi peu à peu par les urines.

Peu de lait, qui serait exposé à se décomposer par catalyse en acide lactique, mais viandes solides, bœuf et mouton rôti ou grillé, œufs, viande râpée, jus de viande obtenu par la machine à pression. S'il y a scrofule joint au rachitisme, ajouter à ce remède porc fumé et huile de foie de morue. En tout cas pain au cancéreux 4 ou cancéreux 5 ou scrofuleux 3 ou 5 — bordeaux médicamenté.

Diarrhée. Bouillon de bœuf avec pâtes d'italie ou farine d'orge; chocolat. Emulsion (lait) d'amandes douces, sirop d'orgeat, mêlé aux médicaments. Peu d'eau pure qui dilue les sécrétions irritantes des intestins, cause fréquente des diarrhées. — Soupes mucilagineuses et vins rouges médicamentés, — en lavements, pour dissoudre les remèdes employer l'eau de riz ou une décoction de tapioca.

Diabète. Eviter les aliments qui se changent aisément en glycose, tels que féculents et laitages, — soupe à la viande râpée. — Nourriture animale plutôt que végétale. — De temps en temps, poissons, écrevisses, huîtres et œufs, mais pas de farineux dans les sauces. Pas de chocolat. Plutôt du café et du thé, s'il est possible sans sucre. Comme légumes, il faut choisir les asperges, épinards, choux, artichauts, cresson et salade; comme fruits, des fruits acidulés. Pain de gluten ou du moins pain bis médicamenté. Comme vin, le vin ordinaire est préférable aux grands vins. Jamais de bière. Manger peu, et jeûner plutôt, quelquefois. Eviter tout excès. Grands bains médicamentés de scrofuleux 5, cancéreux 5, antinerveux, et angioitique 3, avec El. R. Frictions des mêmes à l'alcool chaque matin sur l'épine dorsale et tout le devant du buste. Pour les potions à boire dans le jour, l'eau ne peut faire aucun mal.

Tels sont pour les principaux cas, les principes d'hygiène et de régime que l'on peut suivre en électro-homœopathie. Sans doute, il est bien difficile dans la pratique, de prendre toutes ces attentions pour le soin de son alimentation. Ordinairement, on mange ce que l'on peut; et souvent il est difficile de choisir parce que l'on n'a pas le choix. Mais enfin, on pourra toujours en quelque circonstance, profiter de ce que nous avons dit, et le médecin à qui un malade demande absolument un régime, pourra en tout cas se guider sur nos principes pour en donner un qui soit véritablement et grandement avantageux.

DEUXIÈME PARTIE

PARTIE CLINIQUE.

Nous avons envisagé jusqu'ici les maladies et leur traitement d'une manière générale; en tant que maladies et remèdes diathésiques, la question je crois, a été traitée suffisamment; on nous pardonnera de l'avoir fait peut-être même un peu longuement, quand on observera, combien, pour cette nouvelle thérapeutique, la connaissance approfondie du tempérament et de ses diverses diathèses et par elle, celle du remède constitutionnel, est importante et même nécessaire.

Si nous avons été obligés, bien malgré nous, de contredire sur certains points de détail, l'honorable M. Bérard, nous ne pouvons que louer son insistance sur ce point: *Le remède constitutionnel doit toujours être la base, le pivot de toute espèce de traitement, quel qu'il soit.* — Voici pour nous, les principales diathèses:

1° La diathèse scrofuleuse ou simplement lymphatique à laquelle correspond le remède de la lymphe, ou l'**Antiscrofuleux**.

2° La diathèse angioitique, ou inflammatoire, ou hémorrhagique, ou variqueuse, à laquelle correspond le remède du sang et du système circulatoire ou l'**Antiangioitique**.

---

(1) Pour la composition des traitements nous ne nous sommes pas fiés à notre seule expérience; nous avons consulté des praticiens émérites parmi lesquels nous pouvons citer principalement M. Bignaud de St-Bonnet.

3° La diathèse cancéreuse, ou gangréneuse, ou ulcéreuse, ou tuberculeuse, qui attaque l'élément histologique lui-même et la cellule vivante, ou plutôt qui est l'expression de leur vitiation intime dont le remède est l'**Anticancéreux**.

4° La diathèse herpétique, ou dartreuse, ou scorbutique, ou urique, ou arthritique à laquelle correspond comme antidote le remède dit **Lymphatique**.

5° La diathèse syphilitique dont le remède est l'**Antisyphilitique 1 et 2**.

6° La diathèse bilieuse, ou ictérique, ou saccharique, ou palustre, ou typhique dont le remède est le **Fébrifuge 1 et 2**.

De ces six diathèses les trois premières ont beaucoup plus d'étendue et peuvent être regardées comme seules primitives constitutionnelles. Mais les trois autres qu'on pourrait plutôt appeler secondaires, n'en ont pas moins une grande valeur.

Encore qu'il soit besoin de les distinguer radicalement des trois premières, dont on peut dire qu'elles tirent elles-mêmes leur forme principale, elles n'en constituent pas moins des diathèses secondaires très importantes pour la base du traitement clinique de n'importe quelle maladie particulière.

Cela posé il est temps d'entrer dans le détail de ces maladies particulières et de leur traitement spécial. Nous suivrons pour cela l'ordre alphabétique tel qu'il a été suivi jusqu'à ce jour.

EXPLICATION DES ABRÉVIATIONS
dont nous serons obligés de nous servir dans l'exposé
du traitement.

Antiscrofuleux	S. — S.2 — S.3 — S.5 — S.6.
Antiangioitique	A. — A.2 — A.3.
Anticancéreux	C. — C 2 — C.3 — C.4 — C.5 — C.6. — C.10.
Lymphatique	L.
Fébrifuge	F. — F.2.
Antisyphilitique	Syph. — Syph. 2.
Vermifuge	V. — V.2.
Pectoral	P. — P.2 — P.3 — P.4.
Antigoutteux	G.
Remède de la diarrhée ..	D.
Anticholérique	Chol.
Électricité Rouge	Él. R.
Électricité Angioitique ..	Él. A.
Électricité Blanche	Él. B.
Électricité Jaune	Él. J.
Électricité Verte	Él. V.
Électricités	Élect.
A l'extérieur	Extrà.
A l'intérieur	Intùs.
Compresses	Comp.
Pommades	Pom.
Frictions	Fric.
Signes des mélanges	A. × S. × C.

CATALOGUE

ABCÈS. — Dont la cause est l'inflammation d'où qu'elle vienne ; si celle-ci parcourt ses périodes avec rapidité on appelle l'abcès qui en résulte, abcès chaud ou aigu ; si au contraire c'est avec lenteur, abcès froid ou chronique ; si l'abcès se forme dans une partie autre que le lieu de l'inflammation, on le désigne alors sous le nom de abcès par congestion. Si l'abcès provient d'un état général inflammatoire, causé par phlébite ou l'accouchement, ou une amputation, et constituant ce qu'on est convenu d'appeler diathèse purulente, il se nomme abcès métastatique, soit que le sang jette ainsi sa gourme sous forme d'abcès, dans le foie, la rate ou les poumons ou les glandes lymphatiques (surtout celles du sein), ou les articulations, ou même sous forme d'épanchement dans les plèvres.

Si la tumeur inflammatoire est circonscrite, offrant une saillie en forme de clou, on a alors le clou ou l'orgelet, ou le furoncle ou ce qui est plus grave bien que de même espèce, l'anthrax, dont le siège est plus profond et le volume plus considérable.

Traitement. — Dès le début S. ou A. 1ᵉ¹ verre ou l'un et l'autre mélangés, et s'il y a tant soit peu de fièvre, F. — application d'Él. R, ou A. sur la partie enflammée, — S. et Él. R. pour l'abcès froid. — A. et Él. A. pour l'abcès chaud est la règle générale. — Ainsi pris au début l'abcès pourra être détruit le plus souvent avant sa formation complète.

Une fois l'abcès bien formé il faut prendre A.2 et C.1, deux de chaque dans un litre d'eau, avec compresses ou onctions fréquentes de A.2 et C.2, mêlés avec Él. R. ou A. ou V. selon le cas. — Une pommade faite avec S.5 et C.5 et Él. V., activera beaucoup la résolution prompte de l'abcès et son absorption définitive, ou sa maturité et son écoulement naturel au dehors. Il peut être souvent utile cependant, surtout dans les abcès chauds, de les ouvrir à l'aide du bistouri après quoi on lave soigneusement la plaie avec de l'eau tiède médicamentée de C.1, puis compresses ou pommades indiquées, et plutôt l'une et l'autre alternées.

Pour les abcès aigus ou chroniques des seins, le C. doit toujours avoir le premier rôle. Ces engorgements ou glandes qui, si souvent dégénèrent en squirres, disparaîtront très vite et aisément avec nos remèdes avant d'avoir commencé leur terrible évolution. La mastite aiguë des nouvelles accouchées même cédera prise au début à C.× A.×F. pris au 2ᵐᵉ ou 3ᵐᵉ verre. Si le mal s'est développé avec foyers purulents, et suppression de l'excrétion laiteuse, C. au 1ᵉʳ verre et A. 1ᵉʳ verre (1), avec compresses et pommades abondantes d'après les formules précédentes, amèneront le soulagement vite et bientôt la guérison. Une bonne précaution hygiénique est de faire téter l'enfant aussitôt que les mamelles se remplissent.

Quant aux abcès syphilitiques, c'est le même mode de traitement, en prenant pour base les remèdes Syph. 1 et 2.

ABDOMEN. — La plus grande des cavités splanchniques, où l'on distingue trois régions: 1° la région épigastrique; 2° la région ombilicale (ventre proprement dit); 3° la région hypogastrique (bas ventre). Chacune de ces régions est elle-même divisée en trois, une moyenne et deux latérales. La 1ʳᵉ comprend l'épigastre au milieu, et des deux côtés les hypocondres; la 2ᵉ comprend l'ombilic et les flancs; la 3ᵉ l'hypogastre et les fosses iliaques, au-dessous de la région ombilicale. Il est très important de se rendre un compte exact de l'emplacement

---

(1) Canc. au 1ᵉʳ verre, active l'excrétion laiteuse tandis que C. au 2ᵐᵉ verre la diminue, absolument comme l'A. pour le sang: de plus. A. au 1ᵉʳ verre peut diminuer l'engorgement en amenant comme dérivatif l'écoulement des lochies.

La suppression des règles pendant longtemps amène parfois la diathèse purulente. De même au retour d'âge il se manifeste quelquefois des coups de sang notamment aux jambes avec abcès multiples consécutifs. — Dans ces divers cas l'A. 1ᵉʳ verre et le C. 2ᵐᵉ verre sont les principaux remèdes, *intùs*; avec A.2. C.2 ou 3 ou 5 et S.5 mêlés aux Élect. B. ou V., *extrà*, ainsi que S. aux repas.

de ces diverses régions pour les applications extérieures soit des remèdes en solution soit des Electricités. La dernière commence à trois travers de doigt de distance de l'ombilic. Elle domine immédiatement le pubis et les aînes.

Nous ne pouvons traiter ici les nombreuses maladies qui peuvent envahir ces diverses parties, dont l'ensemble formerait toute une pathologie. L'ascite, l'entérite et la mésentérite ou carreau, la colique, le miséréré, la péritonite, la hernie, l'obésité maladive, la diarrhée, la dysenterie et la cholérine aussi bien que l'hépatite et la pancréatite seront traitées en leur place déterminée par l'ordre alphabétique.

Nous pouvons dire toutefois que toute cette partie si importante reste soumise à l'influence des quatre grands remèdes **A.**, **S.**, **C.** et **F.** de la manière la plus remarquable. C'est ici surtout qu'il faut savoir varier les doses et ne pas craindre d'arriver parfois aux 3e et 4e dilutions — La 3e et la 4e feront souvent un effet absolument contraire à celui des 1res dilutions des mêmes remèdes. Ainsi, **A.** au premier verre dilate les vaisseaux et les capillaires et y fait affluer le sang à ce point qu'il est un emménagogue incomparable tandis que pris au 2e, 3e et 4e verre il resserre de plus en plus les parois de ces mêmes vaisseaux et capillaires ; on peut raisonner de même pour toutes les inflammations aiguës ou chroniques de cette partie. — De même, **C.** pris au 1er verre augmente en la purifiant, la fonction des sécrétions des tissus organiques, normales ou anormales, tandis que pris au 2e, 3e, et 4e il a sur elles une action éminemment constrictive, arrivant à modifier les fonctions intimes des cellules vivantes elles-mêmes tout en les purifiant plus profondément, et influençant même leurs propriétés d'endosmose et d'exosmose. C'est par là que pris à ces basses dilutions il arrête si aisément les flux muqueux leucorrhéiques. Enfin le **S.** a sur les vaisseaux blancs la même influence que l'**A.** sur les vaisseaux rouges. Il a ainsi une grande action sur les sécrétions des follicules de la muqueuse intestinale avec cette différence que pris au 1er verre il arrête la diarrhée et au 2e, 3e et 4e il arrête au contraire la constipation.

Il en est de même pour le fébrifuge pour tout ce qui regarde le foie, la rate, le pancréas, dont les affections multiples retentissent en tant de points de l'organisme, et les sécrétions biliaires dont le trouble affecte si souvent les intestins, et toutes les fièvres. Les 2e et 3e verres de **F.** seront seuls aptes à guérir, 9 fois sur 10.

Inutile d'ajouter que le vermifuge ne doit jamais être oublié quand il s'agit du traitement des organes abdominaux, car souvent la principale cause réside dans la diathèse vermineuse.

ABEILLE (*Piqûre d'*). — 1° Oter l'aiguillon; 2° donner 10 gr. **S.** à sec sur la langue; 3° application sur la piqûre d'Élect. **R.** ou **B.**

ACCIDENT. — Chute, blessure, brûlure, coupure, contusion, seront traitées en leur place. Quand il y a émotion grave prendre aussitôt de 5 à 10 grains de **Scrof.**

ACCOUCHEMENT. — Préparer en donnant aux derniers mois de la grossesse **C.** 2me dil.; aux premières douleurs **C.** 1re dil. avec Élect.

R aux principaux points et au sacrum. S'il y a difficulté grave, 10 grains de **S.** à sec alternés de 1/4 d'heure en 1/4 d'heure avec 10 grains de **C.**1 ou **C.**10.

ACIDES (*Empoisonnement ou brûlures par*). — S'il y a empoisonnement, faire vomir aussitot que possible par les moyens ordinaires; ensuite, **S.** à sec 10, 12 grains chaque dix minutes. — Après soulagement buvez par gorgées espacées de cinq en cinq minutes, 2 grains dissous dans un verre de lait, puis un seul — Quand il y a brûlure externe, si elle est simple, **Él. B.** en application suffira, si au contraire il y a dénudation de l'épiderme, et autres complications, il faut alors composer un Cerat composé d'huile, de cire blanche, avec **S.**2 × **C.**2 et **A.**2, dissous dans l'**Élect. B.** — S'il est possible un bain local des mêmes remèdes prolongé fera grand bien.

ACNÉ ou **ACMÉ.** — Se confond avec la couperose bien qu'elle ait en réalité une signification plus étendue. — On en distingue quatre espèces: l'**acné simple** où il n'y a que quelques boutons rouges se convertissant bientot en pustules que recouvre, après l'écoulement d'une goutte de liquide séro-purulent, une croûte mince. — L'**acné pointillée** caractérisée par des points noirs et saillants produit du fluide sébaçé retenu et accumulé dans les follicules, d'où résultent de petites pustules proéminentes qui après leur dessiccation laissent de petites taches violacées ou de petites cicatrices; — l'**acné indurée**, où les pustules plus nombreuses restent bien plus longtemps sans suppurer; — l'**acné rouge** propre à l'âge adulte, commençant par quelques points rouges au nez et aux joues qui, après les repas abondants surtout, deviennent très irritables. — Ces points s'élargissent peu à peu et se changent en pustules, lesquelles à force de se multiplier amènent une irritation permanente du système capillaire cutané et par suite ces plaques rouge-violacé que tout le monde est à même de remarquer trop souvent, c'est la couperose proprement dite. — L'acné atteint la face, les épaules, les cuisses, les yeux même qu'elle déforme.

S. ou **S.**3, alterné ou mêlé avec **A.**2. — 2 grains par litre — *Intùs.*

S.5 × **C.**5× **A.**2, en onctions avec huile d'olive (30 grains de chaque pour 10 cuillerées à bouche). Si le mal devient persistant, grands bains des mêmes remèdes 2 fois par semaine et **S.** ou **C.** alterné avec **A.**; l'un et l'autre au 3ᵉ verre.

L'**acné accidentelle** provenant de suppression brusque des règles sera traitée par **A.** 1ᵉʳ verre alterné avec **C.** 1ᵉʳ verre, **S.** aux repas.

Un jeune homme de 30 ans à St-Méard (Haute-Vienne), presque aveugle par suite d'une acné persistante sur la figure, le cou, et dans les yeux, soigné en vain par d'excellents médecins, abandonné ensuite par des spécialistes distingués a été entierement guéri apres 3 mois de traitement par cette méthode au commencement de 1884.

ACRODYNIE. — Maladie provenant probablement de quelque épiphyte vénéneux du blé, analogue à l'ergot de seigle et à l'épiphyte de la pomme de terre et de la vigne se rapprochant par les symptomes, de l'endémie pellagreuse due elle aussi du reste à une sorte de carie du blé, Si cette maladie qui a heureusement disparu de nos régions revenait, le traitement serait :

S. et C. au 3e verre, avec S.5 et C.5, en bains et frictions mêlés à
l'Él. B. ou V. — L'usage de l'A. ne peut être ici qu'accidentel.

ADÉNITE. — Inflammation d'une glande ou de ganglions lymphatiques, amenant leur hypertrophie et souvent leur ulcération. Le
remède est **S.** 1er verre avec **A.** ou **A.**2, 2me verre — très souvent **C.**
1er ou 2me verre; parfois **Syph.** 1 et 2. — Dans le cas d'adénite simple
S.2 ou **S.**3 avec **A.**2 et **Él. R.**, en pommade pour frictions et compresses. Dans le cas d'adénite grave et compliquée **S.**5×**C.**5 ×**A.**2,
×**Él. V.** également en pommade. Ajouter parfois à ce mélange,
Syph.

AFFAIBLISSEMENT. — Diminution des forces soit locale soit
générale survenant par une cause ou par une autre. Le principal
dans ce cas est de chercher la cause soit morale soit physique afin de
pouvoir y porter remède. Sans entrer ici dans un détail impossible,
nous devons constater que le 1er remède de cet état est **S.** ; le 2me est
N. ; le 3me est **F.** ; le 4me est **A.** qui toutefois deviendra le 1er quand
l'affaiblissement proviendra d'un désordre dans la circulation.

Affaiblissement causé par l'anémie simple. — **S.** 1er verre, **A.**3 au litre,
c'est-à-dire 5 grains de **S.** et un de **A.**3, dans un litre d'eau.

Affaiblissement causé par un affaissement ou épuisement du système nerveux. — **N.** 5 grains à sec le matin à jeun ; **N.** 1er verre dans
le jour. — 5 grains de **S.** dans chaque verre de boissson aux repas,
grands bains froids, ou douches ou drap mouillé avec **S.** et parfois
C.5, mêlés et **Él. R.** ou **B.**

Affaiblissement causé par exaltation du système nerveux. — **N.**, ou
S. et plutot l'un et l'autre, mais à 3me et 4me dilution au moins.
Souvent même il sera nécessaire de descendre plus bas encore. —
Bains tiedes avec **El. J.** × **S.**5 × **C.**5. — Souvent **F.**, ou **C.** seront
utiles et même nécessaires, à dilutions également faibles.

Affaiblissement provenant de cachexie plus ou moins profonde. —
S. et **C.** — Frictions douces à l'alcool médicamenté de **S.**5 et **C.**5. —
Dans ce cas il arrive souvent que les premieres dilutions fatiguent
beaucoup le malade. — Aussi fera-t-on bien dé commencer tout au
plus par la dose du litre.

Affaiblissement causé par une affection de l'épine dorsale ou plutôt
de la moëlle épiniere, précurseur de la paralysie. Voir le traitement
pour les maladies de la moëlle épinière.

Quant aux causes morales de l'affaiblissement, qu'on se souvienne
que **S.** est un excellent remede de la tristesse et des idées noires, —
que **F.** est spécifique pour toutes les affections hypocondriaques sans
oublier que parfois **A.** × **S.** en régularisant la circulation abdominale,
sera même d'un secours puissant pour fortifier et soutenir la bonne
volonté des personnes faibles de caractère et dominées par de funestes
penchants, cause si fréquente de ces sortes d'affectious.

AGE CRITIQUE. — Période grave pour la femme Arrivée à cet
état de transition, elle éprouve, tantôt des pertes abondantes et quelquefois de véritables hémorrhagies qui mettent sa vie en danger;
tantôt des afflux de sang à la tête et par suite des éblouissements, des

congestions, des bouffées de chaleur et même des suffocations et palpitations; tantôt enfin des douleurs dans les reins et dans les membres, parfois même des attaques de goutte. Si la personne est particulièrement angioitique avec un sang tant soit peu vicié et sujette aux varices, il peut survenir des plaies variqueuses, ou des coups de sang aux jambes qui se terminent par des suppurations longues et cruelles.

1º Si la personne est lymphatique S. 1er verre sera le principal remède avec C. et A. au 2me et 3me verre. 5 grains de S. le matin à jeun et à sec; de même après les deux principaux repas mais alors de préférence dans un petit verre de bon vin.

2º Si la personne est angioitique, A. et C. deux de chaque dans un litre et S.5 au 2me verre. — Onctions, ou frictions douces, ou compresses de A.3, sur le cœur. Deux grains de S.5, le matin, un grain de A.2, dans le verre aux repas.

Telle est pour les deux tempéraments la règle générale. Pour les cas particuliers. — S'il y a pertes et hémorrhagies, A. au 3me verre. — Application sur les parties d'un vieux linge de toile usée ramassé en forme d'éponge et trempé dans une solution d'A. 10 grains par verre avec El. A. cinq grammes environ mêlés. — Application permanente également d'un autre linge trempé dans la même solution sur le ventre et la ceinture. — Onctions fréquentes sur le cœur avec A.

Dans le cas d'éblouissements, congestions, bouffées, suffocations et palpitations, traitement comme au nº 2.

Dans les cas de plaies variqueuses et de suppurations, même traitement nº 2 en substituant **Lymphat.** 2me verre au S.5. — Compresses abondantes de A.2 × C.4 ou 5 × S.5 et **Elect. V.** ou **A.**, selon la circonstance. — Quand il y a suppuration avancée El. V. est préférable. — Quand le sang a encore de la vie et de l'action dans cette partie El. A. doit au contraire être préférée.

Dans tous les cas l'El. A. en applications aux points principaux.

AGITATION NERVEUSE. — Le traitement général est: N. à sec, un grain matin et soir; S. × F. 4e ou 5e verre. — Applications d'El. B. et souvent plutôt de J. — Pour les angioitiques; A.3 × F. 4me ou 5me verre. Il faut alors bien examiner en cas de résistance, si la cause ne serait point une affection vermineuse. — Dans ce cas **Ver.** ou **Ver.**2 à basses dilutions.

AIGREURS D'ESTOMAC. — **Renvois brûlants, âcres et gazeux.** — S. ne peut manquer de réussir au 2me ou 3me verre avec frictions sur l'estomac de C.5 et A.3, mêlés avec El. B. à l'alcool. Éviter tout ce qui fatigue ou surcharge l'estomac; exercice modéré et régulier après chaque repas, au grand air s'il se peut; se courber le moins possible en travaillant.

AISSELLE (Sueurs). — Au fond de l'aisselle, se trouvent au milieu d'un tissu cellulaire et adipeux abondant de nombreux ganglions lymphatiques, l'artère et la veine axillaire et le plexus brachial. La peau est abondamment pourvue de follicules enroulés qui sécrètent une sueur alcaline, âcre et odorante. Aussi les anciens appelaient-ils les aisselles, **émonctoires du cœur.** Cette sueur devient par suite de certaines affections très aqueuse et si abondante que les vêtements s'en trouvent trempés sans, qu'il y ait eu aucune cause extérieure de fatigue. **S.** 1er verre. — **C.**2 $\times$ **A.**2, 2me verre. Frictions à l'alcool avec **S.**5 $\times$ **C.**5 $\times$ **A.**2 $\times$ **El. B.**

ALBA DOLENS PHLEGMATIA. — Comme le mot Phlegmasie désigne principalement l'état inflammatoire des organes intérieurs, de même celui de Phlegmatie désigne plutôt l'inflammation du tissu lamineux se manifestant par le gonflement œdémateux avec pâleur de la peau et douleur vive ou nulle, selon les cas. — La Leucophlegmatie des nouvelles accouchées est causée selon toute apparence par une inflammation d'un ou plusieurs des principaux troncs veineux voisins du bassin, surtout ceux qui ont été soumis à la pression ou à l'accroissement de diamètre pendant la gestation, par suite de laquelle leur canal diminue ou s'obstrue au point d'empêcher le sang venant des branches inférieures de remonter dans les troncs correspondants.

Il faut donc d'abord et aussitôt que possible obtenir la résolution de l'inflammation des veines iliaques, avant que le sang paraisse accumulé dans le membre, par des compresses tièdes abondantes sur toutes ces parties d'**El. A.** mêlée à **A.**3 et **C.**5. — **El. A.** $\times$ **C.** $\times$ **F.** au 2me verre. Si la diathèse purulente s'est déjà établie, suivre le traitement indiqué au mot Abcès pour la mastite aiguë compliquée de suppuration.

Quant à l'hygiène des nouvelles accouchées, il faut se souvenir que ce n'est pas par le nombre de jours qui se sont écoulés depuis l'accouchement qu'on doit calculer le moment où les femmes peuvent se lever et reprendre leurs occupations sans danger, mais bien par la manière dont les suites de couche se sont passées; et surtout par le degré de contraction et de dégorgement qu'a subi l'utérus. Tant que cet organe est appréciable par le toucher à l'hypogastre, la moindre imprudence peut avoir des suites funestes (arch. de méd. t. XIX, p. 161).

Cette leucophlegmatie peut se manifestèr dans d'autres cas que dans les suites de couches, et même chez des hommes atteints de phlébite. Le traitement est le même et doit tendre à rétablir la circulation du sang et à empêcher ou guérir sa viciation qui sans ces précautions devient alors plus ou moins prochaine et fatale.

ALBUMINURIE. — Comme le diabète sucré suppose nécessairement la glycémie, de même l'albuminurie suppose une certaine albuminerie du sang. Le désordre local des reins n'est qu'un effet secondaire dans l'une et l'autre maladie produit par la besogne éliminatrice anormale à laquelle ils sont astreints. Comme la cause du diabète réside dans l'absorption par le sang d'un sucre non parfaitement élaboré et conséquemment d'un défaut organique des ferments du foie, de même celle de l'albuminurie réside dans l'absorption par le sang d'une albumine de fausse nature, et par conséquent dans un trouble organique de la digestion gastrique des substances azotées quelles qu'elles soient, lequel trouble organique, doit avoir son principe dans une viciation organique correspondante de la lymphe. Il s'en suit que le remède général de l'albuminerie du sang aussi bien que de l'albuminurie est le **S.** parfois au 1er verre, souvent aussi au 3me et 4me selon la gravité du mal. Mais il y a des albuminuries de bien des sortes. Ce pissement d'albumine peut exister comme symptôme passager de diverses maladies qui produisent en même temps dans l'urine d'autres altérations spécifiques, aussi bien que dans la substance des reins; il y a notamment, l'albuminurie suite de la scarlatine, du choléra, de l'érésypèle et de certaines hydropisies; l'albuminurie critique compagne habituelle de la pneumonie et du typhus; l'albuminurie par compression des gros vaisseaux de l'abdomen, chez les femmes en couches; toutes ces albuminuries sont passageres et n'ont en elles-mêmes que peu de gravité si on les soigne au début en même temps que la maladie qui y donne lieu. Mais en plus de ces albuminuries passagères, il y a l'albuminurie permanente ou chronique qui existe indépendamment de toute autre maladie particuliere et qui devient par conséquent comme un état anormal de la constitution. C'est le symptóme qui correspond plus particuliérement à la **maladie de Bright,** qui amène directement la dégénérescence graisseuse des reins.

Dans toutes ces affections le remède principal de l'albuminerie est le **S.**. — Mais comme ce mal attaque bientot l'elément hystologique et les cellules vivantes, il faut la plupait au temps y joindre le **C.** au 2me verre. De plus il faut soigner directement les reins qui sont attaqués plus ou moins dans leur substance, par des frictions et des compresses médicamentées, par des applications d'Elect. et même des bains de siege. Pour tous ces remedes extérieurs les remedes ordinaires seront: C.6 $\times$ A.2 $\times$ S.6 $\times$ F.2 — Pour l'intérieur. — **S.,** ou S.5, ou S.6, — avec C., ou C.5, ou C.6, mêles ou plutot peut être alternés (essayer le résultat). Souvent le F. sera tres utile. — Pour le régime, beaucoup de modération et de régularité dans le boire et le manger.

ALLAITEMENT. — Si le lait est clair, faible, bleuâtre, l'enfant éprouve des vomissements, des diarrhées, et la mère ou la nourrice s'epuise promptement. — 2 grains d'antinerveux le matin à sec, et le soir de même 2 grains de C.5. Dans la journée S. au 1er verre.

ALOPÉCIE. — Chute des cheveux déterminée par une lésion superficielle ou par une affection, d'où qu'elle vienne, des bulbes pileux.

Le remède général est **S.** seul ou mêlé à tel autre que désignera une cause particuliere, Syph., ou C., ou A., ou même F.

Pommade indiquée au Chap. VI pour la chute des cheveux, et composée de Rhum, Huile de Ricin, S.5 $\times$ C2 $\times$ A3. et parfois Syph. avec El R., ou B.—Ou bien moëlle de bœuf et axonge fondus ensemble et mêlés intimement à S.5 $\times$ C.5. et vingt gouttes d'acide phosphorique non dilue, pour la valeur d'un verre à boire de cette pommade.

AMAUROSE, Goutte sereine. — Affaiblissement progressif de la vue survenant sans qu'il y ait aucun obstacle a l'arrivée des rayons lumineux au fond de l'œil et provenant soit d'une lésion de la rétine, soit d'une altération du nerf optique, ou même de la partie correspondante du cerveau, soit de lésion d'organes en apparence éloignés comme cela a lieu dans l'albuminurie et le diabète. Je dis, **en appa-**

rence, car c'est la même cause évidemment soit d'albuminerie, soit de glycémie qui produit tous ces désordres divers qui arrivent à former un ensemble cachectique spécial. Le remède général de cette affection est **S**. 1ᵉʳ verre et souvent **C**. 2ᵐᵉ verre, avec applications d'**El. R.** aux points principaux de la tête. **C.** devra quelquefois être mélé à **A.** et **N.** Bains d'yeux chaque matin avec **S.**5 × **C.**5 × **A.**3 × **El. R.** — Dans les cas graves, il sera excellent de prendre 2 à 3 fois par jour des bains de tête comme nous l'avons indiqué au chap. **des divers emplois des remèdes** avec une solution de **S** 5 × **C.**5 × **A.**3 mêlée s'il est possible à l'**El. R.** dans la proportion quatre cinquièmes à un cinquième. — Lavage à l'alcool de **S.**5 et **C.**5, sur l'épine du dos chaque matin.

AMBLYOPIE. — Trouble symptomatique de la vision.
Elle peut être Sténique, ou provenant de surexcitation nerveuse.

> Asténique, ou provenant d'un affaiblissement local ou général.
>
> Congestive, par congestion de la Choroïde, c'est la Choroïdite congestive.
>
> Amaurotique, déterminée par les lésions qui amènent l'amaurose.

Dans le 1ᵉʳ cas, **S.** au 2ᵐᵉ verre avec **El. B.**, ou **J.**; bains d'yeux, compresses.

Dans le 2ᵐᵉ cas, **S.** 1ᵉʳ verre, avec **El. R.** — **C.**5, à sec ou au litre; bains d'yeux, compresses.

Dans le 3ᵐᵉ cas, **A.** au litre ou 2ᵐᵉ verre avec **El. A.** — Compresses **A.** sur le cœur, yeux, tête.

Dans le 4ᵐᵉ cas, comme pour l'amaurose.

AMÉNORRHÉE. — Suppression accidentelle des menstrues; symptôme très alarmant quand il persiste. Le remède certain est **A.** 1ᵉʳ verre ou bien **A.** et **C.** quatre grains de chaque pour un litre, à boire en 3 ou 4 jours. — Au besoin compresses fréquentes des mêmes **A.** × **C.**5, sur le bas ventre et les parties; frictions des mêmes sur le cœur et les reins.

N. B. — Il faut se donner de garde de jamais donner ce remède à 1ᵉʳ verre aux femmes enceintes.

AMYGDALITE. — Inflammation des amygdales ou **Tonsilles**. Cette inflammation quand elle est simple se guérit aisément par **S.** et **A.** *intùs,* avec **S.**2 × **A.**2 × **El. R.**, ou **A.**, *extrà* en compresses et en gargarismes.

Si l'amygdalite dégénère en **Esquinancie**, c'est-à-dire si les amygdales en s'abcédant et se gonflant causent des envies de vomir et des accès de suffocation, alors il faut **C.** et **A.** mélangés, *intùs;* **C.**5 × **A.**2 × **El. V.**, ou **A.** *extrà*, compr. et garg. Il est bon de toucher en ce cas souvent les amygdales abcédées avec un petit tampon imbibé de Glycérine médicamentée de ces mêmes remèdes, ce tampon étant assujetti à l'extrémité d'une petite baleine recourbée, afin de hâter l'éclosion de l'abcès si on ne préfère l'ouvrir avec la pointe du bistouri. Même après cela il faut continuer le traitement jusqu'à guérison complète.

ANASARQUE. — Hydropisie générale ou du moins très étendue du tissu lamineux qui, lorsqu'elle n'est que partielle, s'appelle **œdème.**

Il y a l'**Anasarque primitive,** affection chronique causée par des troubles de nutrition symptomatique dépendant d'une lésion organique du cœur, foie, poumons ou autres maladies arrivées à leur dernière période.

— **chronique,** où la peau est blanchâtre, froide et molle avec un pouls petit et mou.

— **aiguë** où la peau est rosée plus chaude et plus ferme avec un pouls plus dur et fort.

Le remède général est **C.**2 et **A.**2, au 3ᵐᵉ verre; ajouter le remède de la cause particulière dont elle est symptomatique.

Pour les remèdes extérieurs, dans l'anasar. chron. donner la première place aux **C.** — Et dans l'anasar. aiguë, aux **A.** — Grands bains de **C.**2, ou **C.**5, ou **C.**6, avec **A.**2, ou **A.**3, et les autres remèdes indiqués par la cause particulière.

ANÉMIE. — Elle a pour symptôme essentiel l'aglobulie, ou la diminution des globules du sang et a pour cause principale et primitive un état de faiblesse ou de viciation intime de la lymphe formatrice des globules. Le remède premier et originel est donc bien le **S.** 1ᵉʳ verre.

Ajoutez à cela l'**A.**3, dans une certaine proportion. On sait assez que ce remède a une action directe sur les globules du sang pour les fortifier et pour donner à la masse du sang sa vigueur spécifique en vertu de laquelle les globules au lieu de s'étioler et de disparaître, arrivent à se multiplier et à évoluer à leur forme régulière.

La proportion de **S.** dans sa combinaison avec **A.**3, dans cette forme de maladie est par litre 5 grains **S.** pour un grain **A.**3. — Ou 4 **S.** pour 2 **A.**3; mélangés.

Ce traitement est souverain pour les anémies essentielles, si fréquentes dans notre temps de délabrement constitutionnel; c'est le meilleur tonique pour les jeunes filles, notamment, en état de formation; tonique en face duquel, toutes les inventions pharmaceutiques les plus merveilleuses du jour me font l'effet d'être désormais bien insignifiantes.

Ajoutez à cela, chaque matin frictions à l'alcool médicamenté, sur toute l'épine du dos, de **S.**5, et dans les cas plus graves, de **C.**5, l'un ou l'autre mêlé à l'**A.**3, par parties égales.

Onctions ou frictions sur la région du cœur chaque matin aussi des mêmes remèdes :

S'il le faut, application du drap mouillé des mêmes mêlés à l'**El. R.** — Un flacon pour deux voies d'eau.

Pour le régime, le principal est l'exercice au grand air; quant à la nourriture, pourvu qu'elle soit saine, abondante, et conforme à la situation de chacun, c'est tout ce qu'il faut, le traitement se chargeant d'en tirer tous les principes nourriciers nécessaires et de les faire absorber par la constitution. Un morceau de pain bien digéré vaut mieux mille fois que dix plats succulents mal digérés. Combien sont dignes de pitié tous ces prétendus sauveurs de l'humanité qui prétendent guérir l'anémie parce qu'ils ont concentré dans un globule et fait avaler par un malade, de quoi sustenter dix personnes saines, comme si l'organisme 'et tous ses ferments digestifs étaient soumis à leurs ordonnances culinaires ! Tous ces gens si honnètes qu'ils soient, sont et travaillent complètement en dehors de la question.

ANÉVRISME. — (de Ευρυσμα et ανα) dilatation des artères, à travers). Ce qui indique non une dilatation générale, mais celle d'un point particulier, en vertu de laquelle il se forme comme une tumeur ou kyste sur le trajet d'une artère ; que la dilatation se produise sur les trois tuniques artérielles, sur l'une ou l'autre seulement; qu'il y ait ou non déchirure d'une ou de plusieurs; que l'anévrisme soit externe c'est-à-dire ayant son siège sur l'extérieur du corps, ou interne c'est-à-dire se développant sur une artère des cavités splancniques; que la tumeur anévrismale existe réellement ou qu'il y ait seulement dilatation du cœur (par extension, anévrisme du cœur), on doit se souvenir que le remède est en toute circonstance, **A.** *intùs* et *extrà*, mais à doses d'autant plus faibles que le mal est plus grave. Qu'on se reporte à ce que nous avons dit à l'article de l'Angioitique. C'est dans ces cas surtout qu'il est souvent nécessaire de descendre à la 6ᵉ, 8ᵉ et 10ᵉ dilution.

L'Elect. **A.** à l'extérieur doit être employée *assidûment.*

ANGIITE. — Comme la Phlébite est l'inflammation des veines et l'artérite l'inflammation des artères, ainsi l'angiite est cette même inflammation existant dans l'ensemble circulatoire à l'état de diathèse plus ou moins développée; c'est le fond de ce qu'on est convenu d'appeler tempérament Angioitique, et d'où peuvent se produire une foule de maladies variées, même des érésypèles, des ophtalmies et des paralysies. Le remède est **A.**, **A.2**, **A.3**, *intùs* et *extrà*. S'il y a viciation spéciale du sang, il faut alors unir à ce remède celui plus spécial qui correspond à cette viciation. Grands bains, très utiles avec **A.2** $\times$ **C.5** $\times$ **El. A.** L'habitude de ces bains pour les tempéraments très angioitiques est un excellent remède préventif et les sauvera de bien des accidents redoutables.

ANGINE. — Il y en a de deux espèces; l'angine gutturale qui a son siège dans les voies alimentaires, caractérisée par la gêne de la déglutition, et l'angine laryngée ou trachéale qui affecte les voies respiratoires dont le symptôme principal est la difficulté de respirer.

La première s'appelle Angine tonsillaire (amygdalite) si elle affecte les amygdales, pharyngée si elle se borne aux parois du pharynx, œsophagienne si elle descend dans la partie inférieure; la seconde est laryngée ou trachéale selon qu'elle affecte les parois du larynx ou de la trachée artère. L'angine gutturale et même parfois la 2ᵐᵉ peuvent se compliquer de plaques membraneuses ou couenneuses, et parfois aussi de gangrène de quelque partie des amygdales ou de la muqueuse, et devenir ainsi tantôt l'angine couenneuse, tantôt le croup.

Traitement: **F.** 2ᵉ ou 3ᵉ verre; **S.**, ou **C.**, selon la gravité, mêlés à

A., A.2, A.3, 1ᵉʳ verre — Compresses continues sur le cou de C.5, × A.2, (souvent aussi P.) mêlés à l'El. A., ou R. ou J, souvent aussi il sera bon de meler à ces compresses le F.2.

Les gargarismes doivent être regardés comme une des parties les plus importantes de ce traitement. — Mêmes remèdes que pour les compresses. — Applications d'Elect. R. et J. aux points principaux, ainsi qu'aux hypoglosses.

ANGIOLEUCITE. — Inflammation des vaisseaux blancs : A. seul et parfois mêlé à C. au 2ᵐᵉ verre; S. 1ᵉʳ verre et souvent Syph. — Frictions ou onctions de A.2 avec S.2; parfois Syph. et C. 2 dans les cas où il se forme de la suppuration.

ANGOR PECTORIS. — Angine de Poitrine ou plutôt Angine du Cœur, c'est la Sténocardie avec Stase veineuse, caractérisée par des battements de cœur qui se produisent dès qu'on marche à l'air libre et qui augmentent au fur et à mesure qu'on avance. Il survient alors une pression au milieu du sternum, puis de la dyspnée avec palpitations du cœur et battements artériels dans tout le corps, surtout aux carotides et aux tempes; la figure et les oreilles deviennent d'un rouge foncé, et si le malade veut poursuivre la marche il risque d'être frappé d'apoplexie Tous ces symptômes sont produits par les battements du cœur produits eux-mêmes par une affection morbide des nerfs moteurs de cet organe, et parfois même du plexus cardiaque d'où il s'irradie dans le plexus gastrique, le plexus brachial et le plexus cervical lui-même. Il y a à la fois et plus ou moins l'une que l'autre, gêne de la circulation, et perturbation de la fonction nerveuse, pouvant amener selon que l'une ou l'autre domine, l'apoplexie ou la paralysie des muscles du cœur.

On comprend l'avantage immense qu'on peut retirer dans ces cas de l'application des Elect. surtout de l'A. et B. sur les différents plexus nerveux.

Compresses abondantes et frictions sur tout le buste, devant et derrière, de A. et C.5 avec El. A. — Il sera bon d'y joindre parfois le N. — A l'intérieur C.5 et A. à la 3ᵐᵉ ou 4ᵐᵉ dilution quelquefois 8ᵐᵒ.

ANKYLOSE. — Diminution ou impossibilité absolue des mouvements d'une articulation naturellement mobile, soit par soudure des extrémités articulaires entre elles, soit simplement par adhérence des feuillets de la membrane synoviale, ou bien sécheresse de cette membrane, ou bien encore rigidité des faisceaux ligamenteux et muscles avoisinants.

S., ou C. au 2ᵐᵉ et 3ᵐᵉ verre; applic. El. V.; Pommade S.5 × C.5, ou C.4 × A.2 avec Elect. et Alcool, — à la place d'alcool on pourrait essayer dans certains cas comme excipient, l'essence de thérébenthine, en petite quantité.

ANOREXIE. — Absence d'appétit plus ou moins totale. — S'il y a névrose, S., ou C. 3ᵐᵉ verre. — Autrement S. 5 grains le matin à jeun; S. 1ʳᵉ dilution et aux repas 4 grains dans chaque verre de boisson. Exercice au grand air.

ANTHRAX. — Tumeur plus dure, plus douloureuse, plus considérable que le furoncle, et ayant son point de départ dans le tissu lamineux sous cutané qui s'enflamme et rejette par le sommet de la tumeur, ses parties mortifiées sous la forme de bourbillons mêlés de pus.

S. et A. deux globules de chaque pour un litre. F. à sec ou bien C. × A. × F. quatre de chaque dans un verre en 2me dilution, compresses Elect jaune ou blanche. — Pommade faite avec C.2 × A.2 × El. V., ou B. avec huile d'amandes et cire jaune, grande propreté.

ANTIDOTES de nos remèdes. — Toute dose trop forte de nos remèdes est atténuée et détruite même dans ses effets par une dose plus ou moins affaiblie des mêmes remèdes.

La syncope produite sur certaines personnes par l'Elect. R , est guérie instantanément par q.q. grains de S. à sec sur la langue. Par suite d'expériences personnelles il nous paraît certain quoi qu'en dise M. Bérard, que le vinaigre et le citron ne sont pas antidotes de nos remèdes.

ANUS — L'orifice du rectum est sujet à divers accidents tels que fissure, fistule et prolapsus, ainsi que tumeurs hémorrhoïdales. Ces affections seront traitees à leur place. Disons pourtant que les remèdes ordinaires seront toujours S. × C. × A. *intùs* et *extrà*, avec El. B. et A.

APHONIE — **Perte de la voix.** — Si elle provient d'un refroidissement S. et P. 3 ou 4 1er verre suffiront. Celle provenant d'une émotion vive, aura besoin de S. 3me verre; quelquefois C. et A. 2me ou 3me verre seront préférables; d'autres fois A. et P. à basses dilutions — Dans tous les cas, gargarismes composés avec A.2 × C.5, ou S.5 × El. A., ou B. — Applications et compresses des Elect. R., J. alternées, aux hypoglosses, au creux de l'estomac, à la nuque et aux différents points. Parfois petits gargarismes d'Elect. A., ou B. pures.

APHTES. — Petites ulcérations blanchâtres se développant dans la bouche et parfois même au pharynx et dans le tube digestif. Dans ce dernier cas il y a fièvre plus ou moins vive.

S.2 et A.2, 2e ou 3e dilution ou simplement deux de chaque au litre. Si l'affection est plus grave avec fièvre: C. × F. × A.2, à la 3e ou 4e dilution. Pour les enfants à la mamelle donner à la nourrice, S. 1er verre ou bien au litre.

Touchez les aphtes quand c'est possible avec de la glycérine pure médicamentée de S.2 et A.2, ou même de C.5. Grands bains de C.5 ou S.5 avec A.2, sont très utiles si l'affection est grave. Gargarismes des mêmes.

APOPLEXIE. — Paralysie spontanée plus ou moins complète du sentiment et du mouvement produite par un épanchement de sang dans les membranes ou ventricules du cerveau (paralysie sanguine); ou par un épanchement de sérosité (paralysie séreuse) dans les mêmes organes; ou par une lésion de cause inconnue des centres nerveux (paralysie nerveuse). — La 1re a pour remède A. La seconde, S.; la troisième, C.

Au moment de l'attaque la première chose à faire est de coucher le malade le buste et la tête haute, donner de l'air, desserrer les vêtements et les mâchoires, puis aussitôt **S.** 10 grains à sec sur la langue pour activer la digestion. Puis donner le remède de la constitution *intùs* et *extrà* avec **El. R.** ou **A.** selon le cas en application, à tous les points possibles et en frictions avec alcool et grains mêlés.

Quand il y a doute on peut suivre le traitement suivant: **S.** $\times$ **A.**2, **C.** au 2me verre. — Frictions à l'alcool avec **El. B.**, ainsi que **C.**5 $\times$ **A.**2 $\times$ **S.**5, sur tout le corps, surtout sur les bras et les jambes, sur le ventre, les flancs et tout le long de l'épine du dos. Compresses et frictions d'**El. A.** sur la région du cœur.

Si le malade ne peut avaler, tenir continuellement un linge bien mouillé de la solution du remède, en forme de biberon qu'on a soin d'arroser souvent.

APPAUVRISSEMENT. — Voir *Anémie*.

APPÉTIT DÉPRAVÉ. — Même traitement que pour Anorexie.

ARTÉRITE. — Inflammation des artères. **A.**, **A.**2, *intùs* 2me, 3me, 4me verre; à l'extérieur onctions ou compresses d'**A.**2, et d'**El. A.** régime doux. Éviter les émotions et les fatigues.

ARTHRITE. — Inflammation des articulations. **S.**, ou bien **A.** et surtout **L.** à la 2e ou 3e dilution. Frictions avec **Elect.** et alcool. Dix gouttes par 200 gr. suffisent ordinairement avec 20 grains de **L.**

Continuer longtemps le remède et remonter peu à peu jusqu'à la première dilution.

ASCARIDES. — Vers. Toute espèce de vers meurt sous l'influence du Ver. Donner aux enfants Ver. 2e dilution; avec **S.** à sec pour relever leur vitalité; jamais nous n'avons trouvé ce traitement en défaut. Les vers rejetés ainsi ne sont pas la plupart du temps visibles à l'œil nu; mais il n'en est pas de même avec le microscope.

ASCITE. — Épanchement séreux dans le péritoine dû à une hypersécrétion morbide de cette membrane, provenant soit d'inflammation chronique soit d'altérations essentielles de son tissu, soit de lésion du foie et d'un trouble de circulation dans les réseaux de la veine porte. Cette affection amène à la fin le gonflement des extrémités inférieures et du scrotum; l'urine est rare et rouge et la soif intense.

Dans le 1er cas **A.**; dans le 2e **C.**; dans le 3e **F.**; 3e et 4e dilution. — — Ou bien **A.** $\times$ **C.** $\times$ **F.** mêlés à la 4e ou 5e dilution. Avec compresses des mêmes remèdes c'est-à-dire **A.** $\times$ **C.**5 $\times$ **F.**2 sur le ventre et les hypocondres.

Elect. en applications aux points principaux.

ASPHYXIE. — La suspension des phénomènes de la respiration peut avoir lieu soit 1° par submersion (les noyés); soit par strangulation ou suffocation par cause interne ou externe; 2° par des gaz non respirables; 3° par des gaz délétères qui sont de vrais empoisonnements, et amènent la mort par suite de la non-conversion du sang veineux en sang artériel.

Dans ces divers cas le grand remède est **S.** à fortes doses, 20 grains à la fois, répétées de dix minutes en dix minutes; quelquefois alterné avec **A.** 20 grains également, frictions à l'alcool sur tout le corps avec **S.**5, × **C.**5, × **A.**3, × **El. R.** une cuillerée à café par verre; ou bien en alternant avec **El. A.** Employer en même temps le massage en pressant avec les mains chaque membre, le ventre et les flancs, et s'efforcer de produire la respiration artificielle de manière à faire entrer l'air.

Une solution de **S.** fondu dans l'**Elect.** pure **R.**, ou **B.** peut être employée avantageusement, mise en contact prolongé avec la langue du malade.

ASTHÉNIE. — Diminution générale ou partielle de l'action organique. Le remède est **S.**, grands bains de **C.**5, avec **El. R.**

ASTHME. — Quel que soit le genre d'asthme, on prendra l'anti-asthmatique à faible dose; si le tempérament est lymphatique on donnera aux principaux repas **L.**, 5 grains par verre avec **El. R.** à la nuque et au cœur. Si l'asthme est vasculaire, on prendra 5 grains d'**A.** aux mêmes repas, et **El. A.** aux mêmes points. De temps en temps dans la journée un grain de Pectoral; si l'asthme est nerveux **S.** au 2me et 3me verre sera préférable; applic. d'**El. B.** — On ne peut établir de règle bien certaine pour les doses qui dépendent ici plus qu'ailleurs de chaque sujet. Voir ce qui a été dit à l'article de l'anti-asthmatique; se souvenir que le **P.**3 est le remède du catarrhe pulmonaire, et que le **C.** à faible dose est souvent nécessaire pour guérir les affections consécutives de l'asthme et de l'emphysème.

ATAXIE. — **Locomotrice.** — A pour symptôme essentiel, les désordres de coordination dans les mouvements, dépendant d'une affection des centres nerveux, et principalement de la moëlle épinière. Le malade prendra **S.** 2me, 3me, 4me verre, **A.** à sec si la constitution l'exige. Souvent **C.** 3me, 4me verre; 5 grains de Lymph. aux repas; Antinerv. à jeun de 5 à 10 grains à sec. — Frictions **S.**5, × **A.**3, × **El. R.** 5 grains de chaque et 10 gouttes d'**El.** mêlés à cent gram. d'alcool, sur l'épine du dos. — Après la friction, applic d'**El. R.** au sommet de la tête et tout le long de l'épine de chaque côté, et aux principaux points. On peut alterner avec la jaune. — Grands bains de **S.**5, × **C.**5, × **El. R.**, ou **B.**

ATROPHIE. — État d'une partie du corps ayant diminué de volume. — Frict. avec **El. R.**, ou **A.** alternées, une cuillerée à café par verre d'alcool avec 20 grains fondus de **C.**5. — Onctions **C.**5, × **A.**3, × **F.**2, aux hypocondres. Bains **S.**5, × **C.**5, × **El B.** — Aux repas **S.** Pour traitement intérieur, **C.** au litre, 5 grains de **S.** à jeun.

ATTAQUE. — Invasion subite d'une maladie plus ou moins périodique en ce sens quelle procède par accès ou attaques. Nous n'entendons pas parler ici de l'apoplexie ni même de l'épilepsie; mais seulement d'une foule de maladies nerveuses spéciales ayant leur siège dans une affection souvent indéterminée du système cérébro-spinal; telles que les convulsions toniques des femmes grosses ou en couches; et les différentes espèces de névroses qui aboutissent plus ou moins à l'hystérie, par l'excitation indirecte de l'utérus et des ovaires sur la moëlle épinière; telles aussi que les convulsions, trismus, et contractures produites par le sang modifié de la fièvre typhoïde et d'une foule d'autres maladies ou congestions, sur ce même organe; telles enfin que les convulsions des enfants.

F. C. A. sont les grands remèdes des causes produisant ces attaques, le premier détruisant l'effet de la fièvre; le second l'excitation de l'utérus et des ovaires; le troisième enfin dissipant les suites de la congestion. Mais il ne faut jamais commencer les essais de traitement par ces remèdes, soit seuls, soit mélangés, qu'à la 2me dilution, et ordinairement même on fera mieux de prendre sans plus tarder la 3me et même la 4me. — **N.** à petites doses, 2me ou 3me agira directement comme calmant et tonique du système nerveux. Compr. d'**A.** sur toute la tête et sur la région du cœur, ou de **C.**5, ou de **S.**5, ou de **F.**2 et **A.**2, le plus souvent mêlés sur le ventre tout entier. Surtout compresses d'**El. B.** au creux de l'estomac, au plexus solaire et au grand sympathique.

AVERSION. — Du nourrisson pour le sein ou le biberon. Donner à la nourrice **S.** 1re dilution; ou dans le biberon **S.** 3me ou 4me dilution, quelques cuillerées; onctions de **C.** 5 sur l'estomac et les hypocondres; ou même bains de **C.**5.

AVORTEMENT. — Dans cette situation toujours si grave, tenir le bassin un peu élevé dans le lit; **C.** ✕ **F.** 2me verre, **C.**5, en compr. sur le ventre, suffiront pour écarter tout danger de péritonite; mais s'il y a hémorrhagie persistante, **C.** ✕ **A.** 3me ou 4me dilution, **C.**5, ✕ **A.** en compresses. — Dans les cas graves, **A.** en inject.; comp. **A.** sur le cœur; **El. A.** au sacrum, au périnée, aux aînes, et même sur le col. Le plus simple est souvent un linge usé, plié, et formant éponge, bien imbibé d'une solution d'**A.** et d'**El. A.** et que l'on tient sur la partie malade.

BALANITE. — Inflammation de la membrane muqueuse qui revêt le gland et la face interne du prépuce, ordinairement accompagnée d'un suintement mucoso-purulent, et produite soit par le séjour trop prolongé à la base du gland de l'épithélium desquammé, soit par des frottements violents, soit par le contact du fluide leucorrhéique ou menstruel; il s'ensuit souvent un phimosis ou paraphimosis.

Si la cause est dans les irritants simples **A.** ✕ **S.**, 2 de chaque au litre; onctions de **S.**2, ✕ **A.**2, avec huile d'amandes douces, ou avec glycérine suffiront. Mais si la cause est contagieuse il faut ajouter à à ce traitement, **Syph.** *intùs* et *extrà*. — Propreté, régime doux.

BALLONNEMENT. — Distension de l'abdomen produite par les pneumatoses gastro-intestinales. Il faut chercher la cause et appliquer le remède de cette cause. Si les gaz sont produits par une mauvaise digestion, **S.** à sec plusieurs grains, ou **S.** 1er verre suffira; Il suffira même souvent aidé d'**A.** deux de chaque au litre, si les gaz proviennent d'un état inflammatoire de la membrane muqueuse; mais s'ils sont sécrétés sous l'influence d'une névrose, de l'hypocondrie, de la gastralgie ou de l'hystérie, il faut alors **F. S.**, ou **C.** selon ces diverses causes mais à la 3e ou 4e dilution. Pour ce qui est de la tympanite péritonéale qui produit parfois l'asphyxie par suite du refoulement du diaphragme et de la compression des poumons et du cœur, on peut espérer de réussir avec **C.** $\times$ **A.** à 4e, 5e, 6e dil. avec compr. de **C.**5, $\times$ **A.**2, pourvu qu'il n'y ait pas perforation.

Quant à l'occlusion intestinale qui produit le ballonnement énorme du ventre, on en triomphera certainement comme nous en avons triomphé nous-même tant de fois dans les cas les plus désespérés. C'est surtout à l'extérieur qu'il faut agir. Compresses abondantes sur tout le ventre et les hypocondres de **C.**10, ou **C.**5, avec **A.**2, **F.**2, dix grains de chaque, par verre. Lavements réitérés des mêmes avec de l'eau de son, ou de l'eau salée. — A l'intérieur **S.** à sec 5 à 6 grains à la fois de temps en temps, **C.**10, $\times$ **A.**2, $\times$ **F.**2, au 2me verre souvent.

Pour les animaux, spécialement pour le cheval et la vache, même traitement avec succès certain, en ayant soin de donner la dose intérieure plus forte, ou du moins abondante.

BARBE. — Pour activer la pousse et empêcher la chute de la barbe employer la pommade indiquée pour les cheveux à l'article des divers emplois des remèdes. Cette pommade a fait repousser quelques touffes de poils noirs dans une barbe blanche.

BÉGAIEMENT — Provenant d'un trouble originel ou accidentel, de la partie des centres nerveux qui préside à la motricité soit de la langue seule, soit de la langue et des muscles de la face.

Applications d'**El. R**, ou **B.** sur le nerf glosso-pharyngien, sur le nerf hypoglosse, sur le maxillaire inférieur et le facial; ainsi qu'au sommet de la tête; petits gargarismes de **C.**5, $\times$ **S.**5, avec une cuillerée à café d'**El. R.**, ou **B.** mêlée par verre. — Frictions de ces mêmes sur le derrière de la tête et sous les mâchoires à l'alcool au lieu d'eau.

A l'intérieur **S.** au 1er ou au 3e verre — avec une goutte d'**El. B.**, parfois **A.** au litre ou au 3e verre.

Avoir la volonté bien arrêtée et persévérante de se corriger.

BLENNORRHAGIE. — Inflammation de l'urèthre et du prépuce chez l'homme, de l'urèthre et du vagin chez la femme, avec écoulement mucoso-purulent. Cette affection peut être produite par le passage réitéré des sondes uréthrales ou des concrétions urinaires; hors de là c'est toujours par un contact impur d'où résulte une inoculation correspondante à l'état du mucus virulent.

Bien que cette maladie ne soit pas la vraie syphilis puisque son pus inoculé ne produit pas le chancre caractéristique, elle est cependant bien plus redoutable qu'il ne plaît au monde viveur de se l'avouer et on ne saurait prendre trop de précautions pour l'éviter ou pour la guérir.

Dès la première manifestation, même la plus légère, que l'on prenne sans plus tarder **Syph.** 10 grains, matin, midi et soir, pour combattre et neutraliser s'il est possible l'inoculation virulente; pendant la période inflammatoire, bains de siège et injections de **A.**2, $\times$ **F.** $\times$ **Syph.**; avec compr. d'**El. A.** au périnée; onctions de pommade **A.**2, $\times$ **Syph.** $\times$ **S.**2, $\times$ **El. A.** — Pendant la période purulente, bains de siège et injections de **C.**5, $\times$ **Syph.** $\times$ **El. B.**;

pommade des mêmes ; **El. R.** au périnée. Avec ce traitement, on évitera toutes les conséquences si désastreuses de cette affection, et on la guérira plus rapidement et plus sûrement qu'avec n'importe quelle méthode. Pour le traitement intérieur la période inflammatoire exige **A. Syph.** deux de chaque, ou quatre (selon la force du sujet,) au litre ; soit même **A.**2, $\times$ **Syph.** $\times$ **F.** Au 2ᵉ verre ; la période purulente demande le **C.**5, $\times$ **Syph.**, 2 ou 4 de chaque au litre, ou au 2ᵉ verre.

BLENNORRHÉE — C'est la même maladie passée à l'état chronique et persistant après cessation complète des phénomènes inflammatoires. C'est le traitement extérieur de la période purulente avec son traitement intérieur au 2ᵉ verre ; il en est de même pour la goutte militaire avec cette différence que le traitement intérieur serait plutôt alors au 3ᵉ verre. Éviter dans tous ces cas, autant que possible, les spiritueux et boissons fermentées fortes.

BLÉPHARITE. — Inflammation des paupières soit qu'elle affecte seulement leur bord, et leurs follicules pileux, soit qu'elle occupe la totalité de leurs tissus ; **A. S.** deux de chaque au litre ; Bains d'yeux avec **S.**2, $\times$ **A** 2, **El. B** ; onctions surtout pendant la nuit, cinq grains de chaque pour deux cuillerées d'huile d'olive. Dans les cas plus graves ajouter **C.** *intùs* et *extrà*.

BLEPHARO-CONJONCTIVITE. — Inflammation simultanée de la paupière et de la conjonctive. Même traitement, mais insister sur les bains d'yeux et compresses fréquentes avec **El. A.** et **R.** alternées, unies à l'eau médicamentée.

BLEPHAROPTOSE. — Rélâchement ou chute de la paupière supérieure. Bains d'élect. pure avec **C.**5, **El. R. B.** Frictions sur la paupière et à l'entour avec **El. R.** et alcool.

BLESSURES. — En général, tout ce qui peut altérer l'état naturel des tissus par cause extérieure, soit par instruments piquants, ou tranchants, ou contondants, ou écrasants ; soit par piqûres venimeuses, soit par morsures, soit par déchirure et arrachement. C'est là surtout qu'est évident le triomphe incomparable de nos remèdes. Les blessures simples, c.-à-d., les contusions, ou plaies quelles qu'elles soient, dont la guérison peut s'obtenir sans suppuration, n'ont besoin que de **S.** et **A.** *intùs* et *extrà* avec applic. d'Elect. **R. A. B. V.** — Pour les autres, il faut ajouter à ces remèdes les **C. C.**2, **C.**4, **C.**5, *intùs* et *extrà*. — Quand il y a fièvre **F.** *intùs*, et **F.**2, aux hypocondres.

A. en compresses et en bains locaux quand c'est possible arrête l'hémorrhagie, et dissipe les infiltrations ou épanchements dans les tissus par contusion.

A.2 active l'effet réparateur du sang dans la reconstruction des tissus et aide puissamment à la cicatrisation.

S. en compresses et en bains locaux, agit comme calmant sur les nerfs périphériques et en même temps comme tonique et réparateur.

S.2 active le travail réparateur de la lymphe et complète admirablement l'œuvre de l'A.2.

S.5 a une action plus étendue sur les nerfs et les tissus, en ce qu'il tient sous son influence d'une certaine manière la lymphe et le sang à la fois; son agissement électrique est par là même plus complet et plus sûr, quoique peut être moins profond comme spécialité, du moins dans les plaies.

C. agit directement à l'intérieur sur l'élément histologique et la cellule vivante.

C.2 est plus spécialement doué pour le travail histologique de réformation périphérique.

C.4 sur l'élément histologique du tissu osseux.

C.5 sur l'élément histologique des nerfs.

On comprend assez toutes les ressources que présentent de pareils remèdes pour la guérison de toutes les blessures possibles. Nous pourrions citer des exemples de guérisons merveilleuses. Mais cela nous répugne et nous avons assez d'ailleurs d'exposer la doctrine.

BORBORYGMES. — Gargouillements qui se font entendre dans l'abdomen, par suite du déplacement plus ou moins reitéré des gaz contenus dans le canal intestinal au milieu de matières liquides. Ce gargouillement quand il devient fréquent est l'indice d'une faiblesse, ou d'un embarras plus ou moins grave des intestins.

S. à sec, 15 ou 20 grains par jour; puis, **S.** au litre; **El. R. J.** aux points principaux. Frictions de **C.5**, × **El. R.** × Alcool sur l'estomac, les flancs et le ventre, matin et soir. — Parfois traitement vermifuge; souvent joindre le **F.2**, à **C.5**, pour la friction, l'affection hypocondriaque étant cause fréquente de ce malaise.

BOUCHE. — Cavité circonscrite en haut par la voûte palatine, en bas par la langue, en arrière par le voile du palais et le pharynx, sur les côtés par les joues et en avant par les lèvres. Est sujette à plusieurs maladies, l'inflammation de sa membrane muqueuse (stomatite), les aphtes, le muguet, le scorbut, la diphtérite, et la stomacace. (Voir ces noms). Une bonne précaution pour tous et surtout pour les personnes sujettes plus ou moins aux affections de la bouche ou des gencives, est de se laver la bouche chaque matin et chaque soir avec une solution de **S.5**, ou **C.5**, l'un ou l'autre mêlé à **A.2**, ou **A.3**, avec 2/3 d'eau, 1/3 d'alcool, — et quelques gouttes d'**El. B.**, ou **V.** selon la disposition plus ou moins vicieuse de la bouche.

BOURDONNEMENTS d'Oreilles — Bruit semblable à celui du vol des bourdons; dépendant, soit d'un afflux de sang aux artères, soit plus souvent de l'accumulation des mucosités dans le conduit auditif ou dans la trompe d'Eustache, permettant la transmission à l'oreille interne des bruits artériels de la carotide et de ses branches, soit enfin d'une disposition morbide spéciale du nerf acoustique.

Dans le 1er cas, **A.** 2me ou 3me dilution; avec injection dans l'oreille de **A.2**, 10 grains par verre et une goutte ou deux d'**El. A.**

Dans le 2me cas, injection de **S.5**, dans les mêmes conditions avec quelques gouttes d'**El. R.** — **S.** au 1er verre.

Dans le 3ᵐᵉ cas, **C.** 2ᵐᵉ verre avec injections de **C.**5, × **A.**2, et dix gouttes **El. B.** par verre.

En tous cas, frictions de toute l'oreille et de ses dépendances avec **Alcool**, 100 gram., 5 grains **S.**5, × **C.**5, × **A.**2, applications d **El. R.**, ou **A.** au pourtour du conduit auditif. Et coton imbibé d'**El. R.**, ou **B.**, ou **A.** dans l'oreille selon le cas.

BOUTONS. — Il ne s'agit ici que de ces petites élevures cutanées, arrondies, peu douloureuses, dont le plus grand inconvénient est de déparer le visage et qui s'en vont aussi vite qu'elles viennent, mais qui pourtant sont l'indice d'un état psorique plus ou moins grave selon les effets.

S. et au besoin **C.** 2ᵐᵉ dil. à l'int. suffiront avec, dans les mêmes conditions, **S.**5, ou **C.**5, en frict. ou pommades fines. Ajouter comme base **El. R** , ou **B.**, ou **A.**, ou **V.** selon le cas. — S'il y a trace de cause syphilitique, ajouter le remède spécial.

BRAS. — (Douleurs du) Toutes les douleurs aiguës du bras, provenant de refroidissement, ou d'autres causes accidentelles, s'enlèvent presque instantanément et radicalement, par l'application en ventouse sur le point douloureux du nerf, de l'**Elect. R.**, ou **B.**, ou **A.**, ou **V.**, ou **J.**; il sera bon d'ajouter **S.** *intùs* au 1ᵉʳ verre pour assurer une complète guérison; mais la plupart du temps ce ne sera même pas nécessaire; quelques grains de **Scrof.**, pris à sec deux ou trois fois tout au plus suffiront.

En cas de résistance, frictions à l'alcool saturé de certain nombre de grains de **C.**5, × **A.**, ou **S.**5, × **A.** 10 grains de chaque environ par verre; puis de nouveau application des **Elect.**; chercher bien le point douloureux et poursuivre la douleur, à mesure qu'elle se déplace, sur tout le trajet du nerf.

BRONCHITE. — L'inflammation de la membrane muqueuse des bronches soit par impression extérieure de froid, soit par toute autre cause souvent inappréciable; on distingue la bronchite légère, la bronchite intense et la bronchite chronique. La première est ce qu'on est convenu d'appeler le rhume, soit du larynx, soit du cerveau, soit de poitrine, et dont il sera traité plus loin (voyez rhume); la seconde bien plus grave en ce qu'elle affecte directement et plus ou moins profondément les bronches, mérite seule avec la 3ᵉ le nom de bronchite; dans ce sens la bronchite intense ordinaire qui consiste dans l'inflammation des principales branches de cet organe est moins grave que la bronchite capillaire qui l'affecte jusque dans ses ramifications les plus éloignées, embrasant ainsi tout le réseau capillaire des poumons, produisant parfois l'hypérémie des parois des tubes bronchiques et des canalicules pulmonaires, déformant peu à peu les épithéliums des cellules bronchiques par des amas de granulations graisseuses et infiltrant même dans le parenchyme, les divers produits morbides ordinaires des phlegmasies. Cette maladie n'arrive sans doute que rarement à tous ces résultats, mais c'est vers ce but que tendent tous ses efforts et on ne saurait trop s'appliquer à les conjurer. La troisième, ou la bronchite chronique, est celle qui, au lieu de faire son évolution phlegmasique en deux ou six semaines, comme c'est l'ordinaire pour la bronchite intense, parcourt ses périodes avec d'autant plus de lenteur, qu'elle devient moins aiguë, et semble vouloir s'installer dans l'appareil bronchique d'une manière indéfinie.

Ces trois variétés de bronchites trouvent dans notre méthode une médication souveraine. Avant tout souvenez-vous de la sage prescription du docteur Alix, célèbre allopathe médecin en chef de l'hôpital de Toulouse : « Repoussez impitoyablement les vésicatoires qui immobilisent le thorax, favorisent les concrétions, les hépatisations mortelles. Un vésicatoire aggrave toujours la situation. » (1). C'est également l'avis du docteur Peter et du professeur Germain Sée qui s'en moque comme d'une charlatanerie aussi grotesque et inepte que cruelle et inutile.

BRONCHITE INTENSE. — Se manifeste tout d'abord par une vive chaleur de poitrine, oppression, toux sèche et rapide, et par la fièvre et toutes ses conséquences, peau sèche, frissons, et courbatures. A cette première période il faut opposer à l'intérieur, A. et F. — Si l'attaque est peu grave, 2 grains de chaque par litre à boire par gorgées fréquentes ; si elle est plus violente, au 2ᵉ verre ; à l'extérieur A. et F.2, mêlés et fondus, dix grains de chaque par verre, moitié eau moitié alcool avec une cuillerée à café d'Elect. A., en compresses abondamment renouvelées chaque heure sur tout le thorax et les hypocondres. Ce procédé employé à temps suffira la plupart du temps pour enrayer le mal et faire disparaître tous les symptômes. Si pour une cause ou une autre la maladie continue son cours, évolue à la seconde période, les bronches envahies et engorgées de plus en plus par des mucosités épaisses et autres produits morbides de l'inflammation qui tend à se résoudre, réclament pour principal remède le P.3. Dans certains cas et notamment dans certaines bronchites des enfants où les bronches et bronchioles arrivent à un état d'engorgement tel qu'il y a menace prochaine d'asphyxie, il suffira de faire dissoudre 20 grains de ce Pect.3, dans une cuillerée à bouche d'eau, et de donner de cette potion un cuillerée à café pour faire aussitôt et sans effort vomir toutes ces mucosités. En temps ordinaire P.3, au 1ᵉʳ, verre ou au litre suffira. Frictions et compresses à l'extérieur, avec A.2, P.3, C.5, mêlés avec Elect. R. eau et alcool, mêmes proportions que précédemment ; A.2 et F.2, aux hypocondres. A la troisième période qui est de résolution franchement catarrhale, sans fièvre inflammatoire, on prendra à l'intérieur C. et P.2, ou P.3, ou P.4, au 2ᵉ verre ; selon les symptômes on préférera l'un ou l'autre de ces pectoraux ; P.2, s'il y a apparence de lésion du tissu pulmonaire, P.3, s'il s'agit seulement de refouler et de détruire les produits inflammatoires, P.4, si l'on se trouve en présence de lésions nerveuses. Avec cela Scrof. au 1ᵉʳ verre ou au litre. Généralement et en toutes ces diverses circonstances il ne faut pas trop mesurer l'eau au malade qui a soif. Pour la convalescence, Scrof. cinq grains et A.3, un grain par litre. Il va sans dire qu'à tous les points douloureux il faut appliquer sans attendre, depuis le commencement jusqu'à la fin de la maladie, en ventouses surtout quand c'est possible, l'**Elect. R.**

---

(1) Scalpel du 1ᵉʳ janv. 1882.

ou **A.**, ou **B.**, où **V.** selon la circonstance. Qu'on se souvienne qu'en certains cas l'antinerveux fera un excellent effet mêlé aux autres remèdes des frictions et compresses, par son action sur les plexus bronchiques et pulmonaires, de même que dans la dyspnée, surtout la dyspnée nerveuse, l'antiasthmatique au 2ᵉ verre peut rendre d'inappréciables services.

BRONCHITE CAPILLAIRE. — A.2, × F. et P.2, à petites doses, 2ᵉ, 3ᵉ, 4ᵉ, 5ᵉ verre sera le remède principal à l'intérieur ; pour l'extérieur, mêmes que précédemment.

BRONCHITE CHRONIQUE. — Même traitement que pour la bronchite intense mais à plus petites doses. Une goutte d'Elect. **A.** dans un litre d'eau, bu à petites gorgées fait souvent le plus grand bien et calme des toux absolument rebelles. L'antiasthmatique 2ᵐᵉ ou 3ᵐᵉ verre aura là également une place d'honneur. C'est à chacun de voir selon le cas particulier devant lequel il se trouve, à quel remède il doit donner la préférence.

BRONCHORRHÉE. — Consiste uniquement en une condition particulièrement sécrétoire de la membrane muqueuse des bronches ; sécrétion considérable d'un liquide incolore ayant l'apparence de blanc d'œuf délayé dans l'eau. Cette affection rarement primitive, succède ordinairement à une bronchite chronique dont tous les caractères inflammatoires se sont graduellement effacés et dont il n'est resté que cette sorte d'habitude de sécrétion.

On distingue dans cette affection deux états : l'état aigu et l'état chronique. Dans le premier, le malade se sent tout à coup suffoqué par un afflux énorme de liquide dans la poitrine. Qu'il prenne alors le **P.3**, à fortes doses, qui en procurant une évacuation copieuse immédiate amènera le soulagement instantané. Dans l'état chronique, **A.2**, × **P.3**, au 3ᵐᵉ verre alterné avec **S.** 3ᵐᵉ verre. — Ce traitement en modifiant d'un côté l'état du sang et des bronches, et de l'autre en activant le flux intestinal rendra de plus en plus rares les accès aigus. Les frictions à l'alcool des mêmes remèdes chaque matin seront utiles, beaucoup plus que la flanelle qui n'est en général sérieusement utile qu'à ceux qui en ont une longue habitude.

BRULE-COU (Pyrosis). — Cette affection qui consiste dans une sensation brûlante qui va de l'estomac a la gorge, avec nausées, rapports, constipation, et excrétion abondante de salive limpide et acide, est causée par une alimentation irritante et surtout par une disposition de l'estomac qui lui fait sécréter un fluide aqueux, qu selon Goodsir contient de l'acide lactique et acétique, ainsi que parfois de la sarcine, espèce de végétation qui se retrouve abondamment dans les vomissements de certains malades atteints d'affection chronique de l'estomac. Son traitement sera :

S. ou au besoin **L.** au 3ᵐᵉ verre, peu à la fois et souvent. Deux grains de **S.** dans le verre aux repas. Surtout, régime sévère, alimentation lactée et végétale, et boissons alcalines c.-à-d. acidulées. De plus toutes ces sécrétions indiquant un état électrique absolument négatif de l'estomac, frictions à l'**Elect. R.** mêlée d'alcool sur cet organe.

Enfin, une goutte de cette **Elect. R.** dans un litre, et chaque matin et chaque soir une cuillerée à café de cette eau.

BRULURES. — La brûlure est ou superficielle; ou désorganisant une partie du corps papillaire de la peau, avec phlyctènes; ou détruisant tout le derme et même les tissus jusqu'à l'os; ou enfin réduisant tout un membre à l'état de charbon. Ce dernier degré exige l'amputation, mais les trois autres feront éclater la valeur incomparable de nos remèdes.

La première n'a guère besoin que de compresses légères d'**Elect. B.** pure, qui enlève l'inflammation et la douleur.

La seconde réclame des bains locaux prolonges à l'eau très froide, saturée de **S**.2, $\times$ **A**.2, $\times$.**El. B.**, après avoir eu soin de piquer les Phlytènes pour en faire sortir la sérosité. — S'il y a dénudation grave de l'épiderme, il faut préférer le cérat fait avec ces mêmes remèdes. — A l'intérieur **S**., ou **L**. 1re dilution, selon que le tempérament est plus ou moins malsain.

La troisième exige l'emploi des anticancéreux 2, ou 3, ou 4 *intùs* et *extrá;* le **C**.2, est préférable pour le derme, le **C**.3, pour les tissus, le **C**.4, pour l'os. Donc **C**. *intùs;* et en compresses abondantes et continuelles **C**.2, ou 3, ou 4 avec **A**.2 et **Elect. Verte** mêlés dans un cérat bien composé. Quand la suppuration s'établit, il faut alterner ce cérat avec un autre composé de **S** 5, **C**.5, **A**.3, **Elect. B**.; il sera bon de tenir sur ces compresses de cérat médicamenté, d'autres compresses d'eau également médicamentée, ne serait-ce que de **S**.5 et d'arroser souvent avec cette eau. On doit renouveler les compresses aussitôt qu'elles sont imprégnées de pus. Parfois au lieu de linge pour ces compresses il sera plus utile de se servir de charpie.

Enfin, dans les trois degrés la première chose à faire, est de combattre la stupeur plus ou moins profonde qui accompagne souvent ces horribles souffrances, par **S**. à sec et des frictions d'**Elect. R**., ou **B**. mêlée d'alcool sur les parties saines. Ces **Elect**. en ventouses aux principaux points, suffiront la plupart du temps avec 5 ou 10 grains de **S** à sec, répétés au besoin.

BUBONS. — Engorgements glandulaires des aînes, des aisselles, du cou, etc. Il y a le bubon scrofuleux venant directement des scrofules ou indirectement arrivant aux glandes lymphatiques d'une partie enflammée ou ulcérée; il y a le bubon syphilitique.

De ce dernier nous parlerons à l'article syphilis. Pour l'autre le meilleur remède est à l'int. **S**., ou **L**. l'un et l'autre aidés parfois de **C**.; à l'extérieur pommade de **S**.5, $\times$ **C**.5, $\times$ **El. V**., ou **R**.; dans les cas plus légers **S**.2, $\times$ **A**.2, $\times$ **El. B**.

BULLES. — Voir **Syphilis.**

CACHEXIE. — État caractérisé par une sorte de langueur et d'inertie en quelque façon devenues instinctives de toutes les propriétés des tissus. C'est, s'il est permis de s'exprimer ainsi, l'anémie **essentielle**, c'est cet état de déchéance organique plus ou moins profonde, qui résulte de l'usure exagérée produite par de longues maladies ou par des affections trop intenses, telles que le deviennent trop souvent le Scorbut, le Cancer et la Syphilis.

Il faut alors avant tout reprendre cet organisme en sous-œuvre, en le réparant par son point sensible et extrême, c.-à-d. qu'il faut descendre à des dilutions des remèdes spéciaux, proportionnées à la profondeur de la déchéance que la maladie a causée. C'est là ou jamais qu'il est absolument nécessaire de descendre à des dilutions en apparence ridicules.

Ajoutez à cela comme remède d'ensemble le C., ce régénérateur tout puissant de la cellule organique, *intùs* et *extrà,* aidé des Electricités. Puis une fois la marche ascensionnelle de l'organisme reprise, aidez-vous du S. et de l'A.3, *intùs* et *extrà* également.

CALCULS. — Nous n'entendons point parler ici des calculs arthritiques, ou biliaires, ou intestinaux. ou pulmonaires, ou salivaires ou prostatiques, mais seulement des calculs urinaires qu'on distingue en rénaux, en urétériques, en vésicaux et en uréthraux selon le siège qu'ils occupent. Quels qu'ils soient et où qu'ils apparaissent, ces calculs sont le résultat des modifications que peuvent éprouver les principes solubles de l'urine sous l'influence de certaines diathèses soit arthritiques, soi diabétiques, soit gastriques ; ce sont des produits morbides de la sécrétion urinaire, qui sont ou : 1º Des dépôts pulvérulents, tenus en suspension dans l'urine jusqu'au moment de son émission, et ne se séparant de ce liquide pendant son refroidissement que sous forme pulvérulente et sans apparence de cristallisation ; 2º ou bien des sédiments cristallisés, ou gravelle, qui sont ordinairement rendus avec les urines, sous forme de petits grains plus ou moins anguleux, ou de petits cristaux rougeâtres, ou blancs, ou vert sombre, selon leur composition ; 3º ou enfin des concrétions solides qui sont proprement les calculs urinaires, dont les 2/3 au moins sont formés d'acide urique et un tiers seulement est composé d'oxalate de chaux, d'oxyde cystique et de phosphates terreux.

Il est évident que les indications du traitement de toute affection calculeuse sont de deux sortes : il s'agit d'abord et d'une part, de débarrasser les voies urinaires des concrétions actuellement formées ; et ensuite et d'autre part, de rendre à l'urine son caractère normal, et, en attendant ce résultat final, de la modifier au moins de telle sorte que les sels qu'elle renferme, même en excès, y soient toujours dissous.

Or les causes premières de ces affections étant, soit 1º la diathèse arthritique, soit 2º le diabète, soit 3º le dérangement des fonctions gastriques, digestives et assimilatrices, à ces premières causes répondent le L., le F. et le S.

Les causes secondaires étant 1º l'irritation de l'appareil sécréteur des urines ; 2º une disposition très prochaine de l'économie à séparer l'acide urique à l'état solide ; à ces causes répondent à leur tour le S.6 (pour la première) et le S.2 (pour la seconde).

Si les reins sont plus ou moins lésés dans leur parenchyme par suite de cette irritation constante et intense, le C.6, sera leur vrai remède.

Cet état inflammatoire du liquide vital, arrivant ainsi à produire en excès l'acide urique, indiquant un état positif exagéré, l'électricité jaune sera celle dont on usera de préférence *intùs* et *extrà*.

Donc : 1° Pour dissoudre et faire évacuer les concrétions urinaires il faut donner S.2, au 1er verre (ordinairement) quelquefois au 2e. C'est le dissolvant très puissant de la gravelle et des calculs. Il faut donner également le S.6, qui par son action adoucissante et fortifiante autant que diurétique sur les reins augmente et facilite la sécrétion urinaire, et facilite ainsi l'expulsion des graviers.

Pour certains tempéraments il est bon de joindre A.2 ou 3, car là comme ailleurs, la maladie prend chez les angioitiques une forme spéciale.

2°-Pour rendre à l'urine son caractère normal, et, en attendant un résultat définitif et durable, pour le modifier, de façon qu'elle puisse tenir en dissolution tous les sels qu'elle renferme ; il faut suivre un traitement habituel, et aussi rigoureux que long, en prenant à la deuxième dilution, L. × F. × S. et, pour les angioitiques A.2 ou A.3.

Une goutte d'El. J. au litre, un petit verre matin et soir. Applications d'El. J., B., A., V. aux reins, et au plexus solaire, souvent.

Bains de siège C.6, S.5, El. J., ou B.

Régime plutôt végétal ; pas d'aliments excitants et épicés ni de boissons spiritueuses.

CANCER. — Mot terrible ! Chose mille fois plus terrible encore ! Mais tout dépend de la manière dont on l'entend. Pour moi, le seul cancer incurable, est celui qui a pour expression adéquate ces deux mots: **Cachexie Cancéreuse ;** celle là, est la cachexie des cachexies, c'est la dissolution, c'est la mort en grand ; celui qui vit encore, ayant en lui cette mort, n'a plus de la vie que l'apparence ; c'est un édifice dont toutes les bases sont vermoulues. et qu'un souffle d un instant peut jeter à terre ; c'est plus que cela, c'est un spectre, encore vivant par l'habitude, mais dont la vie, sans racine, peut s'éteindre, aussi tôt que tard, sans motif ni explication bien saisissable.

C'est le dernier lien, entre l'âme et le corps, qui se dissout, c'est la cellule vivante qui se décompose, et s'anéantit en masse. Par où voulez-vous reprendre la vie ? Il faudrait pour cela une résurrection.

Mais cette cachexie cancéreuse complète est rare, d'emblée ; et elle le deviendrait plus encore, si on savait la combattre à son principe ; je suis même persuadé qu'on pourrait la prévenir toujours, car il n'y a point de cachexie cancéreuse de naissance; Il y a la diathèse cancéreuse, mais celle là peut se guérir avec nos anticancéreux, et il me paraît possible, absolument possible d'éviter, en toute circonstance, cette horrible cachexie !

Malheureusement, on s'y prend souvent trop tard, car on ne s'aperçoit parfois du mal, toute négligence mise de côté, que quand tout remède est impossible. Quoi qu'il en soit, il reste encore à nos remèdes un champ considérable dans cette large avenue de mort, et d'autant plus magnifique, que toutes les thérapeutiques s'avouent impuissantes pour arrêter le vivant sur cette pente raide qui conduit à l'abîme.

Les remèdes homœopathiques sont-ils exceptés dans la proscription générale que nous jetons ainsi sur tous les remèdes anticancéreux vulgaires? Je m'empresse de répondre: Non !... Arsenic, Phosphore, Ammon, Muriaticum, Hydrastis, Argent-métallic., Secale, Vinca Minor, Mercurius, peuvent atténuer et détruire certains symptômes de cette malaladie, effacer et rendre désormais impossibles, je le veux bien, certaines nuances de ce caméléon aux mille couleurs; mais guérir le mal dans sa cause, ils ne le peuvent, parce tel n'est pas leur but; leur but est de couper court à telle ou telle manifestation du mal; mais le mal en lui-même, le mal pris comme affection constitutionnelle, aucun de ces remèdes pris à part, ou même plusieurs alternés, n'ont encore affiché la prétention de le guérir. Ils font plus que l'allopathie qui n'a jamais rien fait, sans doute; mais de ces aumônes partielles, faites au pauvre malade affecté de vrai cancer, à l'infinie largesse de la guérison complète et radicale, il y a loin. Or, c'est précisément cette guérison complète et radicale, que l'Electro-homœopathie a pour conviction certaine de pouvoir apporter à ces deshérités de la thérapeutique. Elle offre à tous un véritable anticancéreux, qui attaque le mal dans sa vraie source, quels que soient ses symptômes, et quelles que soient ses nuances. Les symptômes et les nuances, ne sont plus là une affaire de premier ordre, comme dans l'homœopathie, mais une affaire d'ordre tout à fait secondaire. Et cela est rationel : Les symptomes si multiples et si variés qu'ils soient, n'étant et ne pouvant être que les manifestations différentes d'un mal unique en soi, mal unique, auquel doit correspondre un remède unique Ce remède unique, non peut être parfait encore dans sa forme, mais parfait dans son principe, c'est nous le répétons notre anticancéreux. Tel qu'il est, il atteint, corrige, et guérit, avec une efficacité merveilleuse, la cellule vivante, tant qu'il y a en elle un reste de vie; il la ramène peu à peu des aberrations fatales de sa déchéance organique, à ses instincts voulus par le Créateur.

Si ce remède existe véritablement, n'est-il pas vrai que c'est là un remède inouï et merveilleux ?

Or, il ne tient qu'à vous de vous en rendre compte par l'expérience. Point n'est besoin pour cela, que vous soyez entrés dans le docte corps de la faculté; en cette circonstance, un peu de bon sens, vaut autant, sinon plus, que le diplôme.

Le Cancer est le désordre vital installé dans la partie la plus profonde de l'organisme, faussant, troublant et pervertissant les propriétés inhérentes à la matière organisée, qui dès lors et sous cette impression, s'épuise à se détruire au profit de créations monstrueuses. Selon que ce désordre s'accomplit dans telle ou telle partie du corps, on a, et l'on distingue, le cancer de l'utérus, de l'ovaire, ou du sein ; le cancer de la gorge, de l'œsophage, ou du larynx; le cancer de l'estomac; le cancer des intestins; celui du foie, ou du pancréas; celui des reins; ou de la vessie; celui du poumon; celui du testicule; celui du palais; celui de la langue; celui de la peau; celui des

glandes lympatiques; celui de la glande parotide, ou tyroïde; celui
des os; celui de l'œil. Mais quelque soit le nom et la forme que
prenne le cancer, qui selon M. Cruveilhier, a pour siège immédiat
partout et toujours la fibre-cellule, il se manifeste invariablement
sous l'apparence d'une tumeur, et trouve son vrai remède dans l'anticancéreux de l'électro-homœopathie.

Cette tumeur cancéreuse parcourt trois phases successives, avec
plus ou moins de rapidité. Elle est tour à tour:

1° **Tumeur fermée, dure ou molle** (s'accroissant ou se durcis-
sant de plus en plus).

2° **Tumeur s'ulcérant** (la substance des éléments anatomiques
du tissu se liquéfiant peu à peu).

3° **Tumeur en plein travail d'ulcération suppurante** (c'est
le cancer arrivé à sa perfection).

Voici le traitement de ces diverses périodes:

1re période. — Pendant les premiers jours du traitement, C. *intùs*,
    1er verre; ou, s'il s'agit d'une personne très faible de
    constitution, C. au litre, ou au 2me verre. — De plus
    onctions et compresses en pommade alcoolisée de C.5,
    $\times$ A.2, $\times$ El. A., ou B. très assidues. Dans le cas de
    douleurs lancinantes, El. V. en petites compresses.
    Applications d'El. R. et J. alternées aux principaux
    points et à l'entour de la tumeur. C.5, aux repas alterné
    avec S.5; l'un à midi, l'autre au soir. Au bout de quel-
    ques jours, si la tumeur ne tend pas à disparaître; ou
    si l'on juge à propos, dès le commencement, on peut
    ajouter au traitement précédent, F. $\times$ A.3, $\times$ Ver. au
    2me ou 3me verre, avec grands bains chaque jour, de
    C.5, $\times$ A.3, $\times$ El. B.; puis immédiatement après, fric-
    tions à l'alcool de C.5, $\times$ S.5, $\times$ A.3, $\times$ El. R. (de cette
    dernière une cuillerée à café par litre; et de chaque
    remède, 20 grains) sur l'épine dorsale, la ceinture, les
    aisselles et les aînes.

2me période. — Même traitement sauf que, pour les pommades, il
    faut faire les pommades à base de graisse fine et d'huile
    douce au lieu de saindoux et d'alcool. Compresses en
    pommade plus souvent renouvelées encore et lavage
    fréquent avec eau douce saturée plus légèrement des
    mêmes remèdes A l'intérieur doses souvent aussi plus
    faibles. Tout le reste comme pour la première période.

3me période. — Même traitement encore, sauf, que les pansements
    doivent être faits à la charpie avec un liniment com-
    posé, autant que possible, avec de la glycérine pure de
    tout mélange, à laquelle ou aura incorporé les remèdes
    sus-indiqués, en préférant toutefois l'Elect. Verte.
    Avant de lever les compresses pour les changer, il faut
    les humecter abondamment et longuement afin qu'elles
    se détachent aisément, avec une solution de A. et C.
    10 grains de chaque par verre. Si des hémorrhagies se

déclarent, compresses de charpie abondamment arrosée d'une solution d'A. et El. A. — 20 grains d'A. et une cuillerée à café d'El. A. par verre. Puis remettre la compresse ordinaire, mais cette fois en prenant pour base du liniment, avec les remèdes indiqués, l'Elect. A. — Dans le cas de douleurs aiguës et lancinantes, il faut avant de procéder à ce pansement poser aux endroits douloureux, de petites compresses de charpie bien imbibées d'Elect. V. pure, qu'on laissera en dessous de la grande compresse. — On fera bien d'arroser cette dernière de temps en temps avec une solution de A. et C. avec adjonction d'El. A., ou V. selon que domineront l'hémorrhagie ou les douleurs, toujours dans la même proportion à peu près, de 5 à 10 grains de chaque remède par verre d'eau tiède avec une cuillerée à café, ou une demi seulement d'Electricité.

Période de Convalescence. — Quand la masse cancéreuse a disparu, et que les tissus purifiés tendent à la cicatrisation, il faut alors le traitement suivant:

C. 1er verre dans la matinée. C.5, aux repas de midi.

S. 1er verre dans l'après midi; S.5, aux repas du soir. Compresses de Cérat avec S.2, $\times$ A.2, $\times$ El. V. renouvelées au moins trois fois par jour. Grand bain médicamenté une fois par semaine.

Après cicatrisation complète, continuer le traitement intérieur ci-dessus pendant plusieurs mois; puis se contenter de deux grains de C.5, au lever et deux grains de S.5, au coucher, mais cela, s'il est possible, et pour plus de sûreté, plusieurs années.

Variétés de Cancers. — Le traitement est le même au fond pour tous; il ne s'agit que de l'adapter aux circonstances; et de savoir par exemple ajouter au besoin les injections, ou les lavements, ou les gargarismes, ou les bains d'yeux, ou les aspirations selon qu'il s'agit d'un cancer de l'utérus, ou des intestins, ou de la gorge, ou des yeux, ou du nez, etc.

Qand le cancer est intérieur, comme dans l'estomac ou le foie, etc., il faut employer le traitement extérieur indiqué, non-seulement en grands bains, etc., mais même en compresses et onctions sur la partie extérieure correspondante; les remèdes agiront dans ce cas avec presque autant de force que s'ils étaient appliqués sur le mal même.

Quant au remède Anticancéreux, c'est à chacun selon le cas et la circonstance de choisir celui des sept remèdes de ce nom qui sera le plus favorable, *intùs* et *extrà,* en se guidant, s'il en a besoin, sur ce que nous avons dit de la nature et des propriétés spéciales de ces différents anticancéreux.

N. B. — Dans tous les cas il sera très utile d'insister sur les onctions de F.2 aux hypocondres.

CARDIALGIE. — Le cardia est l'orifice supérieur de l'estomac. Le mot Cardialgie étant aujourd'hui remplacé par celui de Gastralgie, voyez **Gastralgie.** ·

Disons tout de suite que cette maladie provient généralement d'une affection du plexus gastrique.

CARDITE. — La substance musculaire du cœur étant tapissée à l'extérieur par un feuillet séreux appelé **Péricarde**, et étant revêtue à l'intérieur de ses cavités par une membrane spéciale, et ces trois tissus étant susceptibles de s'enflammer isolément, on a distingué la **Cardite** de la **Péricardite** et de l'**Endocardite**. Le traitement est le même pour les trois.

A. 3me verre peu à la fois et très souvent. — Une goutte d'El. **A.** dans un litre; de ce litre trois ou quatre cuillerées à café espacées dans la matinée et de même, l'après-midi. Application sur la région du cœur de compresses d'El. **A.** Onctions d'**A.**

Dans les cas très graves, une goutte d'El. **A.** dans un verre; prendre au 4mo verre.

Dans la **Cardite chronique**, il faut mêler à l'**A.** le **C.5**, à l'ext. et le **C.** à **A.** à l'intérieur, pour remédier aux altérations organiques qui sont la conséquence plus ou moins prochaine de ces longues inflammations.

CARIE. — Diffère de la nécrose qui désigne la mortification d'une partie d'os; dans la carie au contraire l'altération portant directement sur le tissu spongieux de l'os, la portion d'os malade est encore vivante, bien que servant de base à des suppurations et à des végétations de mauvaise nature; mais de même que la carie commence par l'Ostéite (inflammation du tissu osseux), de même elle a pour fin naturelle la nécrose; on peut dire que ces diverses affections n'ont qu'un principe, le principe cancéreux, et qu'une manière d'être, si multiples que soient leurs formes, la dégénérescence cancéreuse, plus ou moins grave, selon que le principe cancéreux, d'où elle émane, est plus ou moins grave lui-même.

Nous avons pour ces affections si graves et si douloureuses un remède qu'on peut dire: **infaillible**, c'est le **Canc.4**. — Essayez ce traitement, que vous suivrez fidèlement au moins deux mois, parfois trois mois. Je ne doute pas qu'au bout de ce temps vous n'ayez obtenu une guérison parfaite.

C.4 au litre. — Compresses du même remède, très assidues. Grands bains de **Lymphatique** avec **El. R.** — 5 grains à sec de **S.** le matin à jeun; deux grains de vermifuge en se couchant. Et après chaque repas, 5 grains de **C.4**, dans un verre de bon vin.

Pour les compresses il faut souvent employer la charpie, et n'oublier pas de les renouveler aussitôt qu'elles sont infectées par la suppuration.

Nous faisons ce traitement aussi peu compliqué que possible, pour le mettre à la portée de tous et surtout des enfants pauvres.

Ne pas oublier pourtant les applications d'**El. R.** et **V.** sur les parties malades.

Pour la carie, conséquence de la syphilis tertiaire, il faut ajouter le **Syph.** au **C.4**, comme base de traitement; cela est évident.

Il est bon aussi de se souvenir que la carie vertébrale est une des conséquences de l'onanisme chez l'homme et chez la femme.

CARREAU. — Ce n'est pas seulement une entérite avec engorgement inflammatoire des ganglions du mésentère, c'est principalement la dégénérescence tuberculeuse de ces mêmes ganglions, qui se manifeste chez certains enfants nés avec la diathèse scrofuleuse ou tuberculeuse, ainsi que chez d'autres qui sont sevrés trop tôt et nourris d'aliments malsains. — Il se produit alors une tuméfaction et dureté du ventre, l'amaigrissement et un trouble général des fonctions nutritives, qui augmentent de plus en plus, avec une diarrhée continuelle.

C. 3me verre. — S. 1er verre ou à sec, un grain toutes les heures, ajouter parfois à C. le N. ou V.2, c.-à-d. C. ✕ V. au 3me verre.

Grands bains C.5, ✕ A.3, 25 de chaque pour un enfant, à ?0⁰ ou 25⁰ et baisser autant que possible peu à peu; avec un peu d'El. R. mêlée.

Compresses sur tout le ventre et presque continuelles, des mêmes remèdes fondus dans un demi-litre d'eau et rempli ensuite de bon alcool ou cognac.

Lavements d'amidon (15 gram. pour un demi-litre d'eau) avec Canc.5 et Scrof.5, mêlés et parfois le Verm.2, en égale proportion.

CATALEPSIE. — Cessation momentanée de la motricité provenant comme d'une stupeur du système nerveux central, qui préside aux mouvements volontaires; mais avec conservation parfaite du sentiment et de l'intelligence. On sent les chatouillements, les piqûres, mais malgré sa volonté de protester par un mouvement de défense, on ne le peut; on reste absolument passif au milieu des impressions du monde extérieur. Le système musculaire végétatif conserve toute sa vigueur, il n'y a aucun trouble de la circulation et de la respiration; le systeme musculaire de la vie animale est seul affecté. et encore il ne l'est pas en lui-même, car on peut faire prendre au malade des changements d'attitude ou de position, comme à une statue articulée, sans toutefois qu'il puisse les modifier lui-même volontairement ou involontairement.

. Elect. R. aux points principaux; El. B. au sommet de la tête; C.5, ✕ S.5, ✕ El. R. en frictions à l'alcool sur l'occiput et l'épine dorsale; S.5, A.3, El. A. en frictions sur le devant de la poitrine, les côtés et le ventre.

C. ✕ N., ou seulement S. ✕ N. 4me, 5me, 6me, 7me, 8me dilution. Grands bains C.5, ✕ S.5, ✕ El. B.

CATAPLASMES. — Le cataplasme, dit le manuel Héring, a été défini: un bain local et prolongé; ce qui indique son utilité et fixe la limite de son emploi. Parmi les cataplasmes, l'Electro-homœopathie peut employer pour servir de base très utile à ses remèdes ceux dont l'action se borne purement et simplement à l'indication précédente, c'est-à-dire les cataplasmes de graine de lin, de mie de pain, de son, de fécule de pommes de terre, de riz, d'orge, de pulpe de pommes, et de feuilles émollientes, telles que celles de mauve, de poirée ou de laitue. De même pour l'eau des compresses médicamentées, on pourra se servir très avantageusement de décoctions de racine de guimauve, de laitue, et même de graine de lin.

Le même principe peut servir de règle pour tous les usages externes de nos remedes. Du moment qu'il n'y a pas dans telle ou telle substance, de médicament actif, mais seulement de quoi composer un bain local avantageux ou une boisson saine et utile, on peut s'en servir comme de base aux remèdes électro-homœopathiques, soit en bains, soit en lavements, soit en injections, soit en gargarismes, soit même en potions au 1er ou 2me ou 3e verre, etc.

Cela dit une fois, nous n'aurons plus à y revenir; nous n'en parlerons même pas dans l'exposé des divers traitements, attendu que les remèdes peuvent parfaitement faire leur œuvre de guérison sans ces moyens secondaires; mais nous croyons aussi que plus d'un médecin et surtout plus d'un malade seront heureux de pouvoir ainsi associer leur nouveau traitement à ces pratiques aussi utiles qu'inoffensives. Nous avouerons même sans détours que nous avons obtenu nous-mêmes de cette union les meilleurs résultats.

Quant à ce qui est de l'action des remèdes combinés avec celle de l'hydrothérapie, nons avons assez expliqué comment par là, elle peut être augmentée et en quelque sorte décuplée.

CATARACTE. — La Cataracte est habituellement considérée comme une marque de décadence organique. Le **Canc.** aidé du **Scrof.** est donc le véritable remède; si on peut découvrir une cause première de cette décadence, telle que, suppression des menstrues, ou retrocession ou métastase d'une humeur dartreuse ou syphilitique, il faudra mêler au traitement principal à l'intérieur, **A.**, ou **L.**, ou **Syph.**

Ainsi, à l'int. : **C.** × **S.** deux de chaque au litre.

Ou bien **C.** × **L.**; ou bien **C.** × **A.**, ou bien **C.** × **Syph.** Ou même tous mêlés au 2me verre.

A l'extérieur : Matin et soir, bains de l'œil alternés à un quart d'heure de distance, d'**Elect. B.**, puis d'**El. V.**, pures ou coupées à moitié d'eau.

Tout le jour, autant que possible, compresses fréquemment renouvelées de **C.5**, × **S.5**, × **A.2**, **El. R.**, ou **A.**, huit grains de chaque par verre avec une cuillerée à café d'**Elect.**

Bains de la tête avec les mêmes, une fois par jour.

Applications d'**El. R.** ou **A.**, selon le tempérament aux points principaux, ainsi qu'à la racine du nez, au frontal et aux sus et sous orbitaires. Les grands bains de ces mêmes remèdes deux fois par semaine seront très avantageux, aussi bien que chaque jour les frictions à l'alcool toujours avec les mêmes remèdes sur toute l'épine dorsale, pour relever la constitution et l'aider à réagir.

Quand la membrane se détache, il faut prendre exactement les mêmes précautions que si l'œil sortait de subir une opération de la Cataracte; autrement on s'exposerait gravement à la paralysie de l'œil.

CATARRHE. — Nom donné plus particulièrement à toute inflammation chronique de membranes muqueuses avec augmentation notable et prolongée de leur sécrétion habituelle. Le Catarrhe pulmonaire est la Bronchite chronique ou plutôt la Broncorrhée, dont le remède spécial est le **Pect. 3.**; le Catarrhe de l'oreille est l'Otorrhée (voy. ce mot.); le Catarrhe de la vessie est la Cystite chronique (voy. Cystite) le Catarrhe de l'utérus est la Leucorrhée; le Catarrhe des intestins est la Diarrhée, et le Catarrhe nasal est le Coryza; (voyez ces mots).

CAUCHEMAR. — (Sommeil agité, rêves pénibles). — Provenant ordinairement de digestion difficile, sera prévenu à coup sûr par 4 ou 5 grains de **S.** pris à sec en se couchant.

Si la cause est dans quelque mouvement de fièvre, **F.2**, aux hypocondres; 2 grains de féb. en se couchant; si elle est dans une gêne de la circulation, onctions et compresses d'**A.** sur le cœur, et un grain d'**A.** à sec, en se couchant (à condition qu'il n'y ait pas de maladie grave du cœur, auquel cas ce grain d'**A.** ainsi pris pourrait donner de violentes palpitations; dans cette circonstance, les potions d'**A.** devant être toujours à basses dilutions).

CÉPHALALGIE. — Mal de tête, quel qu'il soit, et d'où qu'il vienne, du moment qu'il a une existence fixe et indépendante, cède à quelques applications d'Electricité à la nuque, au grand sympathique, au frontal, au sommet de la tête, et à l'entour des oreilles ainsi qu'aux tempes. **El. R.** ou **A.**, selon le tempérament; pour d'autre la **B.** — Avec cela, quelques grains de **S.**, ou d'**A.**, à sec, l'un ou l'autre selon la nature du mal, suivant qu'il est nerveux ou congestif. Pour certains maux de tête provenant de l'estomac, il faut ajouter les applications d'**Elect.** au creux de l'estomac, au plexus solaire, et à son prolongement, appelé « Plexus Cœliaque », noté dans la gravure sous le nom de grand sympathique.

(Voyez: Névralgie, Migraines, Méningite, Encéphalite, et Hydrocéphale, où même Ramollissement).

Ne jamais appliquer l'**El. R.** sur une femme faible et nerveuse.

CHAMPIGNONS. — (Empoisonnement par les) — Comme il n'y a pas de limite bien tranchée et bien certaine en définitive entre ceux qui sont comestibles et ceux qui sont vénéneux, il est toujours bon de les faire tremper deux heures dans l'eau vinaigrée ou salée (3 cuillerées de vinaigre ou 2 de gros sel par litre ou pour une livre de champignons coupés en morceaux) puis les laver à l'eau froide, puis les faire bouillir une demi-heure, et ensuite les laver de nouveau et les essuyer. On peut alors apprêter comme mets spécial, n'importe quelle espèce de Champignons, leur principe vénéneux ayant disparu.

Il faut éviter en toute circonstance de manger les champignons qui ne sont pas frais; s'il y a empoisonnement par les champignons, faites d'abord vomir par l'émétique, puis donnez **S.** à fortes doses 10 grains tous les quarts d'heure, et enfin **S.** au 1ᵉʳ verre.

CHAMPIGNONS. — (En Pathologie) excroissance molle et fongueuse; ayant plus ou moins la disposition saillante et la forme des champignons; telles sont les différentes tumeurs appelées, **fongus;** et particulièrement le **fongus hématode.**

A.. × C. au 2me verre.

Compresses et pomm. S.2, × C.2, × A.2, × El. B., ou A., ou V.

CHANCRE. — Petit ulcère cherchant naturellement à s'étendre et à ronger les parties environnantes. Le chancre simple ou chancroïde, est un accident vénérien purement local, n'ayant aucun rapport avec la syphilis; le chancre induré, ou syphilitique, est au contraire l'expression d'une infection syphilitique constitutionnelle.

. (Voyez **Syphilis**).

CHARBON. — Affection virulente, avec altération profonde du sang, abattement progressif et rapide des forces, et production de pustules malignes qui tournent bientôt en gangrène. — On voit d'abord apparaître à un endroit quelconque une toute petite vésicule qui se remplit d'une sérosité rougeâtre; la démangeaison est telle que le frottement l'a bientôt brisée; mais 15 ou 20 heures après se produit une auréole violacée luisante qui se recouvre presque instantanément de vésicules semblables à la première; en même temps la plaque intérieure noircit et la cuisson est de plus en plus vive, si bien que la partie atteinte s'engourdit, que la gangrène augmente rapidement, et qu'à la suite de la fièvre avec pouls petit, fréquent et soif intense, la mort arrive implacable.

C. au 1er verre, — 5 grains de C.5, à sec toutes les 1/2 heures alternés avec 5 grains de S.

S.5, × C.5, × F.2, × El. V. 10 grains de chaque pour un verre d'eau ou pour une once de Glycérine, avec une cuillerée à café d'Elect. en compresses fréquentes sur la plaie.

Frictions à l'alcool avec les mêmes remèdes, mais El. R. au lieu de El. V. sur tout le membre. -- El. R. aux principaux points.

CHAUDE-PISSE. — Voyez **Blennorrhagie**.

CHEVEUX. — Voyez **Alopécie**.

CHLOROSE. — Spéciale surtout aux jeunes filles non encore réglées.

S. × A.3, 4 du premier, 2 du second dans un litre d'eau. S.5, aux repas.

S.5, × A.3, — en frictions à l'alcool sur l'épine dorsale chaque matin.

C.5, × A.3, — en grands bains avec El. B. deux fois la semaine. S'il y a flueurs blanches, voyez **Leucorrhée**.

CHOLÉRA. — Nous avons deux nouveaux remèdes, l'un contre la diarrhée, l'autre contre le choléra. — Le premier contre la diarrhée prémonitoire, le second contre le choléra déclaré. On les emploie *intùs* et *extrà*, selon le mode adopté pour les autres remèdes. — Voici du reste le traitement de la diarrhée prémonitoire et du choléra par les autres remèdes depuis longtemps connus et mieux expérimentés.

S. × A.2, × F.2, trois de chaque par verre d'eau avec une ou plusieurs gouttes d'Elect. Jaune à boire par cuillerées à bouche; on peut ajouter. — C. × A.2. au 2me ou 3me verre. — S. cinq grains, N. cinq grains; A.2, cinq grains en alternant de quart d'heure en quart d'heure.

Frictions à l'alcool avec un gant de laine dure, de S.5, × F.2, × A.3, × El. R., dix grains de chaque par verre et une cuill. à café d'Elect. sur tout le corps. — Lavements et compresses permanentes sur tout le ventre avec mélange d'Elect. Jaune aux remèdes C.5, × F.2, × A.3. — Au besoin, grands bains tièdes avec S.5, × C.5, × A.3. × F.2, quarante grains de chaque et El. B. trois cuillerées à bouche.

Après guérison, continuer le traitement quelques jours en l'adoucissant peu à peu. Terminer par S. cinq grains et F.2, un grain par litre d'eau, dont on boira un verre par jour.

CHORÉE. — Danse de St-Guy (du nom du pèlerinage autrefois très célèbre qu'on faisait de partout, à une chapelle dédiée à ce saint, près d'Ulm en Souabe).

Dans bien des circonstances, C. au 2ᵐᵉ ou 3ᵐᵉ suffit. Il faut ajouter deux grains d'**Antinerveux** le matin à sec, et deux de S. en se couchant.

Dans d'autres circonstances où la maladie est compliquée de troubles ou lésions du côté du cœur et de la moëlle épinière. — C. × L. × A. au 4ᵐᵉ ou 5ᵐᵉ verre. On peut toutefois essayer le 2ᵐᵉ verre; on fera bien aussi d'employer pour la potion à boire de l'eau d'un litre dans lequel on aura mis une goutte d'Elect. Jaune. — S'il y a fièvre, ajouter F. dans la potion-mère. Baisser s'il le faut la dilution à la 8ᵐᵉ, 10ᵐᵉ.

Prendre de même les grains à sec de N. et de S. comme ci-dessus.

Dans le jour un grain de vermifuge à sec de temps en temps.

Bains de tête chaque matin avec C.5, 15 grains par verre, et quelques gouttes d'Elect. B.

Lavage à l'alcool chaque matin sur l'épine dorsale de S.5, × C.5, × A.3, × El. B. 15 à 20 grains de chaque fondus dans une demi-cuillerée à café de cette Elect.

CHOU-FLEUR et Crête de coq. — Variété de condylômes dont la base se réunit en un pédoncule unique et dont la surface supérieure, par ses feuillets chargés de saillies papilliformes, présente l'aspect de chou-fleur, ou de crête de coq. — Cette excroissance douloureuse qui siège, soit autour ou à l'intérieur de l'anus, soit au périnée, soit au prépuce, soit à tout autre endroit des parties génitales, est ordinairement une manifestation vénérienne. Voir le traitement de **Syphilis.** — Quelle que soit la cause, pommade S.5, × C.5, × A 2, × El. V. — Avec à l'intérieur, S.; si le mal est vénérien ajouter Syph. *intùs* et *extrà*.

CHUTE (du fondement) (Exanie). — Soit que la membrane muqueuse de l'intestin rectum se renverse en dehors de l'orifice anal par suite d'un défaut d'énergie du sphincter anal comme cela arrive assez souvent chez les enfants; soit que toute l'épaisseur de ses parois éprouve ce renversement, ce qui arrive parfois chez l'adulte et le vieillard, et tend à dégénérer en infirmité habituelle fort pénible.

Dans le premier cas, S. 1ᵉʳ verre, avec lotions froides de S.5, × C.5, × El. R.

Dans le second cas, **C**.5, 1ᵉʳ verre pour prévenir; au moment de l'accident, faire rentrer l'instestin, puis comprimer l'excavation anale avec de la charpie bien imbibée de beurre de cacao ou simplement de beurre frais médicamenté de **S**.5, × **C**.5, × **El. B**. que l'on maintient à l'aide d'un bandage en **T**.

Bains de siège des mêmes remèdes chaque matin à l'eau froide autant que possible.

S'il y a quelque complication d'hémorrhoïdes, ajouter **A**.2. En tout cas, applications d'**Elect. R.** et **J**. au périnée et au sacrum.

CHUTE. — (De l'utérus, hystéroptose). — Prolapsus et renversement de l'utérus, soit qu'il y ait déplacement, ou abaissement total de la matrice produisant un repli du vagin en forme de bourrelet, ou chute complète de l'utérus en dehors de la vulve, entraînant avec lui la muqueuse vaginale et la vessie, soit qu'il y ait renversement, en sorte que la base interne de cet organe devient externe.

Ces diverses affections qui font le désespoir de la médecine ordinaire, trouveront dans notre méthode une médication souverainement efficace.

C. 2ᵐᵉ verre; quelquefois **C**., × **A**., 2ᵐᵉ, 3ᵐᵉ verre; ou bien **C**., × **A**., × **V**., 2ᵐᵉ, ou 3ᵐᵉ verre; ou bien, **C**., × **A**., × **Syph**. 2ᵐᵉ ou 3ᵐᵉ verre, **S**. à sec deux grains matin et soir.

Injections et grands bains des mêmes remèdes, ainsi que compresses et pommades, en ayant soin d'y joindre l'électr. correspondante au tempérament de la malade, et en cas de doute, la **B**., et souvent la **V**. surtout s'il y a écoulement muqueux prolongé.

Application des **Elect. R.**, **J.**, ou bien **A.**, **J.**, au périnée et au sacrum, matin et soir.

CHUTE. — (De la luette). — Gargarismes de **S**.2, × **A**.2, × **El. R.**, ou **B**.

Si le mal est chronique, ajouter **C**.5.

Mêmes remèdes à l'intérieur, **S.**, **A.**, **C**.5. Un de chaque dans un litre.

CHUTES. — (Meurtrissures, Contusions, Commotions, par). — **S**. quelques grains à sec; **El. R.** et **J.** en ventouses aux points principaux.

Ensuite **S.**, ou **A**. ou les deux au 1ᵉʳ verre.

Compresses sur les points meurtris d'**El. A**. et **B**.

Bains locaux, ou lotions de **S.**, et **A.**, et au besoin;

Grand bain des mêmes avec **El. A.**, ou **B**.

CLOUS. — (Voyez *Abcès*).

CŒUR. — Les symptômes éloignés de la maladie du cœur sont, les vertiges, palpitations, hémorrhoïdes, varices; et en définitive, la constitution angioitique. Les symptomes plus prochains sont, les pulsations irrégulières, douleurs plus ou moins légères ou graves du côté gauche, difficulté de respirer pendant le mouvement un peu rapide, gêne plus ou moins intolérable quand on se couche du côté du cœur.

Les causes. — Parmi ces causes déterminantes, on peut compter, outre le plus ou moins de pléthore sanguine, la suppression d'hémorrhagie chronique, ou d'écoulement habituel, ou un exercice immodéré, ou l'onanisme, ou l'usage exagéré de liqueurs fortes, ou retrocession d'humeur dartreuse, ou psorique, ou herpétique, et en définitive de tout ce qui s'appelle et est l'arthritis. — Mais quels que soient les symptômes et quelles que soient les causes occasionnelles, on peut affirmer que le terrain constitutionnel sur lequel peuvent germer et se développer tous ces effets morbides caractéristiques des maladies du cœur, c'est le tempérament **Angioïtique** Il ne faut pas oublier que les plexus nerveux sont plus ou moins gravement compromis dans cette maladie, soit comme effet, soit comme cause et particulièrement les plexus pulmonaire, cardiaque, gastrique, cœliaque et par ce dernier, le plexus hépatique qui en provient. On peut même affirmer que souvent l'affection chronique de ce dernier plexus, l'hépatique, est pour beaucoup dans la maladie du cœur en agissant par le plexus cœliaque sur le plexus gastrique et par ce dernier sur le plexus cardiaque.

Tous ces plexus divers se tiennent ensemble en effet et suivant que l'un ou l'autre est plus ou moins affecté tous s'en ressentent plus ou moins.

On voit d'après cela, que la maladie du cœur embrasse un horizon vaste et multiple et que par conséquent pour traiter cette maladie aux mille formes, il faut souvent plusieurs remèdes.

Le principal, c'est le remède constitutionnel, c'est-à-dire l'**A.**, *intùs* et *extrà*. Le second, c'est le **F.**; le 3me, est le **L.**; le 4me, est le **S.** — Avec les élect. correspondantes.

Toutes les maladies du cœur sont tellement nombreuses, et tellement compliquées par toute sorte de causes, qu'il est impossible, dans un article général comme celui-ci, de donner un traitement pour chacune d'elles. Mais ce que nous avons dit, suffit pour donner le tracé de tout espèce de traitement rationel en n'importe quel cas, surtout quand nous ajouterons comme complément, que dans tous les cas où il y a dégénérescence des tissus plus ou moins prochaine ou plus ou moins grave, le remède préventif et curatif devient alors le **C.** *intùs* et *extrà*, ajouté aux autres.

Quoi qu'il en soit, souvenez-vous que pour les maladies graves du cœur, les dilutions très basses de l'**A.** sont de rigueur, on ne peut guère employer comme dose forte que le 2me verre.

COLIQUES. — Colique bilieuse. — **F.** 2me verre, **F.**2, aux hypocondres et parfois sur le ventre entier.

Colique métallique. — **S.** plusieurs grains à sec de temps en temps et **S.** 1er verre.

Colique d'estomac. — **S.** 3e verre. **El. B.** au creux de l'estomac.

Colique flatulente. — **S.**, ✕ **F.** au 2me verre. **El. R.** sur le ventre.

Colique hépatique — **S.**2, ✕ **F.** au 2me verre. **F.**2, aux hypocondres.

Colique hémorrhoïdale et col. menstruelle. — **A.** 1er verre. **El. A.** au bas-ventre.

Colique hystérique. — **C.** 4me verre. **El. B.** au plexus solaire et cœliaque.

Colique spasmodique et nerveuse. — **S**.5, × **N**. au 3e verre, **El**. **B**. au ventre.

Colique sèche. — Comme Colique métallique. **El. R**., au ventre.

Colique vermineuse. — **V**. à l'int. 1er verre. **V**.2, en lavements.

Colique stercorale. — **F**., × **A**.2, × **C**.10, au litre ou 2e verre. Avec compresses sur tout le ventre et lavements des mêmes remèdes.

Colique miserere. — 20 grains **S**., chaque heure. Compresses abondantes sur tout l'abdomen de **F**.2, × **C**.10; × **A**.2, **El. R**. Lavements des mêmes.

COMA. — N'est nullement la Léthargie; il provient soit d'une congestion sanguine ou d'un épanchement séreux dans l'intérieur du crâne, par suite de quoi il y a sommeil apparent plus ou moins profond avec rêves qui se manifestent à l'extérieur ou non sous forme de délire appelé, **Subdelirium**.

Le grand remède de cet état est **S**. et rarement **A**. — Quand le Coma est léger, **S**. au 2me ou 3me verre. — Quand le Coma est profond, **S**. à sec de 5 à 10 grains sur la langue. — Si la déglutition ne se fait pas, introduire dans la bouche un linge imbibé de **S**. 10 grains dans un quart de verre. J'ai vu se réveiller ainsi du Coma le plus profond, des moribonds même, et reprendre pour quelques instants une exubérance de vie apparente, capable d'impressionner vivement les assistants.

El. R. ou **A**. en applications aux principaux points.

CONGÉLATION. — Mortification plus ou moins prononcée des parties vivantes, par la soustraction de leur calorique latent à la suite de laquelle l'inflammation amène l'élimination de la partie ainsi réduite. Si la congélation est générale il se produit alors un Coma tellement profond de tout l'organisme que bientôt arrive la mort.

Frictions avec eau à la glace ou neige, saturée de **S**.5, × **C**.5, × **El. R**. — Soit sur une partie, soit sur tout le corps. — Et puis, frictions glacées également avec **El. R**. ou **A**. mêlées de moitié d'alcool, en alternant avec la friction précédente.

Ensuite faire boire **S**. × **A**., cinq grains de chaque par verre, et en cas de congélation générale dix gouttes d'**Elect. R**. dans un verre à liqueur, dans lequel on aura fait fondre cinq grains de **S**.5, × **A**.2. Puis un autre verre semblable mais avec dix gouttes d'**Elect. A**. et cinq grains aussi d'**A**.2, **S**.5, à un quart d'heure de distance.

Pour les suites d'inflammations locales, compresses ou pommades des mêmes remèdes avec **Elect. B**.

Applications d'**Elect. R. A**. aux principaux points.

CONGESTION. — Accumulation du sang dans un organe sain en lui-même tel que, cerveau, poumons, rate, foie et tous organes qui reçoivent plus immédiatement l'abord du sang. Si la congestion n'est pas détruite à temps, il peut se produire à la suite, engorgement, fluxion ou inflammation, et par conséquence, abcès ou coups de sang.

Le remède est **A**., mais à des doses très variées selon le cas. — Dans telle circonstance il faudra **A**. au 1er verre, dans telle autre, **A**. 3me, 4me, 5me verre.

Mais en tout cas à l'extérieur, A., ou A.2, ou A.3 et **Elect. A.**, en compresses et applications de toute sorte. Il serait puéril de vouloir donner des doses réglees dans une matière aussi générale; c'est au médecin à voir ce qui convient d'après les principes.

CONSOMPTION. — Équivaut aux mots **amaigrissement** et **émaciation;** si c'est l'effet d'une maladie organique, il faut traiter cette maladie; si c'est l'effet seulement d'un vice de nutrition ou seulement de digestion, le remède est S., ou C., ou V. et plus souvent encore, les trois mélangés, parfois même avec A.3. — Applications d'Elect. R.

Frictions sur l'épine dorsale avec S.5, × El. R. Grands bains des mêmes. S. aux repas.

CONSTIPATION. — Est ordinairement une maladie constitutionnelle. Pour les lymphatiques faibles S. au 3me verre est le grand remède ordinaire, et pour certains tempéraments plus affaiblis il fait même l'effet d'un purgatif si violent qu'il est impossible de le continuer. Pour d'autres, S. au 1er ou au 2me verre. Ou même C. 2me verre. Pour les sanguins, ou angioitiques, A. 3me verre, ou 2me, ou 1er selon les mêmes principes.

Pour les tempéraments mixtes A. × S. 2me ou 3me verre. Pour les mêmes tempéraments mixtes mais arrivés à un état quelconque de dégénérescence, C.10, × A.2 au 2me verre. Pour les bilieux, ajouter F. *intùs,* et F.2, × C.10, × A.2 *extrà* en compresses et en lavements chaque jour.

Pour les autres circonstances premières, en cas de résistance, employer de même les remèdes correspondants à l'extérieur, en compresses et lavements.

On ne peut fixer de règle certaine à ce sujet, tout dépendant pour le choix du remède et de sa dose, de l'état correspondant du malade.

CONTRACTURE. — État d'extension ou de flexion rigide plus ou moins forte, d'un membre par suite duquel le tissu musculaire se dessine en forme de cordes dures sous la peau.

Cet état produit évident d'un manque d'équilibre grave entre les différentes électricités organiques, est détruit et remis dans l'ordre par l'application assidue de l'Elect R., ou A., ou B., ou J., sur les points principaux et sur les muscles correspondants; avec souvent, à l'intérieur, S. ou A. selon le tempérament, et quelquefois **Verm.**

En cas de résistance, grands bains de C.5, × A.2, × S.5, × El. R., ou B,, ou A.

En tout cas N. cinq grains à sec matin et soir.

CONTUSIONS. — Une application, sur l'instant, d'**Elect.** R. ou A., empêche l'effet.

L'effet une fois produit, et l'ecchymose étant formée, un bain local de S., ou d'A., ou plutôt des deux mélangés la détruira infailliblement et souvent instantanément, en même temps qu'elle enlèvera toute espèce de douleur.

Au besoin, en cas de commotion intérieure S., 5 grains à sec.

CONVULSIONS. — Symptôme ou conséquence d'une lésion du système nerveux, soit directe, soit sympathique, résultat ordinaire du cours plus ou moins désordonné, ou de l'accumulation plus ou moins irrégulière du sang et de la sérosité cérébrale, ou de l'état plus ou moins anormal du sang.

Convulsions des enfants (Eclampsie) S.; rarement **A.**; parfois **V.**; 3me verre; l'un ou l'autre mêlé ordinairement à **F.** — **El.B.** aux principaux points, surtout aux plexus solaire et cœliaque.

Eclampsie puerpérale. — Une goutte d'**El. A.** dans un litre; se servir de cette eau pour donner **C.**, $\times$ **A.**, $\times$ **F.** au 5me ou 6me verre. **El. B.** en compresses aux points du sympathique. **N.** un grain à sec, matin et soir.

Voyez: **Catalepsie, Hystérie, Epilepsie, Tétanos, Apoplexie.**

COQUELUCHE. — Affection souvent épidémique, à caractère plutôt contagieux, et probablement parasitaire. On connait assez cette toux violente et convulsive revenant par quintes surtout la nuit, le matin et le soir, qui secoue si douloureusement le thorax des enfants, et se termine fréquemment par un vomissement glaireux.

A. $\times$ **P.3**, $\times$ **V.** au 3me ou 4me verre, — au moment des crises cinq grains de **P.3**, à sec ou dans une cuillerée à café, — **C.** ou **C.5**, un grain à sec le matin, — le soir **S.5**.

Frictions ou pommade sur la poitrine et tout le thorax, avec **A.2**, $\times$ **C.5**, $\times$ **P.** $\times$ **N.** $\times$ **El. B.** et un peu d'alcool.

CORS aux pieds, Ognons et Verrues. — Pommade **S.5**, $\times$ **C.5**, **El. V.** Tenir dessus un linge bien enduit de cette pommade, cire et saindoux. — Boire **S.** 1er verre.

CORYZA. — Inflammation catarrhale de la membrane muqueuse des fosses nasales. Affection grave chez les nouveau-nés qui ne peuvent alors téter sans être menacés de suffocation.

El. R. et **A.** à la racine du nez et sur les ailes. Onctions aux mêmes endroits de **C.5**, $\times$ **A.2**. — **S.** quelques grains à sec sur la langue puis **S.** 1er verre. Lavage de la tête chaque matin avec **C.5**, $\times$ **S.5**, eau 2/3, alcool 1/3.

Elect. en application au sympath. et au plexus solaire.

COUCHES. — Pour préparer et faciliter les couches, on donne **S** à sec le matin et dans la boisson des repas — et **C.** 2me dilution. Pendant les couches et après, même traitement, avec onctions de **C.5**, sur le ventre.

COULEUR Bleuâtre de la peau (Cyanose). — Provenant de la stagnation du sang dans les capillaires et d'autres causes très diverses, surtout de trouble dans la circulation et la respiration.

A. A.2, avec **C.2**, ou **C.3** au 2me ou 3me verre.

Frictions et grands bains des mêmes remèdes. — **El. A.** en compr. et ventouses.

COUP DE SOLEIL. — Voyez **Insolation.**

COUPEROSE. — Voyez **Acné.**

COUPURES. — **A.** 20 à 30 grains par verre avec une cuillerée à café d'Elect. **A.** en bain local ou compresses, arrêtent le sang très promptement.

Si l'os a été attaqué ajouter **C.**4.

S'il y a suppuration, **A.**2, ✕ **C.**4, ✕ **S.**5, ✕ **El. V.** en compresses, pommade, et bains locaux s'il est possible; à l'int. **S.** 1ᵉʳ verre. — **C.**5, à sec le matin et soir, cinq grains.

Quand la plaie prend bonne apparence, mettre dans ces mêmes remèdes **El. R.** ou **B.** au lieu de la **V.**

COURBATURE. — Sensation de brisement ou de contusion des muscles et des membres, est la conséquence de fatigues excessives, ou le symptôme précurseur de quelque affection grave;

Dans le 1ᵉʳ cas, **El. R.** en ventouse, aux principaux points et sur les parties les plus fatiguées, avec **S.** 1ᵉʳ verre, suffit la plupart du temps. Au besoin grand bain de **S.**5, ✕ **Elect. R.** — Ou frictions du même remède avec alcool sur les membres et l'épine dorsale.

Dans le 2ᵐᵉ cas, **F.** au 2ᵐᵉ verre avec **S.** ou **A.**; **F.**2, aux hypocondres, frictions à l'alcool et **C.**5, ✕ **A.**2, sur l'épine dorsale.

COXALGIE. — (**Mal de Hanche**), appelée aussi « **Hanche Scrofuleuse**, » parce qu'elle dépend la plupart du temps d'un vice scrofuleux. La luxation ou déplacement du fémur, est le résultat ordinaire d'une affection complexe de l'articulation coxo-fémorale, qui a beaucoup de rapports avec les tumeurs blanches des autres articulations. Souvent aussi cependant, cette affection est le résultat d'une inflammation rhumatismale; et quelquefois également d'un désordre nerveux, genre spasmodique;

Dans le 1ᵉʳ cas, **Coxalgie scrofuléuse**, **S.** 1ᵉʳ verre. **El. R.** à la partie malade et aux nerfs intéressés. Souvent **S.** ✕ **C.** deux de chaque au litre, ou au 2ᵐᵉ verre. Onctions fréquentes ou pommade **S.**5, ✕ **C.**4, ✕ **A.**2, ✕ **El. R.** Grands bains des mêmes.

Dans le 2ᵐᵉ cas, **Coxalgie rhumatismale**, **L.** ✕ **A.** ✕ **C.** 2ᵐᵉ verre. De même à l'extérieur **L.** ✕ **A.** ✕ **C.**5, ✕ **El. B.** en compr., pommades et grands bains.

Dans le 3ᵐᵉ cas, **Coxalgie spasmodique**, **N.**, 1ᵉʳ verre; **S.** ✕ **F.**, 3ᵐᵉ verre.

Il y a un 4ᵐᵉ cas. C'est celui de **Coxalgie accidentelle**; **S.**, ou **A.**, selon le tempérament; et de même, **Elect. R.**, ou **A.** — Même attention pour les remèdes à employer à l'extérieur en compr., pommades et bains.

CRACHEMENT DE SANG. — (Voyez *Hémoptysie* et aussi *Hématémèse*). — Disons toutefois en passant que le principal remède est **A.** 3ᵐᵉ verre.

CRAMPES. — Contraction involontaire spasmodique et douloureuse de certains muscles.

Crampe de l'Estomac. — Douleur vive qui a son siège dans les parois de ce viscère par suite de la contraction spasmodique de sa tunique musculaire.

Si elle est accidentelle, **S.**, 10 grains à sec, et **Él. R.** au creux de l'estomac au plexus solaire et au cœliaque.

Si elle est chronique, **S.** 1er verre ou 3me verre avec **Él. R.** aux mêmes points. Parfois **C.** si elle vient de l'utérus à 2me ou 3me verre.

Si elle provient d'une complication menstruelle, **A.**, 1er verre, **Él. A.** aux mêmes points.

Même dans ce dernier cas, le tempérament peut être tellement lymphatique que pour arriver à mouvoir le sang, il faut agir sur la lymphe avant tout. Dans cette circonstance, cinq à six grains de **S.** et un de **A.**3 par litre; s'il y a décadence profonde de l'organisme. **C.**5 cinq à six grains, et **A.**3 un grain, par litre également.

Crampes de la Jambe. — Pour la crampe accidentelle il n'est pas besoin de remède, cela se passe tout seul; mais si elle revient souvent, suivez un traitement:

S., 1er verre. — Pommade **S.**5, × **C.**5 × **Él. R.** pour frictions matin et soir. — Au besoin grands bains des mêmes 2 fois par semaine, **Él. R.** chaque matin aux points principaux. **S.** aux repas.

Crampes de Poitrine. — (Voyez *Angine de poitrine*).

Crampes critiques de l'Accouchement. – **C.**, 1er verre.

Crampes des Écrivains. — **S.**5, × **C.**5, × **Él. R.**, × Alcool, en friction et **S.**, 1er verre.

Mêmes remèdes pour toutes autres crampes, avec application d'Élect. aux nerfs intéressés.

CRÉTINISME. — **S.** cinq grains, **A.**3, un grain par litre; **C.** 3me verre. — **S.**5, × **Él. R.**, × Alcool, en frictions chaque matin sur l'épine dorsale. — **S.**5, × **C.**5, × **Él. R.**, en grands bains froids, et douches.

CREVASSES. — **S.**2, × **A.**2, × **Él. B.**, × Glycérine, en onction.

CROISSANCE TROP RAPIDE. — Même traitement que pour *Crétinisme*.

CROUP. — Affection *Sporadique, Épidémique, Endémique,* de la gorge, caractérisée par la tendance à la formation d'une fausse membrane dans les voies aériennes, ou par la formation réelle de cette concrétion membraneuse, et spéciale aux enfants de deux à huit ans. D'abord fièvre, puis inflammation catarrhale et bientôt croupale et enfin suffocation de plus en plus imminente.

Tout d'abord **F.**, 2me verre; et sans tarder gargarisme de **S.**5, × **P.**3, × **Él. R.**, dix grains de chaque par verre avec une cuillerée à café d'Élect. **R.** et compresses continuelles des mêmes remèdes sur la gorge entière.

Si le mal est déclaré et accentué avant qu'on ait pu recourir à cette médication préventive et souveraine, il faut alors faire dissoudre 20 grains de **S.**5, dans un verre à liqueur, 20 grains de **C.**5, dans un autre verre, et de même dans un troisieme verre 20 grains de **P.**3, et donner en alternant l'une après l'autre de 5 en 5 minutes une demi-cuillerée à cafe de ces différentes solutions.

Compresses d'**Él. R.** et compr. d'**Él. V**, pures alternées sur toute la gorge, très abondantes.

Puis le danger une fois conjuré, S.5 × C.5, 2ᵐᵉ verre et à mesure que la constitution se relève S., 1ᵉʳ verre.

CROUTES DE LAIT (Impetigo larvalis). — C'est un préjugé fort regrettable que de se croire obligé de laisser aux pauvres petits enfants ces croûtes dégoûtantes, d'autant plus qu'en n'y faisant rien, le mal ne peut que s'accentuer et se développer sur les glandes du cou, sur les yeux, sur le nez, et sur les ganglions sous-maxillaires qui peuvent entrer alors en suppuration.

Donnez à la mère ou nourrice, S.5, × C. deux grains de chaque par litre. — Pour l'enfant, bains de S.5, et lavages fréquents des parties attaquées avec le même.

Si l'enfant est élevé au biberon, lui donner à sec sur la langue matin et soir un grain de S. — Pommade S.2, × A.2, sur les croûtes. — (Saindoux-Huile).

CYANOSE. — (Voyez *Couleur bleuâtre de la peau*).

CYSTITE. — Inflammation aiguë affectant toute l'épaisseur des parois de la vessie. Elle provient soit d'excès, soit d'opérations dangereuses comme le sont la plupart des manœuvres chirurgicales, soit enfin d'exaspération de catarrhes chroniques.

S., × A.2, × C.10, × F. au 2ᵐᵉ ou 3ᵐᵉ verre.

Au sacrum et au périnée, Él. R., J.; plus souvent Él. A., B.

Injections A.2, × C.10.

Bains de siège chaque matin avec S.2, × A.2, × C.10, × F.2, et Él. B.

DANSE DE St-GUY. — (Voyez *Chorée*).

DARTRES. — A ce propos nous déclarons deux choses : 1º Que toute affection cutanée peut donner lieu à des répercussions internes sur les organes viscéraux et devenir la cause de longues et douloureuses maladies ; 2º Que nos remèdes ont une action souveraine pour ramener à la peau et guérir dans leur source ces affections cutanées, et par suite tous les accidents métastatiques produits.

Ces accidents se reproduisent à l'intérieur sous la forme aiguë ou chronique qu'avait à l'extérieur l'affection cutanée, eczéma, acné, psoriasis, dartres, en un mot tout ce qui s'appelle Herpétides, expression d'un état diathésique bien distinct de la scrofule et de la syphilis, dont le nom véritable est Herpétis ou Arthritis.

Le remède de cet état et de toutes ses manifestations est S. et L. aidés dans certains cas où il y a en quelque sorte cachexie herpétique plus ou moins avancée, par C. — On fera même bien de l'employer toutes fois qu'il y a suppuration.

Ainsi = S., S.5, C., C.5, S.3, C.3, A., A.2, ou L., à l'intérieur = à l'extérieur : S.2, S.6, C.3, C.5, L., à choisir ; ainsi que A., A.2 ; = Élect. R. et B. ; rarement, Él. A., Él. V.

Il faut chercher là dose avec soin ; là est le secret de la guérison plus ou moins rapide. Ajouter les remèdes spéciaux selon que tel ou tel organe intérieur est victime d'accidents métastatiques.

Les grands bains médicamentés seront très utiles S.5, × C.5, × Él. R. ajouter quelquefois A.2.

DERMATOSES. — Toutes maladies chroniques de la peau ; outres les dartres légères ou furfuracées, il y a la lèpre, le pityriasis, la teigne faveuse, l'eczéma, les lichens, l'impétigo, les lupus, les herpès, les psoriasis, les érythèmes.

Même traitement que le précédent en ajoutant selon la circonstance Syph.

En général, et surtout si la maladie date de longtemps il vaut mieux commencer le traitement par les basses dilutions, et remonter petit à petit jusqu'à la première

DÉFAILLANCE. — (Evanouissement). — Trois choses suffisent généralement pour tirer une personne d'un évanouissement quelconque.

Avant tout, disons que la meilleure précaution dans ce cas quand on n'a aucun remède sous la main, ou en attendant qu'on en ait, c'est de poser la personne ainsi évanouie sur le parquet en laissant retomber la tête en arrière sans aucun support. Mais ceci n'est qu'une précaution qui bien que souvent suffisante pour guérir un évanouissement provenant de commotion morale, n'est cependant pas un vrai remède.

Voici les trois remèdes suivants :

1° Application de l'Elect. R., ou B., ou A., selon le cas, à la nuque, aux tempes, au sympathique et au plexus solaire.

2° Dix grains à sec sur la langue S., S.5.

3° Solution de dix grains d'A., avec un peu d'alcool ou sans alcool, sur le cœur en frictions, un demi verre. Surtout avec un peu d'**Elect. R.**, ou **A.**, selon le tempérament.

DÉLIRE. — D'où qu'il vienne, pourvu que ce ne soit pas la folie: F., ✕ N., au 3ᵉ verre. Onctions sur le cœur d'A., ✕ C.5, ✕ F.2, ✕ El. A. — Compresses sur la tête des mêmes remèdes; ainsi que sur le foie et la région hypogastrique; et souvent aussi sur le cou. Petite douche permanente des mêmes sur le crâne avec une sorte d'appareil à distiller.

Les applications directes d'**Elect.** pure sont dignes de précaution.

DELIRIUM TREMENS. — Sorte de Cachexie alcoolique. S., ou C , 3ᵉ verre mêlée l'un ou l'autre, selon la gravité, avec N. Frictions à l'alcool sur l'épine dorsale de S.5, ✕ C.5, ✕ El. R., et grands bains et douches des mêmes remèdes chaque jour. **Elect.** en applications aux points principaux, et au sommet de la tête ainsi qu'à la plante des pieds.

DÉMANGEAISONS. — Onctions de Glycérine médicamentée de S.2, ✕ A.2, ✕ El. B. Bains des mêmes, s'il le faut. S. 1ᵉʳ verre ou 3ᵐᵉ, 4ᵐᵉ. En cas de résistance, C.5, 2ᵐᵉ ou 3ᵐᵉ verre.

DENTS. — (Mal de dents). — S'il provient de névralgie, El. B., aux tempes, sous les oreilles, au sommet de la tête, au sympathique et à la nuque. Bains de la mâchoire avec El. B., et moitié alcool. — S. en dilution à boire 1ᵉʳ ou 2ᵐᵉ verre.

Si la douleur provient de congestion sanguine, même traitement avec El. A., et A. en 2ᵐᵉ dilution.

Si la douleur provient de carie avancée, même traitement mais avec C.5, ou C.4, ✕ A.2, ✕ El. V. et alcool, avec S., et F., en dilution, 1ᵉʳ ou 2ᵐᵉ verre.

Si la douleur est intermittente et revenant à heures fixes, F., en

dilution ajouté aux traitements précédents l'un ou l'autre, et aussi
F.2, mêlé aux solutions extérieures.

S'il y a abces latent et imminent dans la gencive, El. V., ou R.,
pures en lotions sur la gencive suffit souvent pour le faire murir et
crever en quelques heures.

Ajouter, gargarisme des mêmes remèdes à doses proportionnées en
toutes circonstances et parfois compresses sur le cou. Mais toujours
et surtout Elect. en ventouses et compresses sur la joue malade.

Si la Carie des dents devient en quelque sorte l'expression d'une diathèse plus ou moins cancéreuse; prendre C., 2me dilution à l'intérieur.

DENTITION DIFFICILE. — (des enfants). — Onctions sur les
gencives de S 5, × C.5, × El. B., mêlés à la glycérine.

À la nourrice, S., ou A. 1er verre.

DENTIFRICE. — Eau dentifrice pour les lymphatiques. S.2. El.
R. Alcool. — 20 grains par verre; une cuillerée à bouche d'alcool.
et 20 gouttes d'élect. R. Pour les Angioitiques, S.5, × A.2, × El. A..
même préparation.

Poudre dentifrice. — Blanc d'Espagne réduit en poudre, frictions
avec une brosse douce imbibée dans la préparation précédente.

Le meilleur moyen de conserver les dents c'est de conserver son
estomac et de purifier son sang par l'usage du S., 1er verre.

DÉVIATION DE LA COLONNE VERTÉBRALE. (Cour-
bure du rachis par déformation soit en arrière, soit en avant, soit sur
le côté; cyphose, lordose, scoliose).

S., et souvent C. 1re, ou 2me, ou 3me dilution, S.5, × C.5, × El.
R., en frictions à l'alcool sur la colonne, grands bains S.5, × C.5, ×
A.3, × El. R.

DIABÈTE. — S., ou S.5, 1er verre, alterné avec F. × C.6, ×
A.2, 2e verre. Quand le diabète est avancé, et qu'il y a signe plus ou
moins probable de décadence organique prochaine. il faut substituer
C. à S., et C.5 à S.5, 1er verre, à l'intérieur; en alternant toujours
avec l'autre mélange, au 2me verre.

Chaque matin, si possible, Bains de siège avec S.5. × C.5, × A.2,
× El. R. Puis aussitôt, frictions à l'alcool des mêmes sur l'épine
dorsale, et sur les reins. Onctions de F.2, × C.5, × El. J. (Quelques gouttes pour fondre les grains) aux hypocondres. — S. dans
la boisson des repas.

DIARRHÉE. — Outre notre nouveau remède de la diarrhée
qui se prend au 1er ou au 2me verre On peut se servir du S. à sec un
grain chaque demi-heure, ou de S. au 1er verre; ce qui suffit pour les
diarrhées provenant d'indigestion. Mais si la diarrhée est bilieuse,
F. × S. Un ou deux grains de chaque par verre sera préférable.
Dans certains cas, même, F.2 × S., cinq grains de chaque dans un
verre d'eau pris le matin, en quatre fois à un quart d'heure d'intervalle,
coupent une diarrhée qu'il s'agit d'arrêter au plus vite. Si la diarrhée
est chronique F., × S., au 2me verre, ou si l'affection du foie qui la
cause est compliquée d'une affection du cœur F.. × S., × A., 2me
verre. Si la diarrhée est sanglante A., × F.2, au 2me verre.

S'il y a complication d'entérite, ajouter S.5 ou C.5. ou les deux à
A., × F. Dans tous les cas, mais surtout dans les derniers plus

graves, il sera bon de prendre des lavements avec les remèdes correspondants à chaque traitement. Parfois compresses et bains de siège des mêmes. Toujours onctions de **F.**2, aux hypocondres, et **F.**2, × **C.**5 sur tout le ventre.

DIGESTION. — Si la digestion est pénible par cause simple, **S.** à sec cinq grains, répétés s'il le faut deux ou trois fois, suffit. Et surtout avec cela, **S.**, dans la boisson des repas. Si la digestion est pénible et plus ou moins intolérable par suite de gastrite, il faut voir d'où vient cette gastrite ou névrose de l'estomac. Si elle vient d'une répercussion interne d'arthrite ou d'herpétis, comme il arrive souvent, le remède principal sera le **L.**, qui seul saura faire sortir de l'intérieur le mal qui le torture. **L.** 1er ou 2me verre, et **L.**, aux boissons des repas ; mêlé parfois à **A.**, et même à **C.**, *intùs* et *extrà* ; à l'intérieur en dilutions, et à l'extérieur en onctions sur l'estomac, ou bien frictions et compresses à l'alcool ; s'il y a complication du foie, ajouter à l'intérieur **F.**, mêlé aux autres, et à l'extérieur aussi **F.**2, mêlé, à **S.**5, × **C.**5, **A.**2 ou **A.**3.

En cas de résistance, grands bains des mêmes avec **Elect. R.**, ou **A.**, ou **B.**, selon le tempérament.

Application d'**El. R.**, ou **A.**, ou **B.** au plexus solaire et cœliaque ainsi qu'au creux de l'estomac en toute circonstance tant soit peu résistante

Il est évident que si le système nerveux est non plus seulement dérangé par cause réflexe mais lésé consécutivement en lui-même, il faut ajouter le **N.**, au traitement, *intùs* et *extrà*, en le mélangeant aux remèdes intérieurs et extérieurs ; **A.**, à l'extérieur en plus, à sec. 5 grains de **N.**, le matin.

DURILLONS. — (Voy. *Cors*).

DOULEURS. — Toutes les douleurs, quand elles ne sont que la conséquence d'un refroidissement nouveau, cèdent, sans laisser aucune trace, à nos électricités appliquées en ventouses et même en compresses, (mais moins activement) car dans la ventouse, l'action physiologique aide à l'action du remède et décuple souvent sa force. En général, là où vous voulez avoir une action brusque et énergique, employez la ventouse, et là où vous voulez avoir une action douce et modérée, employez la compresse (comme par ex. au cœur) (ou même en quelques cas. au foie) (et en d'autres, au creux de l'estomac). On voit même des douleurs de reins revenant à époques fixes de l'année et ne se terminant ordinairement que par des tumeurs du scrotum après trois mois de souffrances et d'alitement, céder en quelques minutes à des applications d'Electricité, sans plus laisser aucune trace, quand la douleur est prise aux premiers jours de l'inflammation nouvelle. C'est un fait certain et qui à lui seul pourrait signer la valeur de nos remèdes, s'il n'y en avait mille autres beaucoup plus importants.

Si la douleur provient d'une répercussion d'Herpétis nous recommandons de nouveau le **L.**, à l'intérieur. Les douleurs aiguës de l'estomac remontant à l'épaule et traversant le buste en même temps qu'elles gênent la respiration proviennent la plupart du temps d'un accès plus ou moins aigu d'une affection chronique du foie. Dans ce cas le **F.** à 2me dilution enlève la douleur comme par enchantement ;

ajoutez s'il le faut, frictions à l'alcool sur tout le côté du thorax douloureux, de F 2, × A. × S.5. Cette affection qui vous tiendrait au lit souvent longtemps avec fièvre tenace et qui avec les remèdes allopathiques pourrait dégénérer en maladie sérieuse, s'évanouira comme un souffle devant le premier effort de nos remèdes.

Ce que nous disons ici des douleurs, nous le disons de toutes en général, sans aucune exception.

Nous affirmons, avec le plus grand sangfroid et avec la plus entière certitude, que tous les grands miracles produits avec les machines électriques plus ou moins perfectionnées, ne sont que bien peu de chose en comparaison de ceux que produisent aussi instantanément et plus efficacement et surtout sans aucune souffrance sérieuse, nos électricités. Je dirai même plus, je défie n'importe quel docteur, ou professeur de faculté, de se servir quelques fois de ces admirables remèdes sans en devenir le partisan convaincu.

Il y a là un fait évident, palpable, irrécusable, qui fera à lui tout seul plus que toutes les publications, et que toutes les faveurs de l'université.

Nous ne pouvons traiter ici de toutes les douleurs spéciales et particulières. — Voir *le Catalogue*.

Nous ajouterons pourtant que toutes douleurs provenant de coups, ou blessures, ou contusions, ou piqûres, s'en iront aussi instantanément par l'application de nos électricités, et surtout d'une manière encore plus efficace et plus durable par des lotions ou bains de nos remèdes en solution extérieure d'après les règles et conditions prescrites. Ainsi pouvons-nous dire de toute céphalalgie, insolation, névralgie simple, point de côté si grave qu'il soit, rhumatisme, douleur articulaire, lumbago, sciatique, etc. Si cette dernière au lieu d'être simple névralgie est névrite, il faudra un traitement intérieur qui bien que prolongé parfois, n'en sera pas moins efficace et assuré.

Avant de terminer cet article si important, nous devons dire, que si parfois les électricités paraissent ne faire aucun effet, cela tient à une disposition particulière du sujet, laquelle disparaîtra vite par quelques frictions à l'alcool, saturé de A. × S.5, × C.5. — Après cela les électricités agiront et produiront ces petits picotements électriques qui équivalent à ces morsures et déchirements atroces de vos machines, et qui tout en faisant beaucoup moins de mal font beaucoup plus de bien.

Pour les remèdes intérieurs, nous ne pouvons donner de règle particulière pour toutes les espèces de cas. Tout ce que nous pouvons dire, c'est que partout où l'on peut pressentir une cause sérieuse pour la douleur en question, il faut donner à l'intérieur le remède correspondant; et conséquemment en plus de ceux dont nous avons parlé, le C., le V., ou le **Syph.**, soit comme remèdes principaux, soit comme remèdes auxiliaires.

N. B. — Pour les douleurs et névrosés même, si résistantes qu'elles soient, je ne crois guères aux 15me et surtout aux 30me dilutions de Bérard, à moins que dans le cas de folie, car alors toutes les nuances et toutes les dilutions sont possibles. — Il y aura encore plus de substance dans ces dilutions que dans l'eau magnétisée qui pourtant a un effet réel.

DYSMÉNORRHÉE. — Soit difficulté du flux hémorrhoïdal ou menstruel disparaît sans effort avec **A**. 1er verre; souvent même par les premières cuillerées de la potion. En cas de résistance, pour le premier, pommade **A**.2, × **C**.5; dans le second, compresses de **A**. × **Ei**. **A**. au bas-ventre.

Pour la dysménorrhée menstruelle provenant de refroidissement ou de faiblesse de sang, **S**., × **A**.3 mélangés, quatre de chaque par litre d'eau.

DYSPEPSIE. — Rien de plus embrouillé dans la Pathologie médicale; c'est la véritable confusion des langues; et bien embarrassé celui qui chercherait pour la guérison de son mal une opinion au moins plus probable parmi la foule de celles qu'ont émises à ce sujet les plus fameux prophètes de l'École. Les uns vous donneront des purgatifs, les autres des toniques, les autres.... des altérants, des irritants, des antispasmodiques; on vous administrera avec un luxe de termes scientifiques inimitable même par Molière, l'arsénic, puis l'iodure de potassium, puis son bromure, puis le copahu, et le cubèbe, mais surtout le fer et le quinquina. Le fer et le quinquina sont aujourd'hui à la mode autant que l'étaient il y a soixante ans la saignée et les antiphlogistiques du fameux Broussais. C'est toujours le même cercle d'erreurs et d'impossibilités qui se poursuivent dans une course aussi folle en elle-même que désastreuse dans ses conséquences.

Le premier point important à envisager et à soigner dans toute espèce de dyspepsie, c'est le plexus solaire qui est pour la digestion ce que l'âme est au corps, c'est-à-dire son être, son mouvement, et sa vie. Or, tous ces médicaments ne font que déranger, irriter et blesser d'une manière parfois presque incurable le système nerveux, et particulièrement le plexus solaire et par conséquence tous les organes abdominaux qui sont sous sa dépendance. Les purgatifs qui enlèvent au sang ses parties salines et ses matériaux albuminoïdes sont aussi nuisibles que l'antique saignée; la pepsine elle-même et la papaïne font pour la dyspepsie plus de mal que de bien, en ce qu'elles ne peuvent que congestionner davantage la muqueuse de l'estomac et par suite augmenter cette dyspepsie; on en peut dire autant des eaux alcalines. Mais ce qu'il y a peut-être de plus nuisible encore pour l'estomac et de plus favorable à la dyspepsie, c'est la fureur de viande, de sang, de liquides extra-toniques, bouillons concentrés, vins généreux, etc., etc., apéritifs et digestifs avec lesquels on espère entretenir et guérir ce pauvre estomac qui menace toujours de défaillir, sans songer que c'est là le meilleur moyen, non seulement d'amener des maladies organiques de l'estomac, du foie, des reins et des intestins, mais encore de désorganiser les facultés intellectuelles et de crétiniser l'espèce humaine par l'action incessante et fatale que le plexus solaire est ainsi forcé d'exercer sur le cerveau.

Le Docteur Leven, médecin en chef de l'hôpital Rothschild à Paris, dans un travail très intéressant, et dans lequel nous avons puisé les réflexions précédentes, prouve que la quantité d'aliments qu'il nous faut prendre pour vivre est bien faible; et que celle que chacun prend, riche ou pauvre, est de beaucoup supérieure à ce qui est strictement nécessaire.

Quoi qu'il en soit de cette considération un peu longue peut-être, mais non moins utile, la dyspepsie existe, et il s'agit d'exposer à ce sujet notre propre thérapeutique.

Pour guérir la dyspepsie il faut trois choses:

1° Rétablir l'équilibre du système nerveux et particulièrement du plexus solaire; 2° Détruire la congestion de la muqueuse stomacale consécutive à l'excitation du plexus; 3° rendre leur état normal à tous les viscères de l'abdomen, si souvent endommagés dans cette circonstance, soit comme cause, soit comme effet.

Or, pour ces 3 choses nous avons 3 remèdes:

Pour la première, c'est **S.** ou **N.** ou **S.** × **N.**; et de même pour les sanguins, c'est souvent **A.** ou **A.**, × **F.** ou **A.** × **S.** × **F.** plus souvent au 2me, 3me verre, qu'au 1er. Elect. **R.**, ou **A.**, ou **B.**, au plexus solaire et au creux de l'estomac.

Pour la seconde c'est **S.5**, ou parfois **C.5**, l'un ou l'autre uni souvent à **A.2**, avec compresses ou frictions des mêmes unis avec l'**Electricité** spéciale.

Pour la troisième, c'est généralement **F.**, et **C.10**, et **A.2**, séparés et pris à part, ou mélangés. **Elect. Jaune** *intùs* et *extrà*.

N. B. Toutes fois que la muqueuse stomacale commence à se désorganiser, au lieu du **S.** c'est **C.** qui devient le premier remède, le remède de fond.

DYSENTERIE. — Colite intense avec fréquentes évacuations de matières muqueuses ou puriformes souvent mêlées de sang; elle est souvent endémique, souvent aussi, dans les pays chauds et marécageux surtout, épidémique, parfois même contagieuse.

L'expérience a démontré que le **S.**, est le vrai remède, au 1er verre.

On arrive plus vite et plus sûrement par **S.**, × **F.**, au 1er verre.

On peut même en plus et pour couper plus vite encore une diarrhée débilitante, prendre le matin à jeun un petit verre à liqueur d'eau où l'on aura fait dissoudre deux grains de chaque remède. On prendra ensuite à la dose ordinaire tout le long du jour les deux grains **S. F.2**, unis dans deux verres d'eau.

Au besoin, lavements de **S.5**, × **F.2**, × **A.2.**, et quelques gouttes d'**El. J.** — **Elect. R.** aux plexus solaire cœliaque et mésentérique.

DYSPNÉE. — Difficulté de respirer, oppression plus ou moins intense; c'est le symptôme de bien des maladies, du cœur, des poumons, du cerveau, du diaphragme, etc. Il faut traiter la maladie pour détruire les symptômes. On peut dire toutefois que le remède de la dyspnée en tant qu'elle peut avoir une existence déterminée, c'est l'antiasmathique, soit: l'**AST.**

DYSURIE. — Difficulter d'uriner, c'est le premier degré de la rétention d'urine qui est selon sa gravité, ou dysurie, ou strangurie, ou ischurie.

Pour ce premier degré **S.6**, suffit en 1re dilution. — **El. R.** au périnée et au sacrum.

EAU. — L'eau de la nature la plus pure qui existe est l'eau de pluie; c'est elle qui convient le mieux pour les dilutions et bains, surtout les bains d'yeux, lavements, injections, etc. Il est bon de ne pas prendre la première tombée qui dans sa chute a entraîné avec elle une multitude d'animalcules vivant dans l'air. L'eau recueillie ensuite peut très bien remplacer l'eau distillée. On ne saurait trop conseiller aux malades de chercher par tous les moyens à vaincre la répugnance que certains d'entre-eux éprouvent pour boire l'eau des dilutions. L'estomac s'y habituera peu à peu à mesure qu'il se fortifiera. Cela est certain.

ECCHYMOSE. — Compresses et lotions d'A., A.2. Applications d'Elect. A. — S., au premier verre. (Voyez contusions). Si la chair a été quelque peu broyée, ajouter C.5, à A.2, pour les compresses; s'il y a douleur applic. d'El. B. — Si les nerfs du mouvement sont comme paralysés, El. R.

ÉCHARDE. — S.5, × El. R. en bain local; avec S.5, cinq grains par verre à prendre en cinq fois, fait sortir tout éclat de bois ou d'épine, ou de verre enfoncé dans la profondeur du derme.

ÉCHAUFFEMENT. — Augmentation de la chaleur de l'économie animale, avec urines fréquentes, rouges et parfois pénibles. — F. 2me verre, × S. 1er verre, ou S.6, ou A. Dans le langage vulgaire, constipation, S. 3me verre.

Ou de même, légère blennorrhagie, Syph. 1er verre, avec S.5, × A.2, en bain local, ou bain de siège — et même en injection. El. A. en compr. au périnée et sacrum.

ÉCLAMPSIE. — (Voyez *Convulsions*). (Éclampsie des enfants) (Éclampsie des femmes en couches). — Pour cette dernière spécialement, S. ou C. 3me dilution faite avec l'eau d'un litre dans lequel on aura mêlé une goutte d'Elect. Jaune. — Onctions et compresses de C.5, × F.2, × N. sur les parties du corps convulsées et sur les plexus antérieurs. Elect. Jaune à tous les points en petites compresses fréquentes; alternée avec Elect. B. — Ajouter N. un grain à sec le matin pendant quelques jours. — On fera bien d'ajouter à ce traitement, compresses d'A. sur la tête et sur le cœur. C'est souvent même par là qu'il faut commencer quand l'accès s'annonce par céphalalgie violente, vertiges, agitation.

ÉCORCHURES. — Ablation de l'épiderme produite par un frottement violent, se cicatrise très vite et devient indolore par onctions d'un cérat S.2, × A.2. — S'il y a déchirure ou ablation des papilles, cérat avec C.2, × A.2. — S. 1er verre à l'intérieur. Grande propreté.

ÉCOULEMENT. — Flux contre nature produit dans certaines maladies, telles que la **Blennorrhagie**, la **Leucorrhée**, et diverses maladies de l'utérus ou de l'urèthre. — Selon la cause, **S., C., A., Syph.**

ÉCROUELLES. — (**Les scrofules, ou humeurs froides**). Lésion organique générale, tendance fixe hypertrophique et ulcéreuse des systèmes, tégumentaire, lymphatique et osseux, avec développement fréquent de tubercules dans les glandes du cou, de l'aisselle, et même dans le poumon **(phtisie)** et dans les glandes mésentériques **(carreau).**

Au début **S.** 1er verre. — **S.**5, en grands bains avec **El. R.** Quand il y a tumeurs, plaies, suppuration, **C.** *intùs,* **C.**5, *extrà,* alterné ou plutôt mélangé aux précédents, avec **Électricités.** Sur les plaies, pommades **S.**5, × **C.**5, × **El. V.** — Bains, **S.**5, **C.**5, **El. R.**

Traitement à l'intérieur très prolongé, même après disparition des manifestations externes, par **S.** 1er verre et **S.** aux repas.

ECZÉMA. — (Voyez *Dartres*). Remèdes spéciaux: **L.** × **Anti-syph.**2, × **S.**5, en onctions et grands bains. — **L.** × **Syph.**2, × **S.**5, au 2me ou 3me verre. — **El. R.** et **J.** aux points pincipaux. Pour calmer les ardeurs de la peau **S.**2, × **A.**2, × **El. B.** en onctions à la Glycérine.

ÉLÉPHANTIASIS. — Maladie de la peau, particulièrement affreuse et pénible, et pour laquelle on n'a jusqu'à présent jamais trouvé un remède sérieux. — Heureusement très rare dans nos pays tempérés et civilisés, mais assez fréquente dans les régions tropicales et chez les races noires et jaunes, encore plus ou moins travaillées par les ferments de l'antique démoralisation payenne.

Cette maladie affecte deux formes distinctes; l'une est une sorte de véritable lèpre caractérisée par des tubercules de la peau avec boursouflement du tissu cellulaire sous jacent, et couvre principalement le visage qui ne présente bientôt plus qu'une masse informe de tumeurs noueuses et de rides profondes. La mort arrive quand le mal gagne les muqueuses de la gorge et des organes digestifs. L'autre se développe particulièrement sur les jambes et les parties sexuelles; gonflant la peau qui devient dure et rugueuse, et faisant ressembler la jambe qui n'a plus aucune forme humaine, au pied de l'éléphant.

Cette double maladie est évidemment le résultat d'une affection ou plutôt d'une dégénérescence variqueuse, de tout le tissu vasculaire périphérique sanguin et lymphatique sous l'impression d'une viciation spéciale des liquides organiques; viciation qui elle-même semble le produit d'anciens virus dilués à travers les générations. Les **S.**5, **C.**5, **A.**2, **Syph.**2, sont évidemment les remèdes de cette horrible maladie.

Onctions sur le cœur d'**A.**2 et d'**El. A.**, et frictions à l'alcool sur l'épine, et grands bains chaque jour d'**A.**2, × **S.**5, × **C.**5, × **El. R.** — **A.**2, aux repas.

A l'intérieur, un jour **S.**5, le jour suivant **C.**5, l'un ou l'autre avec **Syph.**2, trois de chaque au litre.

EMBARRAS. — **Embarras de la circulation.** — **A.** 1er verre ou au litre. **El. A.** en applications.

Embarras des conduits excréteurs. — (Engorgement, obstruction). Compresses **A.**2, × **F.**2, × **C.**10. sur le ventre en grandes compr.; et lavements des mêmes; avec **S** , 3me verre ou **A.**, 1er verre, — souvent mêlés à **F.**, 2me verre.

Embarras stomacal. — **S.** 1er verre, **F.** 2me verre, **El. R.** aux principaux points, nuque, symp., plex. sol,

Embarras intestinal. — Comme embarras des conduits excréteurs, **S.** 3me verre.

EMBOLIE. — (Caillot fébrineux oblitérant une petite artère). **A.**, 2me verre — **A** 2, × **C**.5, × **El. A.** en compresses et frictions légères. — Grands bains des mêmes.

EMBONPOINT. — Maladif, **S.** 1er verre. — Embonpoint normal, mais exagéré, **S.** 3me verre; grands bains froids de **S.**, **El. R.** — Pour les sanguins employer **A.** 3me verre et **A.**2, *extrà* avec **El. A.**

EMPHYSÈME du Poumon. — Infiltration de l'air dans le tissu lamineux interlobulaire, provenant de compression, contusion de la poitrine et de tout ce qui peut amener une commotion violente du poumon, comme les grands efforts de voix et les quintes de toux.
A l'intérieur, **S.** × **P.** × **C.**2, deux de chaque au litre. Onctions et compr. de pommade **S.**5, × **C.**5, × **P.**2, à base d'**El. B.** C'est le remède de tout emphysème traumatique. — Ajouter parfois **A.**2.
Vésiculaire. — Dilatation excessive de la terminaison des canalicules pulmonaires, amenant leur rupture et produisant une sorte de dyspnée asthmiatique. **P.**2, × **C.**2, au 3me verre. — Ajouter parfois **A.** et **Ast.**; compresses comme précédemment.

EMPOISONNEMENT. — L'affirmation de M. Bérard relative aux poisons employés comme remèdes, si elle s'adresse à l'allopathie, est vraie, mais si elle s'adresse à l'homœopathie elle est complètement fausse, et si puérile, qu'elle ne mérite même par l'honneur d'une réfutation. Les poisons ne sont jamais donnés pas l'homœopathie pour faire le plus petit mal dont ils deviennent du reste absolument incapables, par suite de la préparation qu'ils ont subie. — Avec quoi donc pense-t-il que les remèdes Mattei eux-mêmes sont faits? Ce n'est sûrement pas avec les salades ou autres herbes potagères ou fourragères du château de la Rochetta!
Le remède de tout empoisonnement est **S.** à fortes doses fréquentes, et **S.**5, en frictions à l'alcool et **Elect. R.** — Avant tout faire vomir s'il en est temps encore, c.-à-d. si le poison est encore dans l'estomac. — Compr. **C.**10, × **F.**2, × **A.**2, sur le ventre et lavements des mêmes. Continuer longtemps **S.** 1er verre, et **S.** aux repas.

ENCÉPHALITE. — (Voyez *Céphalalgie*). **F.** × **C.** × **A.**, 3me verre, onctions et compr. de **F.**2, × **C.**4, × **A.**2, × **El. A.**, sur la tête et les hypocondres ou plutôt sur toute la ceinture.

ENCHIFRÈNEMENT. — **S.** à sec, cinq grains, avec **Elect. R.** à la racine du nez en compr. et aux sus et sous orbitaux ainsi qu'à la nuque. Puis, **S.**, 1er verre.

ENDOCARDITE. — (Voyez *Cardite*).

ENFLURE. — (Anasarque ou **Leucophlegmatie**). Infiltration générale de toute l'économie; **S.** 3me verre; s'il y a un peu de fièvre ou état maladif du foie, ajouter **F.**; s'il y a affection du cœur, ajouter **A.** — S'il y a cachexie, remplacer **S.** par **C.** — Grands bains de **S.**5, × **C.**5, × **A.**2, × **El. R.**

(Œdème). Enflûre provenant d'infiltration de sérosité dans une partie circonscrite; — Voir la cause d'où elle provient. S'il y a inflammation, ajouter **A.**, *intùs* et *extrà*. — Avec **El. A.**, compr. **S.**5, × **A.**2.

(Bouffissure). Intumescence molle et sans rougeur. **S.** 1er verre, — ou même **C.** 1er verre.

ENGELURES. — Pommade à la glycérine avec **S.**2, × **A.**2, × **El. B.**

ENGORGEMENTS de toutes sortes. — **S.**, ou **C.**, ou **A.**, *intùs* et *extrà* en compr., frict. et bains. — (Voir *Sein, Foie, Rate*).

ENGOURDISSEMENT. — **Stupeur** d'une ou de plusieurs parties tenant à un trouble, ou interruption partielle, ou momentanée du système nerveux.

— **d'une partie.** — **S**, 1er verre. — **Elect. R.** en applications et en frictions à l'alcool avec **S.**5.

— **général.** — **S.**, 2me ou 3me verre. — **Elect. R.** à tous les points, et en frict. à l'alcool sur l'épine dorsale avec **S.**5 et **C.**5. — Applications du drap mouillé des mêmes remèdes étendus d'eau; grands bains des mêmes. — Ajouter parfois **A.**2.

ENKILOSE ou plutôt **ANKILOSE.** — **C.**, 2me verre, — **S.**, 1er verre. — Onctions de **C.**4, × **S.**5. — Douches sur la partie, avec **C.**6, × **El. R.**

ENROUEMENT. — **S.**, 1er verre et en gargarismes avec un peu d'**El. R.** ou **J.** selon que l'affection provient d'excès ou de manque de vitalité. On peut employer comme excipient une décoction d'orge filtrée.

ENTÉRITE. — Inflammation de la membrane muqueuse du canal intestinal. **S.**5, × **C.** × **A.** × **F.** pris au 2me ou 3me verre, fait avec l'eau d'un litre dans lequel on aura mis une goutte d'**El. A.** ou parfois une goutte d'**El. J.** — **C.**10, × **A.**2; × **F.**2, en larges et abondantes compr. sur le ventre, ainsi qu'en lavements. Mêler à ces compr. et lavements un peu d'**El. B.** — **El. R.** et **B.** en applications fréquentes aux points principaux, surtout sur les plexus cœliaque et mésentérique.

ENTORSE. — Bains prolongés très froids, et affusions de même, avec **C.**5, × **A.**2, × **El. R.** — **S.**, 1er verre.

ENURÉSIE. — Écoulement involontaire des urines surtout chez les enfants. **S.** 1er verre. — **S.**5, × **C.**5, × **Elect. R.** en frictions à l'alcool sur l'épine dorsale et les reins, chaque matin; ainsi qu'en bains de siège froids, ou en douches froides également.

ÉPHÉLIDE. — (Taches de rousseur), non proéminentes, d'un jaune fauve, persistantes ne différant des taches mélaniennes que par leur teinte moins foncée. — **S.** *intùs* et *extrà.*

— Taches hépatiques, irrégulières, indolores ou prurigineuses, d'un jaune pâle ou brun, se développant surtout à la nuque, à la poitrine, sur les seins, bien plus souvent qu'à la figure, si ce n'est chez les femmes enceintes. **F.**, 2me verre, **F.2**, × **C.5**, aux hypocondres et en onctions sur les taches.

— Taches Scorbutiques. — **S.** et **L.** *intùs* et **C.5**, × **A.2**, *extrà.*

— Taches Syphilitiques. — Syph., Syph.2, *intùs.* Syph. × **C.5**, × **A.2**, *extrà.*

— Taches ignéales (aux jambes). provenant de l'usage de chaufferettes très chaudes. — **S.2**, × **A.2**, × **El. B.** avec saindoux et huile en onctions, suffit.

EPILEPSIE. — Petit mal, ou Grand mal. — Pour le premier **S.**, × **N.**, à la 6me dilution. — Pour le second, **C.**, × **N.**, à la 6me, 7me dilution. Quand le mal provient d'une émotion ou frayeur violente, **A.** × **N.** à 6me dilution également. Si on soupçonne comme cause la présence du ver, ajouter **V.** à sec, ou dans la potion choisie.

En tout cas, **Elect. Jaune**, une goutte dans un litre, dont on boira matin et soir, une cuillerée à café.

El. Jaune en compresses et en frictions à la nuque et sur les plexus même en cas d'attaque.

Grands bains de **S.5**, × **A.2**, × **F.2** El. Jaune pourraient être fort utiles une fois par semaine, et frictions à l'alcool sur la nuque et l'épine dorsale, chaque matin, avec les mêmes remèdes. — Si la cause réside dans un trouble de la circulation, il est évident qu'il faut alors **A.** comme premier remède.

Dans tous les cas il faut prendre très peu de la solution chaque jour; voir et essayer prudemment ce que peut supporter l'organisme.

EPISTAXIS. — Écoulement de sang par les narines. Il ne doit être arrêté que quand il provient d'atonie ou d'anémie, ou qu'il devient trop abondant.

A., 2me et 3me verre. Compresses d'**El. A.**, à la racine du nez et sur les ailes. **A.2**, × **C.5**, en affusions très froides sur la nuque et en compresses sur le front et les tempes, ainsi qu'en aspirations par le nez. Introduire au besoin dans la narine par où a lieu l'hémorrhagie, de petits tampons imbibés d'**El. A.** et **A.2**, × **C.5**.

ERUPTIONS. — (Voyez *Dartres*).

ERYSIPÈLE. — Inflammation superficielle de la peau, avec fièvre, douleur, teinte rougeâtre, production de petites vésicules qui tombent, en se desséchant, sous forme d'écailles furfuracées, et, état saburral' des voies digestives. L'Erysïpèle peut être *phlègmoneux*, c'est-à-dire compliqué d'inflammation du tissu lamineux sous-cutané; *gangréneux*; ou *pustuleux* (zona.); ou *œdèmateux*.

Pour l'Erysipèle simple, Elect. R, ou **Elect. A.**, selon le tempérament, à la nuque et aux points du sympathique.

Compresses et lavages fréquents de la partie avec dix grains de **A.2**, et dix de **S.2**, et dix gouttes d'**Elect. B.** par verre.

S., ou **A.2**, au premier verre ou au litre avec **F.** 2me verre. Même quand le tempérament exige le choix de l'**A.**, il est bon de prendre **S.**, soit en dil. soit à sec pour prévenir et corriger l'état suburral de l'estomac. **S.**, au repas de midi; **L.** au soir; même traitement pour l'érysipèle erratique, qui n'est qu'une succession d'érysipèles simples. Il est toujours très utile d'appliquer le **F.2**, soit en compresses soit en onctions aux hypocondres.

Pour l'Erys. Phlegmoneux, il faut insister sur **A.2**, en dilution et **C.5**, × **A.2**, en compresses, bains et onctions. Si le mal_fait mine de vouloir tourner à la suppuration, prendre à l'int. **C.2**, × **A.2**, soit deux de chaque par litre, soit, 2me verre. Il faut ajouter également quelques gouttes d'**Elect. B.**, dans les remèdes extérieurs. — **L.** aux repas.

Pour l'Erys. Gangréneux, il faut insister sur **C.**, uni à **A.2**, ou **S.3**. Soit 2 de chaque par litre, soit au 2me verre, compresses, bains, onctions, de **C.5**, × **S.5**, × **Elect. V.**, puis quand il y a amélioration, **C.5**, × **S 5**, × **Elect. B.** ou **R.** — **L.** aux repas.

Pour l'Erys. Œdémateux, il faut souvent ajouter aux remèdes, le **Syph.** 1, ou 2, *intùs* et *extrà*.

Pour les personnes très sujettes aux érysipèles, qu'elles prennent, comme remède préventif, **S.2**, (cinq grains) le matin à jeun; **S.2**, au repas de midi 3 (grains); et **L.**, au repas du soir (3 grains).

ERYTHÈME. — Taches rouges avec cuisson plus ou moins vive, avec ou sans éruption. — Si c'est un simple Intertrigo, provenant de frottement continu de deux surfaces contiguës du corps, **S.2**, × **A.2**, en pommade, suffit. De même, s'il provient de contact des flueurs blanches ou des urines. — Si l'Erythème est pustuleux, même traitement que pour **Acné.** (Voyez *Acné*.); S'il est noueux-rhumatismal (Péliose), c'est-à-dire simulant les douleurs du rhumatisme articulaire, insister sur le **L.**, *intùs* et *extrà*, en le mêlant aux autres remèdes, soit: **L.**, × **C.2**, × **A.2**, *intùs* au 2me verre; *extrà* en compresses et bains. **S.5**, le matin à jeun et aux repas.

ESQUINANCIE. — (Voyez *Amygdalite*).

ESTOMAC. — Qu'on se souvienne toujours quand il s'agit de l'estomac et de ses maladies que son grand principe d'action est dans le plexus solaire, de la bonne·harmonie duquel dépendent par consé- quent toutes ses fonctions. Parmi ces maladies de l'estomac on distin- gue: Le Pyrosis. (Voyez *Brûle-cou*); la Dyspepsie (voyez *Dyspepsie*); la Cardialgie ou Gastralgie, (vulgairement Coliques. d'estomac) (voyez *Gastralgie*); la Faim-Valle ou Fringalle qui est une véritable névrose; l'Anorexie, ou manque d'appétit; la Gastrite qui est l'inflammation de la membrane muqueuse de l'estomac ; la Gastrorrhagie exhalation de sang à la surface muqueuse de l'estomac, presque toujours suivie d'hématémèse ou de selles sanglantes. (Voyez ces mots, et également *Pneumatose, Cancer, Ulcères de l'estomac, Vomissements*).

ETOUFFEMENTS. — On entend par là, soit la *suffocation,* soit l'*oppression.*

Si la suffocation est causée par la présence d'un corps étranger qui obstrue le pharynx ou l'arrière-bouche. **S.,** dix grains à sec, à la fois, répétés de temps en temps ; de même pour la *suffocation* provenant d'indigestion. Avec **Elect. R.** à l'épigastre et au plexus solaire.

Si l'oppression est causée par l'Asthme, (Voyez *Asthme*).

Si elle provient d'un trouble de la circulation, **A.** *intùs* et *extrà.*

Si c'est d'affection nerveuse, ou de spasme ou d'orthopuée, **S.** auquel on ajoute souvent **N.,** avec **El. B.** en applications ; — Si c'est d'Hystérie, **C., F., A., N.,** l'un ou l'autre ou tous mélangés à basses dilutions. **El. B.,** ou **A.,** ou **V.,** selon le cas.

ETOURDISSEMENTS. — Vertiges provenant soit de bile. **F.** 2me verre *int.* avec **F.2,** aux hypocondres, et s'il y a nausées, **S.** à sec, un grain de temps en temps.

Provenant de Congestion cérébrale et de Pléthore sanguine, **A.** 2me, 3me verre, avec **A.,** en compresses, affusions et bains locaux. (Bains de tête). Parfois l'usage du drap mouillé chaque matin est très utile, en se servant de l'eau médicamentée pour les compresses et bains. **El. A.,** en applications.

EVANOUISSEMENTS. — (Voyez *Défaillance*).

EXCROISSANCES. — Nous n'entendons parler ici que des petites tumeurs qui forment saillie sur la peau ou sur une membrane muqueuse, provenant soit d'un gonflement, soit d'une excrétion anormale de leur tissu lamineux, telles que Cors aux pieds, Verrues, Crêtes de coq, Polypes, Marisques, et Condylômes de toute sorte.

S., ou **C.,** 1er verre, 2me verre ; ou **S.5,** × **C.5,** 2me verre.

Pommade **S.5,** × **C.5,** × **El. V.,** ou **R.,** avec cire jaune et huile. S'il y a production syphilitique, ajouter à ces remèdes le **Syph.** *intùs* et *extrà* ; et souvent aussi, et en différentes circonstances, **A.2,**

Pour les verrues, si on veut arriver plus vite à les faire disparaître, il suffit de les toucher légèrement de temps en temps avec un bout d'allumette trempé dans l'**Acide sulfurique fumant,** jusqu'à ce qu'une petite auréole jaune se dessine autour de l'excroissance ; mais il faut bien prendre garde à ce que la cautérisation ne dépasse pas la verrue ; dans ce cas il suffirait de coller sur la peau, touchée mal à propos, un morceau de papier mouillé d'eau, qu'on renouvelle plusieurs fois. Il faut tout d'abord bien essuyer la verrue, si l'on y aperçoit quelque suintement séreux, avec un petit morceau de papier à filtrer sec. Il suffit de les toucher ainsi tous les deux jours pour qu'au bout de huit jours il ne reste plus qu'une croûte brune foncée qui tombera alors bien vite et sans laisser aucune trace, avec notre pommade. Ne jamais la détacher de force !

EXOSTOSE. — Tumeur osseuse provenant d'hypergenèse locale des os et en conservant la structure, à la suite d'ostéïte, ou de contusion des os, ou de syphilis à la troisième période. — L'exostose molle n'est autre que la *Gomme syphilitique* des os. (Voyez *Gomme*).

Le remède *intùs* et *extrà* est C.4, × A.2, et au besoin Syph. Syph.2, avec Elect. V. R. A., selon le cas.

EXTINCTION DE VOIX. — (Voyez *Aphonie*).

FAUSSES COUCHES (imminentes). — Sont empêchées sûrement par S. à sec et aux repas, et C. 2me verre.

FIÈVRE. — Le sulfate de quinine coupe la fièvre, mais il ne guérit pas la cause de la fièvre ni l'engorgement du foie et de la rate. Voilà pourquoi la fièvre revient souvent, sans se lasser, malgré la quinine. Il n'en est pas de même avec nos fébrifuges.

Fièvre simple, éphémère. — F. 1er verre, une cuillerée à bouche chaque heure, F.2, aux hypocondres.

Fièvre intermittente, ou paludéenne. — F. 2me verre peu à la fois et souvent, F.2, aux hypocondres.

Fièvre continue. (Dothiénentérie, typhus, fièvre jaune, fièvre puerpérale, variole, rougeole, scarlatine, suette). — F., 2me ou 3me verre, une cuillerée à café toutes les cinq minutes, souvent F. × C. au 3me verre; quelquefois F. × C. × A. 3me ou 4me verre, onctions ou compresses des mêmes remèdes aux hypocondres et parfois sur tout le ventre. (Voyez ces mots).

Fièvre symptomatique d'inflammation interne ou externe. — F. × A. 2me verre, avec le remède de la cause, *intùs* et *extrà.*

Fièvres éruptives (pour les). — Il faut toujours joindre au traitement, S. 1er verre.

Convalescence (pour la) des fièvres. — Cinq grains S., un A.3, par litre. En tous les cas, applications fréquentes des Electricités. Il sera bon de faire prendre aux malades matin et soir, au moins une ou plusieurs cuillerées à café, d'un litre dans lequel on aura mélangé une goutte d'Elect. B., ou A., ou J., selon la circonstance.

Fièvres pernicieuses (pour les). — Il est préférable souvent d'employer le F.2, à l'intérieur, quelquefois même à forte dose.

Fièvre jaune (pour la). — Il sera très utile de commencer tout d'abord aussitôt l'invasion de l'accès, par prendre 20 grains de F.2, et un quart d'heure après, 20 grains de S. à sec; puis le traitement F.2, × C.3, × A 3, à 3me dilution une cuillerée à café à distance aussi rapprochée que possible, et mettre dans ce 3me verre une dizaine de gouttes d'Elect. B. (1) — F.2, × C.5, × El. B. en onctions aux hypocondres. A.2,

---

(1) On peut continuer à faire prendre au malade, un grain F.2 et un de S. à la fois en posant ces deux ensemble sur la langue à chaque quart d'heure.

$\times$ F.2, $\times$ C.10, $\times$ El. B. ou A. en larges et vastes compr. sur le ventre jusqu'au creux de l'estomac, et même en lavements. — Elect. A., J. en applications fréquentes aux plexus antérieure et à la tête, surtout au sommet El. B.

Fièvre typhoïde (pour la). — Même traitement mais plus mitigé, la maladie n'étant pas foudroyante comme l'autre. — Le F.2 et le S. à fortes doses doit être réservé comme dernier espoir contre un accès suprême.

FISTULES. — Ulcères, en forme de canal étroit, plus ou moins sinueux, entretenu par un état pathologique local, ou par la présence d'un corps étranger, et laissant échapper soit des matières purulentes, soit des matières fécales, soit des urines, soit des matières tuberculeuses du poumon phthisique, soit de la salive, etc. Les fistules sont le résultat de grands abcès froids, soit de blessure d'un tendon ou d'un tissu aponévrotique profonds, soit d'un kyste entrant en suppuration, soit d'une lésion ou état pathologique d'un canal excréteur, ce qui est l'ordinaire.

S. et C. à l'intérieur;

S.5, $\times$ C.5, $\times$ A.2, $\times$ El. V. à l'extérieur, en injections; onctions à la glycérine, soit en compresses, soit en mèches de charpie bien imbibées. Par dessus le tout compresses d'El. B. — Aux nerfs intéressés, El. R., J. ainsi qu'aux grands points. Les suppositoires au cancéreux seront de première utilité.

FLUEURS BLANCHES. — (Voyez *Leucorrhée*). — Le remède est C., 2me ou 3me verre.

FLUXION de Poitrine. — (Voyez *Pneumonie*).

— **des Joues et des Gencives,** causée par l'irritation de la pulpe dentaire ou de la membrane interne des racines des dents, ou par un coup, etc., se termine ordinairement après plusieurs jours de douleur intense, soit par résolution, soit par suppuration, un abcès s'ouvrant soit dans la gencive, soit dans l'épaisseur même de la joue.

S. 1er verre, avec F. $\times$ A. 2me verre.

A.2, $\times$ S.5, $\times$ C.5, $\times$ El. B. en compresses, lotions et onctions. Elect. A., R., en applications.

FOIE. — Nous avons assez démontré son importance et comment par lui seulement et par son remède spécifique, on arrive à guérir une foule de maladies qui n'ont en apparence guères de relation avec lui, telles que une foule de gastralgies aiguës, de diarrhées, d'affections cardiaques, de névralgies et de malaises, ou infirmités qui sont la conséquence si fréquente d'anciennes fièvres malignes ou intermittentes prolongées.

Le foie est exposé à une foule de maladies, et même de lésions, malgré les six dernières côtes droites qui lui forment comme un rempart protecteur. La commotion plus ou moins grave et même compliquée de déchirure, peut être le résultat d'une chute sur les jarrets tendus; une contusion directe peut amener la rupture de la vésicule du fiel. Chez le nouveau-né surtout, le foie débordant de beaucoup les côtes, peut se déchirer aisément sous la moindre compression un peu grave.

Pour tous les accidents: A.2, au litre ou au 2me verre; A. et El. A. sur le cœur; A.2, × C.5, El. B. sur le foie et la rate. — Au bout de quelques jours, ajouter F. *intùs* et F.2, *extrà*.

Voies biliaires: — Les conduits hépatiques cystique et cholédoque, sont parfois le séjour de vers échinocoques ou acéphalocystes. Il faut alors ajouter le V. et V.2, au traitement *intùs* et *extrà*.

Calculs biliaires: — Causent ces terribles crampes ou coliques hépatiques, périodiques ou non, mais s'accompagnant de vomissements, d'angoisse, de douleurs, épigastrique. sternale, dorsale, scapulaire et d'ictère.

F. × S.2, au 2me verre. — F.2, × A.2, × C 10, × El. J. ou B., en vastes compresses sur le foie et tout l'abdomen; ainsi qu'en lavements. Pour dilution intérieure il faut parfois descendre jusqu'à la 4me, 5me. — Bains de siège avec mêmes remèdes, seraient excellents à 25 degrés.

Rétention de la bile. — Même traitement. Ajouter A *intùs* pour calmer l'inflammation, et les grands bains des remèdes précédents.

Inflammation des canaux biliaires ou de la vésicule biliaires. — (Même traitement).

Ictère spasmodique ou d'autre nature. — Produit par le spasme des canaux biliaires, à la suite d'une vive affection morale ou d'une vive douleur physique, ou d'efforts excessifs provoqués par quelque vomitif. Ce spasme empêche l'excrétion de la bile ou son libre écoulement dans le duodénum, aussi bien que leur obstruction par les calculs biliaires ou autre lésion organique, et leur compression par quelque engorgement voisin. Par suite de tous ces divers obstacles l'ictère se produit, c.-à-d. que les principes de la bile et surtout ses principes colorants passant alors dans le sang, la peau, les conjonctives, et l'urine prennent une teinte jaune plus ou moins accentuée, et les matières fécales une teinte grisâtre; en même temps on éprouve une douleur sourde à la région du foie, et un gonflement plus ou moins sensible de tout l'abdomen. — Pour tous les ictères et même pour **l'ictère grave,** même traitement, en ajoutant pour le **Spasmodique,** N. à sec ou avec la dilution, et pour les autres, A. à la dilution.

Altération de la bile, F. × C. au 2me verre. — Pour l'extérieur, même traitement que ci-dessus.

Hépathirrée — (Flux hépatique). Déjection abondante de matières en grande partie formées de bile presque pure, provenant d'un abcès, dont la matière purulente mêlée de bile et de sang s'est frayé une route dans le canal intestinal.

F.2, × C.5, au litre ou 2me verre. Boire une cuillerée à bouche chaque quart d'heure.

Autres Flux hépatiques (les), ne sont que des **diarrhées symptomatiques.**

S. × F.2, est le vrai remède; quelquefois, A. × F.2, au 1er verre, ou au litre, ou au 2me. — Si la diarrhée devient excessive; S. × F.2, 3 ou 4 de chaque dans un verre.

Maladies du tissu du foie (pour toutes les), **F.** $\times$ **C.** $\times$ **A.2,**
2ᵐᵉ, 3ᵐᵉ verre. — Ainsi doit-on traiter la **Cirrhose,** qui est caractérisée par l'atrophie des ramifications capillaires de la veine-porte sur
les acini ou lobules du foie; ainsi le **Ramollissement** et l'**Induration,** l'**Atrophie** et le **foie gras,** ou le **Cancer** du foie, ou
seulement l'**Hypertrophie.** — Bains **C.5,** $\times$ **A.2,** $\times$ **F.2**; **Elect.
B.** en applications sur le foie.

Pour tous les cas précédents, il ne faut jamais oublier d'ajouter à
tous ces traitements particuliers l'application des **Elect.** aux divers
plexus, aux antérieurs surtout, et aux hypocondres.

FOLIE. — Pour les hommes, les remèdes ordinaires sont **S.,**
ou **A.** et parfois **F.**

— Pour les femmes, les remèdes ordinaires sont **C.,** ou
A. et aussi **F.,** mais à **doses très minimes.** — Avec **Elect. R.**
pour les 1ᵉʳˢ et **Elect. B.** pour les autres. — **S.5,** $\times$ **C.5,** en bains, en
douches; ajouter parfois une certaine proportion de **F.2.** Tels sont les
remèdes ordinaires, on peut les employer soit isolément, soit mélangés,
mais toujours à **doses minimes** pour l'intérieur.

De même pour les Électricités, c'est à chacun de voir celle qui
convient au cas particulier devant lequel il se trouve. Il y a là toute une
carrière immense à exploiter, et celui qui s'y appliquerait avec zèle et
intelligence ne perdra pas le fruit de ses efforts.

FONDEMENT (chute du). — (Voyez *Chute*).

FONGUS. — Sorte de tumeurs en forme de champignons pouvant
se développer sur les enveloppes du cerveau, ou dans le testicule, ou
ailleurs, **S.** ou **C.** *intùs.* — **S.5,** $\times$ **C.5,** *extrà.* — Le **Fongus hématode** dont le tissu très vascularisé, est la source d'hémorrhagies plus
ou moins abondantes et fournit une sanie infecte; **C.** $\times$ **A.** *intùs*;
C.5, A.2, *extrà.*

Employer assidûment les **Elect.** en applications, et en mélange
dans les onctions de remèdes.

FOUDRE (Effets de). — Comme *Évanouissement.* — Voyez ce
mot. — Ajoutez lavage ou petit bain de tête avec **S.5** et **El. R.** ou **B.**

FOULURE. — (Voyez *Entorse*).

FRACTURE. — Lorsqu'elle est réduite, arroser les bandelettes
fréquemment avec **A.2,** $\times$ **S 2,** $\times$ **El. A.** — Donner à boire **S.** $\times$
A.2, $\times$ **F.** un de chaque au litre.

Lorsque l'inflammation est dissipée. — **S.** 1ᵉʳ verre. — **S.5,** $\times$ **C.5,**
$\times$ **El. B.** en lotions.

FURONCLE. — (Voyez *Abcès*).

GALACTORRHÉE. — Sécrétion anormale du lait entraînant par
son abondance des désordres dans la santé, tels que: amaigrissement,
pâleur, abattement général, tristesse, palpitations, nausées, douleur
et fatigue des lombes et du dos, dyspnée, toux sèche, fébrile surtout
le soir, sueurs nocturnes et tiraillements de l'estomac.

S. 1ᵉʳ verre, **C.** 3ᵐᵉ verre; bains **C.5,** $\times$ **S.2,** $\times$ **El. B.** ·

El. A. sur le cœur, El. B. sur les seins. Régime doux et grand air. On appelle aussi **Galactorrhée**, l'écoulement de lait qui n'est pas dans les conditions ordinairement nécessaires pour cette sécrétion, et qui parfois se rencontre même chez certains enfants nouveau-nés et chez certains hommes. Dans ce cas, **S.** 2me dilution suffit.

GALE. — Maladie parasitaire de la peau produite par les **Sarcoptes**, causant aux mains, aux pieds, aux parties génitales, aux aisselles, à l'abdomen, aux mamelles, etc., des démangeaisons parfois horribles; contagieuse, surtout la nuit, lorsque les nymphes nouvellement nées sortent des sillons où les œufs ont subi leur incubation.

Comme prompt remède, on fera bien de se frictionner pendant environ une demi-heure avec la pommade suivante : (après un grand bain chaud de **S.**5).

Carbonate de potasse. 20 gram. (dissous dans un peu d'eau).

Soufre pulvérisé....... 40 gram.

Axonge................... 200 gram. — Fusionner bien la pommade avec les mains, avant de la porter sur les différentes parties du corps. — De même, douze heures après. A défaut de cette pommade on peut se servir d'huile de térébenthine mélangée dans une certaine proportion au saindoux. Prendre un second grand bain savonneux, au **S.**5, douze heures après la 2me friction. — Lavez et exposez plusieurs jours à l'air, ou mieux à l'étuve, les vêtements.

Ce traitement suffit pour détruire la gale, mais non pour en détruire les causes premières et les conséquences, souvent désastreuses quoi qu'on en dise; pour cela il faut pendant longtemps: **S.** 1er verre ou **S.** × **A.**2, 2me verre, et **C.**5, × **S.**5, en grands bains, avec **Elect. R.** (si possible), 2 fois par semaine.

Pour ceux qui voudront n'employer que les remèdes **Electro-Homœop.** — Mêlez **S.**5, **C.**5, avec Huile de Cade (Génévrier) en petite proportion avec saindoux, de manière à former une pommade.

L'Huile de Cade peut servir avantageusement de base à toute espèce de pommades Electro-homœopathiques pour toutes les maladies cutanées, aussi bien que l'huile de goudron, et l'huile de thérébenthine.

A tous les repas, prendre le **L.** dans la boisson.

GANGRÈNE. — C'est une mort locale; elle se nomme **humide**, si elle est engorgée de liquides; **sèche**, si au contraire elle se dessèche (ainsi la gangrène sénile); **sphacèle**, si elle attaque toute l'épaisseur d'un membre ou d'un organe. — Elle est extérieure ou intérieure.

La Gangrène extérieure, vient ordinairement à la suite d'un travail inflammatoire aigu de la partie, et s'annonce par un calme trompeur, la prostration des forces, l'irrégularité des fonctions et un froid général; la partie malade prend une teinte brunâtre et dégage une odeur fétide spéciale, en même temps que les parties voisines entrent en suppuration abondante, comme pour expulser plus vite cette portion, qu'elles arrivent ainsi parfois à détacher sous forme d'escharre fétide. Mais souvent les parties saines sont vaincues dans cette lutte contre la partie mortifiée, et celle-ci gagne de proche en proche jusqu'aux sources de la vie.

C. ✕ A. 2me verre ou même au litre. — C.5, aux repas.

C.3, ✕ A.3, ✕ El. V. en compresses, lotions, bains locaux et pommade. Elect. R. sur les nerfs voisins et aux grands points.

Pour la Gangrène intérieure, mêler C. aux autres remèdes spéciaux, soit du poumon, soit des intestins. — Pour celle des intestins: compresses sur tout l'abdomen et lavements de: C.10, ✕ F.2, ✕ A.3, avec El. V.

GASTRALGIE. — Affection nerveuse de l'estomac, caractérisée par des besoins fréquents de manger, des tiraillements, une sorte de défaillance, pesanteur ou points de côté aux hypocondres, et lourdeur de tête, sans renvois acides, mais avec constipation habituelle parfois coupée de diarrhées liquides et fétides, et souvent crampes douloureuses d'estomac.

S. ✕ N. au 2me verre. — Ajouter quelquefois F.

S.5, ✕ C.5, ✕ N. Dissous dans l'Elect. B. mêlés à du cognac ou madère, en frictions et compresses à l'estomac.

Elect. R. ou B. à l'épigastre et au plexus solaire. S. aux repas.

GASTRITE Aiguë. — (Inflammation de la membrane muqueuse de l'estomac). — S. ✕ A. ✕ F., au litre. — Ajouter parfois V. ou V.2, s'il est besoin.

— **Chronique.** — Mêmes remèdes au 2me ou 3me verre, ou même 4me. — F.2, ✕ C.5, aux hypocondres. — L. aux repas.

Elect. B. ou A. aux points principaux. — Frictions et compresses à l'estomac comme pour **Gastralgie**.

GASTRO-ARTHRITE. — Inflammation simultanée de l'estomac et des articulations.

S. ✕ L. 2me verre, Elect. R. en applic., Elect. A. une goutte dans la dilution.

GASTRO-ENTÉRITE. — Inflammation simultanée de la membrane muqueuse de l'estomac et de celle des intestins, se compliquant et s'aggravant l'une l'autre.

(Voyez *Entérite*). Même traitement, en faisant remonter les compresses plus haut.

GENCIVES. — C'est ici surtout que la propreté est la mère de la santé; (Voyez *Dents*).

Après avoir enlevé le tartre qui les enflamme et peu à peu arrive à les ulcérer. — S'il y a inflammation (**gingivite**); Elect. A. pure en frictions; A. ✕ S.5, en lotions; S. 1er verre. — S'il y a ulcération, hypertrophie, phlegmon; C. *intus*; S.5, ✕ C.4, ✕ El. V. en lotions très fréquentes en alternant avec S.5, ✕ C.4, ✕ El. R. et B.

Les affections des gencives symptomatiques d'états généraux, anémie, diabète, scorbut, réclament le traitement de la maladie générale, en plus.

GENOU. — Articulation de la jambe avec la cuisse. — (Voyez *Arthrite, Goutte, Rhumatisme*).

On peut battre ensemble Essence de thérébentine et jaune d'œuf puis Glycérine, et mêler intimement à S.5, ou L. ✕ A.2, ✕ C.2, ✕

El. V., pour frictions douces longtemps répétées. — S. ou L. $\times$ A. $\times$ C. 2me verre, ou bien S. 1er verre; C. 1er verre.

El. R. dans le cas de rhumatisme; El. V. pour arthrite; El. V., B., A., pour goutte.

GERÇURES DU SEIN. — C. *intùs* et *extrà*, ou Glycérine avec S.2, $\times$ A.2, $\times$ El. B. seuls, parfois suffisant.

GLANDES. — Tumeurs Glandulaires **hypertrophiques**, ayant pour élément essentiel les éléments des glandes qui augmentent alors de volume et de nombre, et différant par conséquent l'une de l'autre selon l'espèce de glande où se fait leur évolution morbide. (Utérus, rectum, mamelle, peau). — Cette hypertrophie amène souvent l'atrophie pour ainsi dégénérer peu à peu en Épithélioma, ou, Cancroïde.

Les tumeurs glandulaires de la peau simples: S. 1er verre, S.5, $\times$ A.2, $\times$ El. R. *extrà*.

Les tumeurs plus graves: C. 1er verre, ou C.5, ou C.3, ou C.3, $\times$ A.2, au litre ou 2me verre, avec S.5, $\times$ C.5, $\times$ A.3, $\times$ El. B. en compresses, lotions, pommades et bains.

Nombreuses applications d'Électricités; choisir celle qui fait le plus de bien.

GOITRE. — Accroissement anormal plus ou moins monstrueux de la **Glande thyréoïde**; endémique et héréditaire dans certaines contrées froides et humides, affectant surtout les lymphatiques et les femmes. Il y en a en France environ 450,000.

Remède: cinq grains de S.5, un grain de C 3, dans un litre, ou ce litre au 2me verre. S.3, $\times$ C.5, $\times$ A.2, $\times$ El. R. en compresses, onctions et bains. — C.5, à sec un grain de temps en temps. — El. R. autour de la glande.

GONORRHÉE. — (Voyez *Blennorrhagie*).

GORGE. — Partie postérieure de la bouche et de la portion infero-antérieure du cou; est exposée à trois grandes maladies: **Laryngite, Angine, Croup.**

Voyez ces mots, ainsi que : **Amygdalite.**

GOURME. — (Voyez *Croûtes de lait*).

GOUT. — Faculté d'apprécier les qualités sapides d'un corps, dont la langue est l'organe principal par le rameau spécial du nerf trijumeau, par le glosso-pharyngien et de petits tubes nerveux de la corde du tympan, qui l'innervent à cet effet.

Perte du goût: S. 1er verre. — Elect. R. aux points des nerfs précédents.

GOUTTE SEREINE. — (Voyez *Amaurose*).

GOUTTE. — G. 2me, 3me verre, alterné avec L. $\times$ A.2, 2me verre. — Elect. en dilution de la manière suivante: El. R. pour les hommes. Une goutte dans un litre, boire une gorgée à jeun et en se couchant, et deux ou trois fois dans le jour. El. A. pour les femmes de la même manière,

Onctions de la pommade indiquée pour genou, en mettant le remède **G.** au lieu du **L.** — Compresses d'**El. B., A., V., J.,** non-seulement à la partie malade, mais à tous les points et au sommet du crâne.

GRAVELLE. — (Voyez *Calculs rénaux*).

GRIPPE. — Aussitôt, cinq grains de **P.3,** un de **F.2,** un de **A.** dans un litre et boire cette eau ainsi; ou bien, plus rarement, au 2me verre.

GROSSESSE PÉNIBLE. — Les vomissements s'arrêtent par **S.,** 2me verre ou à sec: **S.** surtout aux repas. S'ils proviennent de faiblesse, prendre **S., A.3,** cinq du 1er un du 2me dans un litre.

Vers la fin de la grossesse **C.,** 2me dilution.

GUÊPE (Piqûre de). — **S.** à sec. **El. R.** en ventouse sur la piqûre.

HALEINE MAUVAISE. — Les causes en sont nombreuses; la plus fréquente est la carie des dents; il faut alors dessécher la carie et placer un obturateur; l'haleine devient acide ou fétide toutes les fois que le mucus ou autres substances se putréfient dans la bouche comme dans le muguet, l'amygdalite, les abcès de la bouche; elle prend une odeur spéciale dans chaque espèce de maladie profonde des tissus, telle que, gangrène pulmonaire, syphilide papuleuse des cavités nasales, abcès profonds, ulcérations intestinales ou utérines; pour toutes ces haleines plus ou moins fétides il s'agit de traiter et de guérir ces plaies profondes dont les produits volatils sont exhalés par le poumon ou par la membrane pituitaire. Mais en outre de tous ces ozènes réflexes il y a un ozène idiopathique naturel à certaines personnes chez qui la substance organique, par suite d'une altération plus ou moins profonde, imprègne la vapeur d'eau pulmonaire d'une odeur forte, fade et désagréable. Contre cet ozène il y a selon la gravité **S**, ou **C.,** *intùs* et en gargarisme, avec melange d'**Elect. R.,** ou **B.** — Ainsi qu'en grands bains, en aspirations, en lotions, et onctions. S'il y a carie, choisir le **C.4,** avec parfois **Syph.**

HANCHE. — (Voyez *Coxalgie*).

HÉBÉTUDE. — C'est le premier degré de la stupeur; symptôme de commotion, ou contusion, ou congestion cérébrale quelconque, de diverses affections générales graves, et parfois même de l'abus de la quinine. Les remèdes sont selon le cas, **S., N., A.2,** soit seuls, soit mélangés; soit à sec, soit en dilution. Si l'hébétude est très profonde et approche de la stupeur, tenir dans la bouche un bout de linge trempé dans une solution de **S.,** 20 grains par verre. **Elect.** en applications.

HÉMATÉMÈSE. — Gastrorrhagie, vomissement de sang rouge foncé plus ou moins, exhalé à la surface muqueuse de l'estomac, débutant par une douleur pongitive au côté gauche, avec oppression, vertiges, pâleur, froid glacial.

Le remède principal est **A.,** 2me ou 3me verre. Quelquefois ajouter **S.,** à sec. **A.2,** × **C.5,** × **El. A.,** en compresses sur l'estomac et les hypocondres.

HÉMATURIE. — Pissement de sang, pur ou mêlé à l'urine, venant de l'urèthre, de la vessie, des urctères ou des reins par suite de diverses maladies, telles que, rétrécissement du canal, tuméfaction de la prostate, les calculs vésicaux, les fongus du col ou des parois de la vessie, la gravelle, et certaines fièvres pernicieuses, qui amènent des inflammations vives du rein et de la vessie.

Il faut traiter la cause du mal par les remèdes spéciaux, mais toujours ajouter le A., et l'Elect. A., *intùs*; et souvent S.6, C.6, F.

Large ceinture mouillée de S.6, × C.6, × A.2, sur les reins et de F.2, × C.10, × A.2, sur les hypocondres et le ventre. Avec l'Elect. A., ou B., ou J., en applications.

Très utiles, les injections des mêmes remèdes en certains cas ainsi que les bains de siège.

HÉMICRANIE. — (Voyez *Migraine*).

HÉMIPLÉGIE. — (Voyez *Paralysie*).

HÉMOPTYSIE. — Crachements de sang vermeil et écumeux provenant d'hémorrhagie de la membrane muqueuse pulmonaire, soit accidentelle, soit essentielle. Pour la première, hémorrhagie accidentelle, S., 1er verre, A., 3me verre; ainsi qu'en frictions et gargarismes, suffit. Pour l'hémorragie constitutionnelle, (venant de lésion organique) il faut ajouter les P. et les C.

HÉMORRHAGIE. — Provenant toujours de la rupture d'un vaisseau sanguin, soit veineux, soit artériel, soit capillaire; le premier laisse couler un sang rouge foncé à jet continu, le second lance un sang vermeil par saccades rythmées comme les battements du cœur; le troisième laisse échapper le sang par suintement plutot que par jet, ainsi qu'il arrive dans la pneumonie et l'apoplexie.

Pour cicatriser: Le 1er; A., 30 grains au verre en compresses fréquemment renouvelées.

Le 2me; s'il est plus petit; comme ci-dessus.

S'il est plus gros; Elect. A., en compresses. Après avoir comprimé l'artére au-dessus de la blessure, lavez la plaie avec la solution précédente, puis fixez dessus un petit tampon de charpie ou de coton cardé bien imbibé d'Elect A., pure.

Le 3me ; lotion et compresses de A. A.2,

Pour les trois; Elect. B. et A., en applications sur le cœur aux points principaux, et à l'entour de la blessure. Avec toujours et en toute circonstance A., 2me ou 3me verre, s'il y a faiblesse ajouter S., au 1er verre ou à sec, et aux repas.

HÉMORRHAGIE UTÉRINE. — (Métrorrhagie) A., × C., 3me dilution. C.5, × A 2, en compresses abondantes avec linge vieux plié en quatre, et parfois une grosse éponge ainsi maintenue par un bandage. Les suppositoires vaginaux, à l'**Angioit**. et au **Canc**. seront très utiles.

HÉMORRHOIDES. — Sortes de tumeurs que forment les veines sous-muqueuses du rectum, à l'orifice et à la partie inférieure de cet intestin, ou seulement à la marge de l'anus, souvent avec fluxion périodique plus ou moins forte. Dans ce dernier cas, où les hémorrhoïdes sont fluentes, périodiques et habituelles, il ne faut pas se hâter de les faire disparaître avant d'avoir modifié le tempérament par un traitement long et rationel. **A.**, au litre plutôt qu'au 3me verre qui les guérirait trop vite ; suppositoires rectaux à l'angioïtique. Bains de siège et pommade **C.5**, × **A.2** × **El. B.**

Les *Hémorrhoïdes sèches*. — Même traitement mais ajouter **S.2**, × **A.2**, 2me, 3me verre.

Les *Hémorrhoïdes blanches*. — Même traitement mais ajouter les suppositoires au **Cancéreux.**

HÉPATITE. — (Inflammation du foie) **F.**, 2me verre, **F.2.** aux hypocondres.

GASTRO-HÉPATITE. — (Inflammation du foie et de l'estomac) **F.**, × **S.**, 2me verre ; bains et frictions **S.5**, × **C.5**, × **El. B.**, n'oubliez pas que s'il y a complication d'affection du cœur il faut ajouter **A.**, *intùs* et *extrà*.

HERNIES. — **S.**, 1er verre, **S.5**, × **C.5**, × **El. B.**, en onctions et pommade ; compresses et ventouses d'**El. R.** autour du sac herniaire.

HERPÈS. — (Voyez *Dartres*).

HOQUET. — **S.**, à sec, un grain de temps en temps, avec **El. B.** au plexus solaire et au sympathique, de chaque côté de la première vertèbre du cou, aux ganglions cervicaux.

HUMEURS FROIDES. — Tumeurs irrégulières, dures, indolentes, mobiles, des systèmes tégumentaires, avec tendance hypertrophique et ulcéreuse. **S.**, 1er verre, **C.**, 2me verre **A.3**, au litre.

On peut mettre dans le litre, cinq grains de **S.** ; un grain de **A.3**, et cinq cuillerées à café de la 1re dilution de **C.**

S.5, × **C.5**, × **El. B.**, en onctions, en frictions à l'alcool sur l'épine, et en grands bains. **Elect. R.** en applications, à tous les points matin et soir.

HYDARTHROSE. — Hydropisie articulaire. — **L.**, × **A.2**, ou **C.2**, (selon la nature, au 2me verre ou même au litre. Compresses des mêmes autour de l'articulation, continuelles. **El. R.**, en applications à l'entour de l'articulation et sur les jointures.

HYDROCÈLE. — Tumeur formée par un amas de sérosité soit dans le tissu lamineux du scrotum ou de la tunique vaginale, soit dans une des enveloppes du testicule ou du cordon des vaisseaux spermatiques ; **A.2**, × **C.2**, au 2me verre ; **A.2**, × **C.6**, × **Elect. B.** en onctions et bains de siège.

HYDROCÉPHALIE. — Hydropisie de la tête. On entend par là les infiltrations séreuses qui se forment sous le cuir chevelu, ou sous le péricrâne ; mais surtout celles qui se forment dans le crâne même ou dans le tissu du cerveau et du cervelet. L'hydrocéphalie aiguë provient de l'inflammation des membranes du cerveau ; celle chronique qui existe parfois avant la naissance, peut aussi se développer peu à peu chez les jeunes enfants de manière à refouler les os, et défigurer la conformation de la tête.

L'Aiguë sera combattue par A.2, $\times$ C.2, $\times$ F., au 3me verre avec compresses et lotions continuelles de A.2, $\times$ C.2, $\times$ El. B. (dix gouttes dans le verre).

La chronique, par S., 1er verre ou au litre, et C.5, $\times$ El. R., en compresses et lotions.

HYDROPÉRICARDE. — Hydropisie du péricarde ; il est passif s'il provient d'obstacle à la circulation veineuse ; dans ce cas A.2, au litre, et en grands bains, avec application d'El. A. — Il est actif, s'il provient de péricardite, c'est-à-dire d'inflammation du péricarde ; dans ce dernier cas, A., $\times$ C.2, au 3me, 4me verre. Compresses A.2, $\times$ C.5, $\times$ El. B. Applications d'Elect. A., aux grands points et au cœur.

HYDROPHOBIE. — Mauvais mot pour désigner la **Rage**, l'homme seul dans ce cas ayant horreur de l'eau que le chien enragé recherche au contraire avec avidité. Ce symptôme existe du reste dans d'autres affections, de l'encéphale, de l'utérus, et des organes digestifs et respiratoires.

Aussitôt mordu. avaler S., dix grains tous les quarts d'heure pendant une heure ou deux ; aussitôt également, 20 grains de S·5. et une cuillerée à bouche d'Elect. B., dans un demi verre d'eau, en compresses de charpie bien mouillée ; puis, S., 1er verre, ou au litre ; grands bains de S.5, chaque jour avec Elect. B.. 3 cuillerées à bouche par grand bain ; continuer ce traitement six semaines.

HYDROPISIE. — Provenant soit d'un accroissement de l'action sécrétoire, et conséquemment d'un afflux anormal de sang dans les capillaires artériels de la partie où se fait l'épanchement séreux ; soit d'un obstacle au cours régulier du sang, ou d'une lésion primitive des tissus, surtout des tissus séreux, dont la sérosité n'est plus dans le cas d'être absorbée.

Le remède certain et efficace de cette maladie quel que soit son lieu d'élection, est... (avec le remède spécial de la lésion primitive et principale)... A. $\times$ C., mais à des dilutions ordinairement très basses, 4me, 5me, 6me, jusqu'à 10me, S., à sec le matin et le soir, et aux repas. A la convalescence S., 1er verre.

Grands bains de C.5, $\times$ S.5, $\times$ El. B., seront très utiles. **Elect.** en applications.

HYPOCHONDRIE. — Affection nerveuse dont le siège est dans les parties du système Grand sympathique qui se trouve en relation plus immédiate avec le foie et la rate, et qui produit par sympathie dans le cerveau une foule de sensations exagérées et chimériques qui se traduisent principalement par des craintes aussi vaines que sans cesse renaissantes sur l'état de la santé et tout ce qui est du ressort direct de cet ensemble nerveux de la vie végétative.

N., $\times$ F., mêlés à S , ou A., selon la constitution.

F.2, $\times$ C.10, $\times$ A .2, en compresses et lavements.

HYSTÉRIE. — Névrose du Grand sympathique des parties utérines qui, chez la femme, de 15 à 30 ans surtout, sont en commucation si immédiate et si incessante avec l'encéphale ; se manifestant par accès, avec sensation d'une boule qui semble partir de la matrice, remonter vers l'estomac, puis à la poitrine et au cou où elle produit une sorte de strangulation ; s uvent avec mouvements convulsifs très violents, quelquefois avec suspension de circulation, respiration, et autres fonctions organiques ; souvent aussi avec douleur térébrante au sommet de la tête.

C., 3me ou 4me verre uni parfois à **S.**, ou **A.**, selon la constitution. Ajouter les remèdes spéciaux ; **N.**, à sec peut être souvent très utile.

Elect. A., au creux de l'estomac ; **Elect. B.** au sommet de la tête. Prendre très peu de dilution chaque jour ; essayer jusqu'où l'on peut aller, sans surexciter le mal.

Comme régime hygienique. — 1° L'exercice corporel, sous toutes ses formes, pourvu que ce soit au grand air, et dans le temps destiné au travail et non au repos. — 2° Eviter les lectures romanesques, les théâtres, les bals, les soirées mondaines, et les liaisons inutiles et dangereuses ; 3° se faire un but sérieux à sa vie, un but de bienfaisance chrétienne surtout, et y appliquer toutes les forces de son esprit et de son corps.

Combien de jeunes filles et jeunes femmes qui ne sont ainsi malades que parce qu'elles ne savent quoi faire, et qui seraient guéries bientôt radicalement, si, tombant tout d'un coup dans la misère, elles étaient obligées de travailler pour gagner leur pain de chaque jour ! Eh bien, que ce qu'elles n'ont pas besoin de faire pour elles-mêmes elles le fassent pour les autres !

ICTÈRE. — (Voyez *Foie*).

IMPUISSANCE. — **S.**, 1er verre ; **N.**, à sec, matin cinq grains. **El. R.**, × **S.**5, × **C.**5, en bains et frictions.

INCONTINENCE (d'urine). (Voyez *Énurésie*). — Si elle provient de paralysie ou d'inertie du col ou du réservoir ; — **S.**6, × **C.**6, au 2me verre ; et **S.**6 × **C.**6, **Elect. R.**, en compresses et bains de siège.

INDIGESTION. — Légère ; **S.**, à sec, 4 à 8 grains ; **El. R.** à l'épigastre.

Grave ; **S.**, 15 à 30 grains à sec ; au besoin, aider au vomissement, eau tiède ; en tout cas, **Elect. R.**, à l'épigastre ; frictions à l'alcool de **C.**5, 30 grammes par verre.

INSOLATION. — Au début, **El. B.**, en compresses sur toute la tête. S'il y a fièvre, **F.**, 1er ou 2me verre, **F.**2, aux hypocondres **A.**2, × **C.**5, × **El. B.** en lotions et affusions sur la tête. **C.**5, un grain à sec de temps en temps.

INSOMNIE. — **N.**, cinq grains le matin à sec. **S.**, 1er verre. **S.**2, × **A.**2, **El. B.**, en grands bains, soigner surtout la cause.

ISCHURIE. — Rétention d'urine. — Il y en a de quatre espèces.

L'Ischurie rénale (rétention de l'urine dans le bassinet du rein), dont le remède est **F.**, $\times$ **C.**6, $\times$ **A.**, au 2ᵐᵉ verre ; **C.**6, **A.**2, $\times$ **El. B.**, en frictions à l'alcool.

L'Ischurie, vésicale, urétrique et uréthrale, selon la cause, qui produit l'accumulation de l'urine dans la vessie.

S'il y avait seulement difficulté d'uriner, Dysurie, Strangurie, **S.**6, suffirait en dilution, avec **S.**6, $\times$ **C.**6, $\times$ **El. B.**, en bain de siège.

Mais dans l'Ischurie, il y a non-seulement difficulté, mais impossibilité, et par suite un danger pressant. L'intervention d'un médecin est alors nécessaire pour faire évacuer l'urine sans retard. Mais le traitement suivant complétera la guérison, en même temps, qu'il rendra non-seulement possible, mais facile et très avantageux le Cathétérisme, en détruisant l'inflammation. **S.**6, parfois avec **C.**4, et s'il y a fièvre **F.**, en dilution au litre ou 2ᵐᵉ verre, ajouter même **A.**, si le malade est sanguin.

C.4, $\times$ **A.**2, $\times$ **F.**2, en vastes et abondantes compresses sur l'abdomen, les hypoc. et les parties, avec un peu d'**El. B.** mêlée.

Suppositoires rectaux à l'**A.**, pour l'homme ; rectaux à l'**A.**, et vaginaux au **C.**, pour la femme.

Bains de siège des mêmes remèdes.

Elect. en application fréquente, au sacrum, au périnée, aux aînes et sympathique.

Les injections au **C.**2, $\times$ **A.**2, seront souvent très utiles.

IVRESSE. — **S.** dix grains, répétés deux ou trois fois avec **El. R.** à la nuque la font disparaître. La tête se dégage et l'estomac se débarrasse sans souffrance. Au besoin, **C.**5, $\times$ **El. R.** en frict. à l'alcool sur l'estomac.

IVROGNERIE. — **S.** 1ᵉʳ verre ; **A.**2, 2ᵐᵉ verre et en compr. sur le cœur. **S.**5, $\times$ **C.**5, $\times$ **A.**2, $\times$ **El. B.** ou **R.** (si le malade est épuisé et lymphatique), en douches, grands bains et drap mouillé, s'il est possible chaque matin.

JAUNISSE. — (Voyez *Foie*).

KYSTES. — Il y en a de plusieurs espèces et ils peuvent apparaître en une foule d'endroits ; les plus graves sont ceux de l'estomac et des ovaires.

C., souvent mêlé à **A.** 2ᵐᵉ dilution ; parfois aussi à **F.**

C.5, ou **C.**10, $\times$ **A.**2, $\times$ **S.**5, en compr., onctions, injections, bains. Si le **Kyste** est extérieur, on doit ajouter à ce mélange l'**Electricité sympathique** ; dans les autres cas, on le peut, mais avec plus de réserve. **S.** aux repas du soir ; **C** 5, aux repas du matin.

Il y a souvent, surtout chez les femmes, complication de diverses maladies qui forment l'ensemble constitutionnel où le **Kyste** trouve à se développer ; voilà pourquoi nous donnons pour répondre à tout : **C.**, **A** , **F.** ; souvent aussi il y a affaiblissement plus ou moins profond de la constitution ; il faut descendre la dose en proportion, de manière à ne pas la fatiguer.

On trouvera toujours dans ce traitement, des ressources inouïes et inespérées.

LAIT. — C. 1ʳᵉ dilution l'augmente; C. 3ᵐᵉ dilution le diminue, et à plus basse dilution encore, le tarit. — Elect. B. en compresses.

Fièvre de lait. = F. × A.2, × C. 3ᵐᵉ dilution.

LANGUE. — Glossite (inflammation de la langue).

S5, × A.2; (C.2, aussi, si l'inflammation ne se borne pas à la membrane muqueuse), 2ᵐᵉ verre. — Onctions avec un pinceau de S.5, × A.2, × El. B. et Glycérine. Elect. A. en applications au cou, et sous la base de la mâchoire ainsi que sur la langue elle-même. — S'il y a quelque symptôme syphilitique, ajouter **Syph.** *intùs* et *extrà*.

Glossanthrax. — (Voyez *Charbon*).

LARYNGITE. — Inflammation de la membrane muqueuse du **Larynx** (Laryngite proprement dite), ou du tissu cellulaire sous-muqueux (Œdème de la Glotte) (pour ce dernier, voyez *Œdème*). Quant à la laryngite, elle est aiguë ou chronique; la laryngite aiguë est simple ou catharrale, et comprend toute sorte de variétés depuis l'enrouement le plus léger jusqu'à l'inflammation la plus intense; ou bien elle est compliquée de désordres beaucoup plus profonds (Laryngite striduleuse et croupale; voyez *Croup*). — La laryngite chronique provient soit d'une laryngite aiguë mal guérie, ou de fatigues de voix excessives; son dernier terme est la Phtisie laryngée (Voyez *Phtisie*).

Nous n'avons donc à nous occuper ici que de la **Laryngite aiguë** ou **chronique**, simples.

Laryngite aiguë, simple. — Si c'est l'enrouement vulgaire, S. 1ᵉʳ verre, P.3, à sec un grain de temps en temps. Ou P.3, 1ᵉʳ verre, et S. à sec. Si l'inflammation est tant soit peu douloureuse, ajouter S.5, × A.2, × El. B. en gargarismes, et compr. sur le cou. — S'il y a fièvre, F. 2ᵐᵉ dilut. — Si l'inflammation devient plus intense, ajouter aux remèdes extérieurs C.5 et P.2.

Elect. A. en compresses sur la gorge.

Laryngite chronique simple, non ulcéreuse. — Même traitement intérieur. Avec S.5, × C.5, × El. R. ou A. en gargarismes et compresses ou onctions.

LÈPRE. — (Voyez *Éléphantiasis*).

LÉTHARGIE. — Diffère du Coma en ce que le malade, si on le réveille, répond sans savoir ce qu'il dit, et retombe tout d'une pièce dans son sommeil de mort; si le malade arrive à ne plus même pouvoir se réveiller, la léthargie devient le **Carus**. Même dans ce dernier cas, un linge imprégné d'une forte solution de S. arrive à le réveiller, en étant introduit quelques instants dans la bouche. Le **Carus** est le dernier degré de la **Léthargie**, comme le **Coma** en est le premier.

LEUCORRHÉE. — Catarrhe utérin produisant un écoulement blanc, jaune, ou verdâtre; avec douleur obtuse locale et hypogastrique, langueur, pâleur, tiraillements d'estomac et dérangement des fonctions digestives. — C., 2ᵐᵉ et souvent 3ᵐᵉ verre. S.2, × C.4, en injections. S. ou S.5, le matin à sec, et aux repas. C.5, deux grains à sec en se couchant.

LIENTÉRIE. — Espèce de diarrhée dans laquelle on rend les aliments à peine digérés. — S. 1er verre. Une goutte d'Elect. B. dans le verre. El. R. aux plexus abdominaux.

LOUPES. — Pour les lymphatiques, S. × C.; pour les sanguins, A. × C. au litre ou 2me verre; avec S.5, × C.5, × El. V., ou R.; pour les 1ers; A.2, × C.5, × El. V., ou A. pour les 2mes, en pommade, saindoux et cire mêlés; frictions fortes et prolongées; bientôt la matière contenue se fluidifie, puis le sac s'ulcère, se vide peu à peu, et se cicatrise.

LUMBAGO. — Cède souvent aux simples applications d'Électricités en ventouses aux points douloureux. Pour l'homme plus souvent la rouge, pour la femme l'El. A. plus ordinairement, sera sympathique.

Si l'Électricité ne fait pas son effet, frictionner l'épine dorsale et les reins avec alcool 85° et N. × A.3, dix grains par verre, puis recommencer les applications d'Elect. — Puis S.5, × C.5, × El. R. ou A. avec alcool ou en pommade.

S'il y a seulement soulagement et non guérison, c'est que la douleur est symptomatique d'affections intérieures qu'il faut traiter.

S. ou A. au 1er verre, fait avec l'eau d'un litre où l'on aura mis une goutte d'Elect., soit R., soit A. selon la constitution, mais plutôt S. × A. au 2me verre.

Plus souvent, F. × S.2, au 2me verre; ou F. × S.2, × N.; ou F. × S.2, × N. × C.6, 2me verre. — L. à sec et aux repas.

LUPUS VORACE. — Tubercules suivis d'ulcères ichoreux et rongeants, ou d'une altération profonde de la peau qu'ils atteignent et transforment de plus en plus. Le premier qui est le lupus rongeant proprement dit, atteint plus souvent le nez que les autres points de la face. — L'autre attaque tout le visage.

Comme pour **Loupes**; c'est le même traitement, sauf que la pommade doit être beaucoup plus fine et plus douce. S. aux repas.

MACHOIRES. — **Trismus**, contraction spasmodique des muscles élévateurs de la mâchoire inférieure; provenant principalement d'une altération des fonctions digestives, agissant par action réflexe sur la branche motrice du trifacial.

S. 1er verre; N. × S.5, × El. B. en bains de tête, et frictions des mêmes à l'alcool à la nuque, à l'atlas et à l'estomac. — **Elect. R.** et **J.** alternées à la tempe et à la mâchoire.

MAL DE MER. — (Vertige nerveux). — S. à sec, plus ou moins de grains, avec El. R. en applications à la nuque, au frontal, au sympathique, et au plexus solaire; S.5, × El. R. en compresses sur la tête et au creux de l'estomac; mais le remède principal sera S. × F. 3me verre. Il y a des tempéraments qui sont naturellement sujets à ce mal, et on ne peut pas toujours le prévenir chez tous les sujets, mais on peut l'adoucir, et l'abréger, ce qui est déjà un énorme privilège. C'est à quoi l'on arrivera sûrement avec le traitement précédent.

MASTURBATION (habitude de la). — S. 1er verre. — S. × El. B. en bains de siège, et en frictions à l'alcool sur l'épine dorsale.

MATRICE (Douleurs de). — **S.** ou **C.** 1er verre, selon l'état de la constitution avec, s'il le faut **S.**5, × **A.**2; ou **C** 5, × **A.**2, et **El. B.** mélangée.

Toute espèce de maladie de matrice se traite à peu près de même, et il est inutile d'entrer dans des détails superflus. Voici le traitement général des maladies graves : **C.**, 1er quand il y a douleurs simples; **C.**2, quand il y a engorgement; **Canc.**3, quand il y a excroissances; **Canc.**4, quand il y a blennorrhagie; **Canc.**5, quand il y a principalement inflammation; **Canc.**6, quand le mal est compliqué d'affection des reins; **Canc.**10 quand il y a surtout échauffement intérieur direct. — Avec ces remèdes l'**A.**, ou l'**A** 2, ou l'**A.**3, à doses différentes, selon le degré ou la qualité de l'influx sanguin que vous voulez prévenir ou amener; le **F.** (*intùs*), et le **F.**2 (*extrà*). — Au besoin parfois le **N.**; les **S.** (*intùs*); **S.**2, **S.**5 (*extrà*). — Vous aurez avec ces remèdes de quoi composer des potions, des compresses, des injections, des bains, des pommades, pour guérir, n'importe quelle maladie de cet organe, surtout si vous savez vous servir à propos des suppositoires vaginaux à l'angioitique, et au cancéreux.

MÉLANCOLIE. — (Tristesse). **S.**, 1er verre. — **F.**, 2me verre, avec pour les femmes **C.**, 3me verre.

MÉNINGITE. — (Voyez *Tête*).

MÉSENTÉRITE. — Inflammation du mésentère, aiguë ou chronique. (Voyez *Carreau*). — **C.** × **A.**, 2me verre et parfois avec **F.**

MIGRAINE. — (Voyez *Mal de tête* et *Névralgie*).

MYÉLITE. — Le traitement des maladies de la moëlle épinière varie autant que les sujets et les circonstances; il est bien difficile de donner des règles précises à ce sujet. Pourtant on peut dire que le **S.** au 1er verre réussit d'autant plus aisément et plus promptement que la maladie est plus aiguë et plus douloureuse; tandis que pour celles qui sont chroniques ou du moins réputées telles parce qu'elles sont indolentes, il faut arriver à des dilutions et des mélanges de remèdes capables de rebuter celui qui n'est pas au courant de ces étranges difficultés. Je regrette de me voir sur ce point de clinique en désaccord complet avec M. Bérard, mais l'évidence des faits ne me permet pas d'hésiter sur ce point. — Je me suis trouvé en face de myélites aiguës, que le 2me verre surexcitait, tandis que le 1er verre les a apaisées et guéries très vite et très radicalement; tandis que devant les myelites indolentes je n'ai jamais pu réussir que par des doses diminuées et des mélanges compliqués. J'ai guéri par le premier traitement **S.**, 1er verre, uni à un traitement extérieur assez compliqué, il est vrai, des myélites aiguës atroces dont les sujets tout noirs de pointes de feu et saturés de potions barbares, étaient nonseulement découragés, mais abandonnes même par les sommités de Paris ; et je suis prêt à en donner les preuves à qui voudra bien les demander. — J'ai guéri de même par des mélanges mais à doses toujours diminuées, des myélites indolentes se traduisant par des paralysies réputées incurables, mais avec beaucoup plus de temps et de peines. Là où il faut trois semaines pour la première, il faut trois mois pour la seconde. Mais le résultat est le même dans les deux cas; et ce résultat c'est la guérison, guérison complète, guérison radicale;

Remèdes généraux : pour l'aiguë, **S.**; pour la chronique, **C.**; **S.5**, × **El. B.**, en frictions à l'alcool sur l'épine dorsale.

Pour les deux, **S.5**, × **C.5**, × **El. R.** (3 cuillerées à bouche par bain) en grands bains.

El. R. J. A. à tous les points et le long de l'épine dorsale.

C.5, × **A.2**, × **F.2**, en larges compresses sur les hypocondres et tout l'abdomen. Mais je répète que ce ne sont là que des indications générales et que pour donner un traitement sérieux et précis il faut se trouver directement en face du malade, de manière à pouvoir apprécier les mélanges voulus et toutes les ressources possibles de l'hydrothérapie médicamentée à notre usage.

Bien examiner les antécédents et les symptômes pour voir s'il n'y a pas quelque trace de cause syphilitique et dans ce cas, ajouter au traitement le **Syph.** 1 et 2.

NAUSÉES. — (Des femmes enceintes) **S.**, 2me verre; **S.**, à jeun, deux grains, et aux repas; **C.5**, en bains, et **C** 5, à sec, un grain chaque heure. **El. R.**, ou **B.**, au plexus solaire et à l'épigastre.

NÉCROSE. — (Voyez *Carie*).

NÉPHRALGIE. — Irritation nerveuse, consistant dans une douleur plus ou moins vive de la région lombaire, avec tremblement, refroidissement, urine nerveuse et parfois vomissements; **S.** × **N.**, au 2me; **S.5**, × **N.** × **El. B.**, en compresses et onctions, ou frictions à l'alcool. Ajouter assez souvent **F.**, *intùs*, et **F.2**, *extrà*. Elect. en applications.

NÉPHRÉTIQUE. — (Colique). Néphralgie due à la présence d'un calcul développé dans les reins, les bassinets, ou parcourant les uretères.

S.2, 2me verre, avec eau de racine de guimauve, **El. V. J.** aux nerfs correspondants, **A.**, à sec à dose massive. — **A.2**, × **S.5**, × **El. B.**, en compresses et frictions.

NÉPHRITE. — **S.6**, × **C.6**, × **A.2**, au 2me verre; **S.5**, × **A.2**, × **C.5**, × **El. V.**, en onctions et frictions, ainsi qu'en bains. Ici l'inflammation est plus profonde, est accompagnée de la rétraction du testicule et de l'engourdissement de la cuisse; néanmoins le malade peut se courber sans douleur, ce qu'il ne peut dans le rhumatisme lombaire. L'urine est supprimée si les deux reins sont pris; il y a seulement dysurie et strangurie s'il n'y en a qu'un d'enflammé. **El.** en applications sur les points douloureux et aux grands points. Même traitement pour *Néphrite chronique*, et la *Pyélite*.

NÉVRALGIE. — Douleur vive, exacerbante ou intermittente poursuivant le trajet d'une branche nerveuse et de ses ramifications, sans rougeur, ni tension, ni gonflement. — La douleur (αλγος, algie) en est le symptôme essentiel.

Si elle est causée par une altération locale du nerf, (*Névrite*) voyez ce mot.

Si elle est causée par une compression exercée par : névrôme,
tumeurs fibro-plastiques, dents cariées, engorgements divers, exostoses syphilitiques, etc. Soigner la cause par son traitement spécial.
C. A. Syph. dans diverses combinaisons.

Si elle est due à l'action locale du froid, **S.** 1er verre; **S.5,** ✕ **El. R**
en frictions à l'alcool.

Si elle est due à une influence paludéenne et prend le type intermittent, **F.** ✕ **N.,** au litre, ou au 2me verre. **F.2,** aux hypocondres.
F.2, ✕ **A.2,** ✕ **C.5.** au bas-ventre.

Si elle est dépendante d'infection syphilitique. **Syph.** 1 et 2, en
plus des autres remèdes.

Si elle est liée au rhumatisme, **L.,** au litre, ou au 2me verre, **S.5,** ✕
El. B. ou **R.,** en frictions à l'alcool, ou en douches et bains. Ajouter
souvent **A.**

Si elle tient à un état névrotique. **N.** et **S.,** au litre, ou 2me, 3me
verre; à la convalescence, **S.,** ou **A** ; ou **S.** ✕ **A.** L'application des
Electricités est très importante ; les plus souvent utiles sont la **B.,** la
J., et la **V.** — Il y a deux points importants à toucher qu'il ne faut
pas oublier ; c'est le sommet du crâne et la plante des pieds. — Les
frictions à l'alcool **A.** ✕ **S.,** suffisent souvent pour guérir. Dans
toute Névralgie avec congestion il faut l'**Elect. A.**

NÉVRITE. — (Inflammation des nerfs). Avec altérations plus ou
moins grave, telle que... hypertrophie de leurs cloisons interstitielles.
Traitement précédent, en insistant sur les **C.,** *intùs* et *extrà*.

NÉVROSE. — Affections du système nerveux se traduisant par
un trouble fonctionnel sans lésion sensible des parties, ni cause matérielle apparente, et affectant presque toutes, le type intermittent. **F.**
— **N.** — **C.** — Parfois **A.,** parfois aussi **V.** 1 et 2 à dose faible.

Elect. B., ou **J.,** ou **V.,** en applications, surtout à l'épigastre.
S., au repas.

NEZ. — (Voyez *Epistaxis, Ozène, Haleine mauvaise*).

NOYÉS. — (Voyez *Asphyxie*).

ODORAT. — (Perte de l') **S.,** ou **C.,** 2me verre; **S.5,** ✕ **C.5,** en
bains. **El. R.,** à la racine du nez, au frontal, tempes, et à l'occiput.

ŒDÈME — (De la Glotte). Gonflement œdémateux de la membrane muqueuse qui circonscrit l'ouverture supérieure du larynx. —
C.2, ✕ **A.2, El. R.,** en compresses et gargarismes.

C 2, ✕ **A.2,** au 2me verre. **Elect. A.,** en compresses sur la partie
antérieure du cou.

— (Du poumon) **C.2.** ✕ **A.2,** ✕ **P.2,** au 2me. **C.2,** ✕ **A.2,** ✕ **P.2,**
✕ **El. R.,** en compresses et onctions sur la poitrine.

ŒSOPHAGITE, — (Inflammation de l'œsophage) provenant de
l'abus de substances pharmaceutiques, **S.,** 1er verre, **A.,** 2me verre.

OISEAUX et **VOLAILLES.** — (Maladies des) **S.,** ajouté à leur
eau, un grain par litre.

OPHTALMIE. — S. ✕ A., deux ou un de chaque au litre. **S.2, ✕ A.2, El. R.**, ou **A.** (selon le cas) en lotions fréquentes, en bains et onctions; au moins 3 fois par jour. **Elect.** en application surtout à la nuque, à la racine du nez, au sus et sous orbital, et au frontal.

On pourra se servir d'eau de plantain, ou de laitue ou de camomille, etc., pour dissoudre les médicaments pour bains et lavages.

ORCHITE. — Inflammation du testicule) **C., ✕ A.,** 2ᵐᵉ verre. **S.2, ✕ A.2, ✕ C.2, ✕ El. B.** en compresses, onctions et bains de siège.

(Syphilitique) ajouter **Syph.** *intùs* et *extrà*.

OREILLONS. — Gonflement inflammatoire du tissu lamineux qui entoure la glande parotide.

S.5, ✕ A.2; ✕ El. R., en onctions et compresses. **S. ✕ A.**, au litre. (2 de chaque). — Ou **C. ✕ A.**, de même avec **C.5, ✕ A.2, ✕ El. R.** à l'extérieur.

OTALGIE. — (Névralgie de l'oreille) **S.2, ✕ A.2, ✕ El. B.**, en applications extérieures et même en injections avec eau mucilagineuse, (racine de guimauve, graine de lin,) bien pure. **S.**, 1ᵉʳ ou 2ᵐᵉ verre.

OTITE. — Inflammation de la membrane muqueuse de l'oreille. D'abord **S.2, ✕ A.2, El. B.**, comme ci-dessus, puis si le suintement s'établit, **C.5, ✕ A.2. El. V.**, en instillations fréquentes (on peut se servir de lait, auquel on a mêlé les remèdes fondus dans un peu d'eau).

Applications d'**El. R A. B.**, tout à l'entour de l'oreille. **S. ✕ A.** au litre.

OTORRHÉE — C'est l'otite chronique qui produit souvent cet écoulement par l'oreille. **C. ✕ A.** au litre. Même traitement extér. que pour l'Otite.

OUIE. — (Perversion de l') **S.**, ou **A.** (selon le tempérament et les circonstances) au 2ᵐᵉ ou 3ᵐᵉ verre. **El. R.** ou **A.**, en applications, locales surtout.

OVARITE. — Inflammation de l'ovaire ou des ovaires, l'organe femelle; arrivant assez fréquemment à la suite d'accouchement, et s'annonçant par des douleurs dans le bassin, les lombes, l'aîne et la cuisse. Outre cette inflammation aiguë il y a une espèce d'inflammation chronique des ovaires qui se déclare périodiquement chez certaines femmes à l'époque du travail menstruel, et qui parfois devient cause d'une stérilité incurable, si on n'en prévient pas à temps les conséquences.

C. ✕ A., 2ᵐᵉ ou 3ᵐᵉ verre selon le degré d'impressionnabilité nerveuse du sujet. — **C.5, ✕ A.2, ✕ El. B.** en compresses, onctions, suppositoires, et bains de siège.

OZÈNE. — (Voyez *Haleine mauvaise*).

PALATITE. — Phlegmasie très commune de la membrane muqueuse qui tapisse les piliers et le voile du palais, souvent produite par une variation brusque de la température du corps.

S. 1ᵉʳ verre. — **S.2, ✕ A.2, ✕ El. A.** en lotions.

PALES COULEURS. — (Voyez *Leucorrhée* et *Chlorose*).

PALPITATIONS. — Provenant de maladie organique du cœur; A., 2me, 3me verre avec A. × C.5, El. A. en onctions et compresses.

— Provenant de cause nerveuse; N. à sec le matin; S. au 1er ou 2me verre, uni souvent à F.; S.5, × A.2, × N. × El. B. en frictions étendues d'alcool.

— Provenant d'anémie; S. cinq grains, et A.3, deux grains par litre. — S.5, × A.3, × El. B. en frictions à l'alcool sur l'épine dorsale en passant légèrement sur le devant du thorax.

PANARIS. — Je n'ai jamais rencontré de panaris qui aient résisté, ou fait même l'ombre de résister à la pommade suivante:
Saindoux, huile et cire mêlés avec S.5, × C.5, × A.2, × Elect. V., — et S., 1er verre, ou S. × C., deux de chaque au litre.
On peut ajouter le F. *intùs* et F.2, *extrá*, mêlés aux autres remèdes.

PARALYSIE. — (Voyez *Apoplexie, Myélite*).

— Locale ou générale, doit être combattue dès le début de l'attaque, par S. ou A. à sec (dix à vingt grains) et El. R. ou A. en application à la nuque, au sympathique et plexus solaire.
Puis, S.5, × C.5, El. B. en frictions à l'alcool sur l'épine dorsale, la poitrine jusqu'en dessous de la ceinture, et sur les points plus menacés, en ajoutant parfois l'A. et le N. — Bains des mêmes remèdes.
N. 1er verre; ou N. × S.; ou N. × A., 3 de chaque au litre. Applications fréquentes des El*ct.; la **Jaune** est parfois préférable.
Pour la paralysie invétérée, même traitement, à doses faibles.

PAUPIÈRES. — (Voyez *Blépharite*).

PEAU. — Son remède spécial et direct est S.5, mais à des dilulutions variées; souvent S.5, au 2me et 3me verre feront ce que ne pourra jamais S.5, 1er verre.
Les autres remèdes, et surtout le **L.** lui seront d'un puissant secours pour atteindre les causes profondes du mal.

PEMPHIGUS. — Même traitement, en ajoutant F. s'il y a fièvre.

PÉRITONITE. — C. × A. × F. au 2me, ou 3me, ou 4me verre.
C.10, × A.2, × F.2, × El. B. en vastes compresses sur tout l'abdomen. Elect. A. en applications fréquentes, et C.5, × A.2, × S.5, × El. A. en bains de siège.

PHARYNGITE. — S. × A., 3 de chaque au litre, S.5, × A.2, × El. B. en gargarismes.

PHIMOSIS. — S'il ne provient pas d'engorgement syphilitique, S. 1er verre avec S.2, × A.2, × El. B. en bains et onctions suffisent. Autrement, ajouter Syph. au mélange avec **Syph.** à l'intérieur.

PHLÉBITÉ. — Inflammation de la membrane interne des veines, toujours grave par ses conséquences.

A.2, 1er verre; C.5, à sec, un grain chaque demi-heure. A.2, × C.5, × El. B. en lotions, onctions et bains. Elect A. en applications fréquentes aux points principaux, sur le cœur et la partie malade.

Pour les **Phlébites utérines**, même traitement, mais C. × A. 2me verre.

PHTHISIE. — Signifie d'une manière générale **Consomption**, c'est dans ce sens qu'on a nommé la Phthisie, pulmonaire, hépatique, mésentérique, rénale, vertébrale, etc. Mais dans le sens plus spécial, c'est proprement toute lésion du poumon qui tend à produire une désorganisation progressive de ce viscère, à la suite de laquelle survient son **Ulcération.**

Les remèdes sont **P.** × **C.** dans toutes leurs formes possibles d'application, avec l'aide des **S., A., F.** — *intùs* et *extrà.*

PIEDS. — **Sueurs fétides.** — S. 1er verre, S.2, ×A.2, en lotions à l'eau-de-vie coupée à moitié d'eau. Si avec les sueurs, les pieds sont sujets à de petites ulcérations, alors on prendra S 2, × A.2, deux de chaque au litre, et C.5, × A.2, × El. B. en lotions et onctions.

Foulure. — Electr. en application, tout d'abord R. ou A.; puis S.5, El. R. en bain de pied et en frictions.

Enflûre aux pieds. — Selon la cause, A.2, ou S.3, au 2me et 3me verre. S.5, El. B. en frictions et compresses mêlé à l'alcool.

Écorchures par marche forcée. — S.5, A.2, El. V. en pommade.

PIQURES. — Selon la gravité S. ou C. *intùs* et *extrà,* mais avant tout El. R. en ventouse sur le point. — C.5, × El. R. en compresses. S'il y avait déjà gangrène S.5, × C.5, × Elect. V. en pommade de saindoux, huile de cade et cire jaune.

PLAIES. — (Voyez *Blessures* et *Gangrène*).

PLEURÉSIE. — Inflammation de la plèvre; peut être aiguë ou chronique. Pour les deux C.2, × F. × P. × A 2, au 2me verre ou 3me verre. P.3, à sec, alterné avec S. à sec, C.5, × A.2, × S.5, × F.2, × El. B. en frictions à l'alcool, en compresses de pommade saturée autant que possible d'alcool.

Elect. R. et **A.** alternées sur les points douloureux, en compresses.

PLEURODYNIE. — (**Point de côté**). — S'il vient d'inflammation, A., 2me verre, El. A. en application; ou El. B. — S'il est rhumatismal, S. 1er verre ou L. au litre, avec **Elect. R.** en application.

PNEUMONIE. — (**Fluxion de poitrine**). — Comme pour **Pleurésie.**

Vouloir entrer dans plus de détails serait puéril, l'état du malade décidant seul du choix de chaque remède, de chaque numéro de remède, et surtout de la dose à employer. — Nous ne pouvons on le conçoit donner ici qu'un exposé général.

POIREAUX. — S.5, × C.5, El. V. avec saindoux et cire jaune. S. 1er verre, C., 2me verre.

POLLUTIONS (involontaires). — S., 1er verre, C.5, deux grains à sec matin et soir. El. R. × C.5, × S.5, en frictions à l'alcool sur l'épine dorsale et en bains.

POLYPES. — Excroissances charnues, fongueuses, fibreuses, etc., qui peuvent se développer sur toutes les membranes muqueuses, mais surtout dans les fosses nasales, la matrice, le vagin, ou même le conduit auditif (suite d'Otite grave).

Nos remèdes les guérissent d'une manière certaine et prompte, sans excision, ou arrachement, ou ligature, ou cautérisation.

C. × A.2, *intùs*, au litre ou au 2me verre; C.5, × S.5, × A.2, × El. R. ou V., *extrà*.

PROSTATE. — Glande importante située entre le col de la vessie, la portion de l'urèthre qui lui fait suite, le rectum, le périnée et les pubis, et exposée à différentes maladies telles que: les abcès, la tuméfaction ou hypertrophie générale ou partielle, rendant la miction et même parfois le catéthérisme difficiles; et enfin l'inflammation.

C.2, × A.2, *intùs* et *extrà*, en onctions et bains, et même injections et surtout suppositoires. — Avec El. B. ou A. en application fréquente au périnée, aux aînes, au pubis et sur les nerfs sacrés.

PRURIGO. — Éruption cutanée, locale ou générale, plus ou moins douloureuse, produisant une démangeaison parfois intolérable. — S.5, au 2me verre avec eau d'orge, S.5, en bains avec eau de son

PRURIT. — Se manifestant surtout à la surface des muqueuses buccale, nasale et génitale;
S'il est causé par les vers. — V.1 et 2.
S'il est causé par les calculs de la vessie. — S.2. (Voyez *Calculs*).
S'il est causé par la congestion, A.2, en compresses et *intùs*.
S'il est causé par l'introduction dans le sang de certains principes
    alimentaires ou toxiques, S. *intùs* et S.2, × A.2,
    en lotions et affusions un peu chaudes.
S'il est produit par la cicatrisation, S.2, × A.2, en onctions.

PSORIASIS. — Inflammation chronique de la peau; non contagieuse, mais héréditaire; dont les éruptions se changent en squames sèches, dures et blanches qui en se détachant remplissent les vêtements et le lit du malade.

L. au 2me verre. — S. 1er verre et aux repas. — S.5, en bains tièdes et en douches avec Elect. R.

PUNAIS. — (Voyez *Ozène*).

PURPURA (pourpre). — (Voyez *Anémie, Scorbut et Fièvre*).

PUSTULE. — Petite tumeur qui suppure, contrairement au bouton, qui ne suppure pas et à la phlyctène qui contient seulement de la sérosité et non du pus.

La Pustule humide. — (Voyez *Syphilis*).

La Pustule maligne. — (Voyez *Charbon*).

RACHITISME. — Même traitement que pour **Crétinisme.** — (Voyez ce mot).

RAGE. — (Voyez *Hydrophobie*).

RAIDEUR (des muscles). — S. 1er verre. El. R. en ventouses.

RAMOLLISSEMENT (du cerveau). — C. × A.2, au 3me ou 4me verre. — N. cinq grains à sec le matin. S. aux repas. — S.5, × C.5, × A.3, × El. R. en bains de tête, en douches, et en frictions à l'alcool sur toute la longueur de l'épine.

REFROIDISSEMENT. — S. à sec, au début. Si le mal est déclaré, S.5, × A.2, × El. R. en frict. à l'alcool; et souvent F. mêlé à **Scrof.** dans la proportion de 1/6, pour traitement intérieur

RÈGLES. — La surabondance et même l'hémorrhagie est arrêtée par A., 2me et 3me verre, A. en compresses sur le ventre; A.2, sur le cœur. Elect. A. aux points.

— Provenant de faiblesse et de manque d'équilibre constitutionnel, S., 1er verre A.2, 3me verre.

— Parfois C. × A., 2me verre.

— La suppression ou la diminution. — Accidentelle, — A., un grain ou même 4 dans le verre. — Constitutionnelle, A.3, ou S., 1er verre; parfois C., × N., × A. En tout cas, C.5, × A.3, en bains de siège et en frictions à l'alcool sur l'épine.

REINS. — (Voyez *Lumbago, Néphrite*).

RÉTENTION D'URINE. — (Voyez *Ischurie*).

RÉTRÉCISSEMENT. — C.6, × S.6, 1er verre ou au litre; C.6, × S.6, × A.2 en bains de siège, injections et compresses.

RHUMATISMES. — S.2, × A.2, × L., 2me verre. Elect. en ventouses aux points douloureux. L., aux repas. S.5, × A.2, en frictions à l'acool. Ajouter souvent C.5.

RHUMES. — (Voyez *Coryza* et *Bronchites*).

RIRES CONVULSIFS. — S., 2me verre; N., à sec; — S.5, × N. × El. B., en bains; El. R.

SABURRAL. — (État) dans lequel l'estomac se trouve plus ou moins embarrassé et entravé dans son action par une accumulation de matières muqueuses appelées **Saburres**, produites primitivement par un état particulier de la sécrétion biliaire et secondairement par une altération des sécrétions muqueuses de l'estomac auxquelles viennent se joindre des résidus d'aliments mal digérés.

S., 1er verre; F., 2me verre ou au litre, (mêlés).

SAIGNEMENT DE NEZ. — (Voyez *Epistaxis*).

SALIVATION. — Symptôme de vers. V. 2me ou au litre C.5, × V.2, × El. J. en lavements et bains. — Symptôme mercuriel. S. 1er verre et Syph.2, 1er verre.

SARCOCÈLE. — (Orchite chronique) se traite comme Orchíte; voyez *Orchite*.

Toutefois on fera souvent bien de joindre le **Syph.2**, aux autres remèdes **A.2**, × **C.2**, à l'intérieur; et d'employer pour l'extérieur les remèdes suivants en onctions, **Syph.2** × **S.5**, × **C.5**, × **El. V.**; et bains des mêmes mais avec **El. B**.

Ce traitement sera généralement celui qui conviendra pour les Sarcocèles Cystiques, ou Encéphaloïdes ou Syphilitiques.

SCARLATINE. — (Fièvre). **S.**, × **F.**, 1er verre, **S.2**, × **A.2**, en gargarismes et onctions sur les parties douloureuses (surtout la gorge) et affectées d'éruptions prurigineuses. — En cas de complication, **C.2**, × **P.3**, × **A.2**, au 2me verre; **C.5**, × **F.2**, sur l'abdomen, **Elect. R.** et **A**, en applications selon les smptômes.

SCIATIQUE. — (Goutte ou Névralgie) voy. *Goutte* et *Névralgie* ainsi que *Névrite*). Qand elle n'est qu'accidentelle **El. R.** ou **J.** suffit avec **N.** × **C.5** × **A.2** × **El. B.**, en frictions à l'alcool.

Autrement, s'il y a complication, **S.**, ou **L.**, × **F.**, × **N.**, avec une goutte d'**El. A.**, 2me verre, **C.5**, × **El. A.** en bains.

SCLÉRÊME — (Des nouveau-nés). **C.5**, × **A.3**, 2me verre, quelques cuillerées à café dans le biberon. **C.5**, × **A.3**, en frictions, onctions et bains chauds, 30° à 35°, deux fois par jour.

SCLÉRO-CHOROIDITE. — **C.5**, × **S.5**, × **El. R.**, en baius d'yeux. **S.**, 1er verre.

SCLÉRO-CONJONCTIVITE. — Même traitement à peu près. **S.**, 1er verre **A.** 2me verre **C.5**, × **A.2**, × **S.5**, × **El. A.**, en bains d'yeux..

SCLÉRO-KÉRATITE. — Même traitement, en changeant le traitement intérieur : **C.**, × **A.2**, 2me verre.

SCLÉROSE. — (Toute sorte d'endurcissement morbide des tissus) **C.**, × **A.2**, 2me verre, ajouter le remède spécial à la cause, *intùs* et *extrà*. — Le reste comme ci-dessus.

SCORBUT. — La cause de ce mal réside dans une modification profonde de l'économie, produisant un affaiblissement notable de l'énergie musculaire, et des hémorrhagies multiples, avec altération fréquente des gencives et par suite fétidité de l'haleine. La cause se trouvant dans une altération non-seulement des organes, mais aussi des principes nourriciers de l'organisme, il faut:

S., 1er verre avec **C.2**, × **A.2**, 2me verre, soit alternés, soit mêlés, **C.5**, × **A.2**, **El. R.** en bains et gargarismes.

SCROFULES. — (Voyez *Humeurs froides*).

SCROTUM. — (Voyez *Orchite*, *Hydrocèle*, *Sarcocèle*).

SEINS. — Mastite, **C**, × **A.2**, 2me verre **C.5**, × **A.2**, × **El. B.**, en onctions et compresses.

Même traitement pour toutes les maladies ordinaires de cet organe.

SOMNAMBULISME. — Pour la femme **C.** 2me verre, pour l'homme **S.**, 2me verre avec *pour la femme* **C.5,** × **A.2;** et *pour l'homme* **S.5,** × **A.2,** en bain de tout le corps et au moins de la tête ainsi qu'en friction à l'alcool sur l'épine dorsale, avec **El. B** , mêlée. **El. J.** à la tête.

SPERMATORRHÉE. — **S.,** × **A.** 2me verre.

SPLÉNITE. — **F.** *intùs*; **F.2,** *extrà*, mêlé à **A.2**; s'il y a obstruction et engorgement il faut à l'int. **F.** × **A.2,** × **C.2**; et à l'ext. **F.2,** × **A.2,** × **C.10,** × **El. B.**

SQUIRRE. — (Voyez *Cancer*).

STAPHYLOME. — (des yeux) **C.2,** × **A.2,** × **El. R.**, en bains d'yeux. **C.2,** × **A.2,** 2me verre.

STÉRILITÉ. — **C.** × **Syph.** au litre ou 2me verre avec **C.5,** × **Syph.**, en bains et injections est le traitement le plus souvent efficace. D'autre fois **S.,** 1er verre avec **C.** 2me verre, et **C.5.** × **El. B.** en bains.

STUPIDITÉ. — Même traitement que pour Crétinisme avec cette différence qu'il s'agit là de chercher la cause possible de cette maladie qui peut être accidentelle.

Si elle est causée par engorgement; **S.,** 1er verre; **S.5,** × **El. R.** en douches et bains; si par frayeur; **A.2,** × **El. A.**, en douches et bains.

SUEURS. — (Provenant de faiblesse) **S.,** 1er verre, **A.2,** × **S.5,** × **El. R.**, en bains froids.

SURDITÉ. — Par congestion. **A.** 1er ou 2me verre. **A.2,** × **El. B.** (15 gouttes par verre) en compresses et injections. **El. A.** en ventouses.

— Par atonie, **S.,** 1er verre. **S.5,** × **El. R.**, dans l'oreille. **El. R.**, en ventouse à l'entour de l'oreille.

— Nerveuse, **S.,** × **N.,** 2me verre. **S.5,** × **El. B.**, en injections **El. B.**, au sommet de la tête et à l'entour de l'oreille.

SYPHILIS. — Nous avons distingué les lésions vénériennes, des lésions syphilitiques; parmi les premières nous avons noté la blennorrhagie, les ulcérations diverses habituelles, et particulièrement le chancre simple *non infectant*, et nous avons montré que ces affections à moins que d'être de simples complications de la vraie syphilis, restent toujours à l'état d'accidents vénériens locaux, n'entraînant jamais l'infection constitutionnelle spécifique de la syphilis, et se transmettant régulièrement d'après une forme caractéristique spéciale.

Quoi qu'il en soit le remède est le même pour les lésions vénériennes et syphilitiques, ce qui prouverait bien comme nous l'avons dit que ce sont deux variétés (essentielles, il est vrai), d'un même mal.

Au premier, au plus léger soupçon d'infection vénérienne ou syphilitique, que l'on prenne sans plus tarder **Syph.** à fortes doses, à sec, par ex. cinq grains toutes les heures, de six à huit fois par jour; chaque matin, bain de siège et grand bain s'il est possible avec **S.2,** × **A.2,** × **El. B.** — **S.,** au repas de midi, **Syph.2,** au repas du soir.

— Si la Blennorrhagie se déclare, **Syph.** au 1er verre, **S.2** × **A.2,**

⨯ **El. B.**, en bains de siège et injections; **S.**, au repas de midi,
Syph.2. le soir.

— Si le chancre mou, ordinaire, apparaît ; même traitement, mais
ajouter **S.5.** ⨯ **A.2**, ⨯ **Syph.** ⨯ **El. B.**, en pommade. Propreté
minutieuse et soins plutôt exagérés, puisque le pus de ce chancre est
inoculable au moins dans les 1ᵉʳˢ jours à celui qui le porte. La même
pommade servira pour les adénites ou lymphites phlegmoneuses qui
l'accompagnent souvent, et préviendra sûrement toute complication
de phadégénisme et de gangrène.

Pour l'application des **Elect.**, il faut préférer l'**El. A.**, dans la
période d'inflammation, au périnée, au sacrum, et à tous les points
environnants possibles. Puis l'**El. R.** et **J.**, alternées. Il sera même
bon de prendre chaque matin à jeun dix grains de **Syph.** et dix
gouttes d'**El. B.**, dans un demi-verre d'eau, en deux fois à un quart
d'heure de distance.

Quant au *Chancre infectant* ou *induré* qui se distingue ainsi que
nous l'avons dit en ce qu'il est : 1° Incubant, c'est-à-dire qu'il ne se manifeste qu'après une période d'incubation de deux à quatre semaines ;
2° Induré, sa base s'engorgeant, à la suite de l'inflammation primitive,
de tissu élastique et fibro-cartilagineux ; 3° Solitaire, au contraire du
chancre simple qui est ordinairement multiple ; 4° Non accompagné
de suppuration des glandes ou des bubons inguinaux ; 5° Non inoculable à celui qui le porte ; voici le traitement :

1° Dix grains de **Syph.** et dix gouttes **Elect. B.**, dans le demi
verre d'eau le matin à jeun, à midi avant le repas, et le soir en se
couchant. En plus dans le cours du jour...

Syph. ⨯ **A.2**, ⨯ **C.5**, au 2ᵐᵉ verre. **Syph.** ⨯ **S 5**, ⨯ **C.5**, ⨯ **El.
V.**, en pommade, continuellement appliquée sur un linge, et mêmes
remèdes en grands bains, compresses et douches, s'il est possible
chaque jour, mais avec **Elect. R** Pour la femme se servir d'un tampon de charpie bien imprégné de la pommade susdite après y avoir
passé, au besoin, un fil double qui permette de le retirer et de le
renouveler fréquemment.

Toute espèce de chancre infectant quelle que soit sa forme, cédera
à ce traitement — Si toutefois le chancre est **Uréthral**, il faudra
employer ces remèdes en injections fréquentes. Son écoulement symptomatique est moins abondant que celui de la blennorrhagie et s'en
distingue en ce qu'il est plus séreux, rouillé et sanguinolent, et en ce
que la douleur qui survient en certains cas est plus circonscrite, et
comme localisée en un seul point qu'il est souvent facile de sentir au
simple toucher.

Comme la circulation est profondément ébranlée et affaiblie dans le
cas de chancre infectant, il est bon parfois de mêler l'**A. 3**, aux remèdes
intérieurs et extérieurs, et de faire de temps en temps des applications
générales d'**El. A.**

En général, la base des pommades doit plutôt être, soit glycérine,
soit vaseline ou paraffine, soit même beurre de cacao ou beurre
simple ; les onctions à l'huile médicamentée sont toujours bonnes. (1)

---

(1) Les pommades sont bonnes pour les plaies mais à condition qu'elles soient
toujours fraîches ; quand elles rancissent, elles ne valent plus ce qu'elles valaient
auparavant, et peuvent même produire une certaine irritation légère. Mais elles
sont toujours conductrices du remède

Pour les accidents secondaires : plaques muqueuses, roséole, et syphilides de toute sorte, c'est le même traitement, *intùs* et *extrà*.

Pour les accidents tertiaires, même traitement encore mais à doses diverses selon la circonstance, et avec adjonction de remèdes spéciaux à la partie attaquée.

Quant aux remèdes directs, **Syph.**1, **Syph.**2, **C.** et tous ses homonymes, **S.** et toutes ses variétés, **A.**, **A.**2, **A.**3, ils doivent être choisis et appliqués selon les symptômes; on ne peut désigner d'avance aucun de ces remèdes d'une manière absolue. C'est le diagnostic seul qui peut diriger le praticien dans ce choix délicat des remèdes et aussi de leurs doses.

Dans ce cas il faut voir non-seulement le mal direct en lui-même, mais aussi et surtout la constitution spéciale affectée, ce mal affreux prenant plus que tous les autres sa forme de la constitution de son sujet. Inutile d'en dire davantage. Tout est là !

Constatons pourtant que toutes manifestations de syphilis héréditaires, soit secondaires, soit tertiaires, ont été guéries par nous avec la plus grande facilité par les remèdes antisyphilitiques. Combien de pauvres enfants (notamment), n'avons nous pas guéris ainsi en quelques semaines, de maladies en apparence incurables et rejetées même des hôpitaux comme telles, par ces précieux remèdes! Et comment, je vous le demande, les médecins pourraient-ils arriver à guérir ces natures délicates à l'aide de leurs traitements massifs au mercure et à l'iodure de potassium, alors même qu'ils verraient dans ces maladies une transmission de syphilis tertiaire? — Et que peuvent faire là, toutes leurs savantes opérations chirurgicales?

TACHES. — (Voyez *Éphélides*).

TAIE. — (Taches à la cornée), **S.**3, × **C.**3, au 2me verre, souvent unis à **Syph.**2; avec **S.**3, × **C.**3, × **A.**2, × **El. V.** en bains d'yeux et compresses; souvent aussi **Elect. R.** sera préférable; et en toute circonstance au moins, on s'en servira alternativement avec la **V.**

TEIGNE. — Nom vulgaire de différentes affections cutanées surtout de la tête, soit scrofuleuses, soit psoriques, soit parasitiques. (Microphytes ou microzoaires).

S.5, au litre; **C.**2, × **A.**2, au 2me verre; **C.**5, × **S.**5, × **A.**2, × **El. R.** en onctions à l'huile et en bains de tête avec eau de mauves ou de graine de lin.

TÉNESME. — Tension et constriction douloureuse de l'anus, avec envie continuelle et inutile d'aller à la selle, provenant d'inflammation intestinale ou d'hémorrhoïdes.

S. × **F.** × **A.**, 2me verre, et suppositoires au cancéreux et à l'angioitique alternés.

TÉNIA. — (Ver solitaire). Prendre chaque matin d'un seul coup cinquante grains de **Ver.** fondus dans une goutte d'eau et mêlés à un grand verre d'huile d'olive. Chaque soir, cinquante grains de **Ver.**2, fondus et mêlés à un verre de lait ;

Lavements de **Ver.**2, avec huile de ricin. Compresses et onctions du même sur le ventre.

TÉTANOS. — État de crampe ou de convulsion prolongé indéfiniment et produisant une immobilité absolue d'une partie ou de la totalité des muscles soumis à l'empire de la volonté, mais laissant intactes les facultés intellectuelles.

Il faut bien chercher la cause pour la soigner; s'il y a tétanos traumatique surveiller et soigner particulièrement la plaie ou la blessure.

Le traitement général est **N.** quelques grains à séc, fréquemment, et **Elect. J.** en ventouses aux points principaux, ainsi qu'en frictions à l'alcool sur toute la longueur de l'épine dorsale, avec **N.**; **N. ⨯ El. J.**

TÊTE — (Mal de) accidentel. — **Elect. B.** en applications au sómmet de la tête, à l'occiput, aux côtés de l'atlas, aux tempes, derrière les oreilles, au frontal, à la racine du nez, aux sus et sous orbitaux, et au plexus solaire.

S'il y a faiblesse, **Electr. R.** sera souvent préférable.

S'il y a afflux de sang, **Elect. A.** — Et dans ces trois cas, **S.** ou **A.** 1er verre ou au litre.

Si le mal revient périodiquement et se complique de trouble des fonctions gastriques, **S. ⨯ F.** au 2me verre, ou bien **N.**; **F.** au 2me verre; **F.2, ⨯ C.5,** en frictions à l'alcool à l'estomac et aux hypocondres.

Si la congestion à la tête est habituelle, **A.,** 2me ou 3me verre, **A.2, ⨯ C.5,** en bains de tête.

Si le mal provient de leucorrhée habituelle, **C.,** 2me ou 3me verre et **S.** à sec et aux repas.

Méningite. — Inflammation des membranes du cerveau, causant un violent mal de tête qu'exaspèrent le bruit et la lumière, avec fièvre intense et tremblements convulsifs.

S. ⨯ F. au 2me verre, une cuillerée à café chaque cinq minutes. — **C.5, ⨯ A.2,** 25 grains de chaque par litre d'eau avec 40 à 50 gouttes d'**Elect. A.** en compresses abondantes et continuelles sur la tête; **C.5, ⨯ A.2, ⨯ F.2,** en compresses aux hypocondres et sur le ventre; **El. A.** en applications sur les points douloureux.

Mal de tête. — Provenant de tuberculisation du cerveau, amenant peu à peu une céphalalgie continuelle avec vomissements, trismus, affaiblissement de la vue et de l'ouïe; **C.,** 2me ou 3me verre. — **Elect. R.** aux points douloureux, **C.5, ⨯ S.5, ⨯ Elect. R.** en compresses sur toute la tête, et en grands bains tièdes.

TIC douloureux. — (Voyez *Névralgie*). Ordinairement, **C.4, ⨯ F. ⨯ N.,** 3me verre.

TORTICOLIS. — A moins qu'elle ne soit symptôme de quelque tumeur en formation, cette douleur cédera à **Elect. R.** en ventouses ou compresses.

TOURNIOL. — Comme pour *Panaris*.

TOUX. — (Voyez les *diverses affections des Poumons*). Souvent, surtout chez les enfants, elle est arrêtée par **F.** à sec.

TRISMUS. — (Voyez *Tétanos*).

ULCÈRES. — (Voyez *Plaies*).

URÉTHRITE. — (Voyez *Blennorrhagie*).

URINE. — (Voyez *Diabète, Dysurie, Gravelle, Ischurie, Enurésie, Incontinence, Hématurie et Albuminurie.*

URTICAIRE. — Inflammation exanthémateuse de la peau, se reproduisant par accès, et amenant un prurit comparable à celui causé par les piqûres d'orties.

S.5, × F.2, au 2me verre. — S.2, × A.2, × Elect. B. en onctions sur la peau. — Dans les pays chauds où cette affection est fréquente sur les personnes surtout qui ne sont pas acclimatées, il faut alors éviter les bains froids qui pourraient faire rentrer cette éruption, et provoquer une maladie intérieure bien autrement grave. Si elle est causée par des substances vénéneuses (comme les moules), voyez *Empoisonnement.*

UTÉRITE. — (Voyez *Matrice*).

VACCINE. — Il y a aujourd'hui, et depuis même plusieurs années, une ligue internationale anti-vaccinatrice, dont le président le savant M. Boëns démontre aussi clairement que possible, que le **Vaccin** étant un produit **malsain**, emprunté à des sujets malades présentant des pustules aux jambes (chevaux), ou sur le pis (vache), ou sur le bras (enfants), tend à provoquer la décomposition du sang, des humeurs et de l'organisme des vaccinés. Le vaccin humain est même aujourd'hui répudié par les vaccinateurs comme nuisible, ce qui semblerait prouver qu'on aurait en définitive mieux fait de ne pas inoculer ce germe morbide aux générations modernes. Le vaccin animal lui-même peut faire passer dans l'organisme humain une foule de maladies propres aux animaux; et on y est d'autant plus exposé qu'aucun médecin, pas plus que Jenner, ne peut distinguer les vaccins **purs** des vaccins **impurs,**. si ce n'est par leurs effets consécutifs sur les vaccinés c.-à-d. quand le mal est déjà-fait. — Le même Dr Boëns, prétend que la vaccination est non-seulement nuisible en multipliant les maladies infantiles et les scrofules, mais encore inutile. Il est certain que des commissions officielles de vaccinateurs ont démontré victorieusement que l'immunité due au vaccin peut à peine être admise pour une année, ce qui semble donner raison au Docteur Boëns, car qui voudrait se faire revacciner tous les ans? Quoi qu'il en soit.

En Angleterre, le **Privy Concil**, adresse ces instructions aux vaccinateurs officiels: « Hors le cas de danger immédiat de la petite « vérole, ne vaccinez que les sujets qui sont en bonne santé. En ce « qui concerne les enfants, assurez-vous qu'ils n'ont ni fièvres, ni « irritation gastro-intestinale, ni maladie de la peau; qu'ils n'ont pas « d'eczéma derrière l'oreille, ni à l'aîne, ni ailleurs. Ne vaccinez pas « non plus, si ce n'est en cas de nécessité, dans les cas où les enfants « relèvent depuis peu de la rougeole ou de la scarlatine, ou lorsque « l'érysipèle règne dans la résidence, ou dans son voisinage. » (Tiré de la revue Hom. Belge).

Conclusion: quel que soit le parti que l'on prenne pour ou contre la vaccination, tout le monde est d'accord pour affirmer qu'on ne saurait prendre trop de précautions quand il s'agit de vaccine. Il suffit d'une lancette infectée par une opération vaccinatoire première sur un sujet syphilitique et non suffisamment désinfectée, pour donner la syphilis à nombre d'autres enfants.

VAGINITE. — (Voyez *Blennorrhagie*).

VARICELLES. — Modification de la Variole. — (Voyez ce mot).

VARICES Ordinaires. — **A.**, 2me verre, et **Elect. A.** en compr.

— avec plaies. — **A.**2, × **C.**2, au 2me verre. **A.**2, × **C** 5, × **El. A.** en compr. et bains.

— avec plaies et douleurs rhumatismales. — **A.**2, × **C.**2, × **L.**, 2me verre; **A.**2, × **C.**5, × **El. A.** en compr. et bains.

VARICOCÈLE. — Varices du Scrotum. Même traitement, avec cinq gouttes d'**Elect. B.** le matin dans une cuillerée d'eau, et **S.**, 3me verre, pour amener la liberté du ventre.

VARIOLE. — **S.**5, × **F.**2, trois de chaque au litre. **S.**2, × **A.**2, × **El. B.** en onctions de crême ou cérat sur les pustules; et en lavages doux avec eau de laitue. — **F.**2. × **A.**2, en onctions d'huile aux hypocondres et aux plexus anterieurs du grand sympathique. **El. B.** en applications aux principaux points.

VERRUES. — (Voir *Poireaux*).

VERS. — (Voir l'article du *Vermifuge*). Le traitement est **V.**, **V.**2, *intùs* et en lavements avec huile ou glycérine.

VER SOLITAIRE. — (Voir *Tœnia*).

VERTIGES Stomacaux. — Venant d'abstinence prolongée, **S.**, 1er verre; d'indigestion, **S.**, 10 grains à sec, — plusieurs fois s'il le faut.

Vertiges Nerveux. — **S.** × **F.**, 3me verre comme pour le mal de mer qui en est l'expression vraie.

Vertiges Ténébreux. — (Avant coureur de l'épilepsie ou de l'apoplexie), **C.** × **A.**, 3me verre.

Vertiges Sympathiques. — Chercher et traiter la cause.

Vertiges Rhumatismaux, sorte de rhumatisme cérébral. — **L.** × **A.**, 3me verre.

VESSIE. — Voyez *Cystite*, *Gravelle*, *Néphrite*, *Urine*. Les deux grands remèdes de la vessie sont d'un côté **S.**2, et **S.**6; de l'autre **C.**2, **C.**4, **C** 6, avec parfois **F.** et **A.** — Suppositoires rectaux et vaginaux; **Elect.** au périnée pour agir sur le col de la vessie, sur la prostate et la portion voisine de l'urèthre.

VOIX. — (Voyez *Aphonie*, *Enrouement*).

VOMISSEMENTS. — Accidentels, cédent invariablement à **S.**, avec parfois **F.**2. aux hypocondres.

— Des femmes enceintes. **S.**, aux repas; **C.**, 2me ou 3me verre, un demi-verre par jour par petites cuillerées à café espacées le long du jour arrêteront infailliblement ces vomissements prétendus incoërcibles. Ajouter **Elect. R.**, à l'épigastre et au plexus solaire. **F.2**, aux hypocondres.

— De sang. (Voyez *Hémoptisie, Hématémèse*).

YEUX. — (Voyez *Ophtalmie, Cataracte, Taches de la Cornée (Taie), Staphylômes, Kystes.*

Inutile de répéter ce que nous avons déjà dit ailleurs suffisamment.

Nulle part mieux qu'ici l'efficacité merveilleuse de nos remèdes ne s'affirmera d'une manière incomparable.

Les remèdes les plus usités sont les **S.**; les **A.**; les **C.**; les **Syph.**; à doses variées, et soit seuls, soit plus souvent mélangés; ainsi que les **Electricités R. A. B.**; le tout, à l'intérieur en dilutions, et à l'extérieur en bains, lavages, compresses, onctions et applications.

ZONA. — Même traitement que pour Urticaire.

FIN

On a oublié dans l'explication des abréviations, l'Antinerveux et l'Antiasthmatique. Or le 1er se désigne par le signe: **N.** et le 2e par le signe: **AS.**

DÉPOT GÉNÉRAL

DES

NOUVEAUX REMÈDES ÉLECTRO - HOMŒOPATHIQUES

de l'ÉTOILE.

Pharmacie Homœopathique centrale

A. SAUTER, GENÈVE

PRINCIPAUX DÉPOSITAIRES

FRANCE.

PARIS ....PHARMACIE HOMŒOPATHIQUE CEN-
                       TRALE, rue du Helder, 17.
ALGER....................KNOERTZER, Pharmacien, rue de Cons-
                       tantine, 4.
AUTUN....................L. DUBOIS, Pharmacien.
CANNES, (Alpes-Maritimes)..C. CARLEVAN, Pharmacien.
GRENOBLE.................AIMÉ FERRAT, rue du Pont-St-Jame.
LE MAS D'AZILS............LOURDE, Pharmacien.
LYON........................PRUDON, Pharmacie BARNOUD, rue de
                       la République, 3.
   id. ....BERNAY, Pharmacie Homœopathique,
                       rue de l'Hôtel-de-Ville, 14.
MARSEILLE................Pharmacie du Bould de la Madeleine, 1.
MENTON...................LINDEWALD, Pharmacien.
NICE ....SUE, Pharmacien, Avenue de la Gare, 18.
   id. ....FERAUD, Pharmacien, Avenue de la
                       Gare, 46.

ALLEMAGNE.

DÉFOT GÉNÉRAL POUR L'ALLEMAGNE du NORD.

DRESDE...................GRUNERS's Homœopathische Officin.

DÉPOTS.

BERLIN....................KREBS, Apotheke z. Salomo Charlottens-
                       trasse.
BRESLAU..................JOH. MULLER, Apotheke z. Hummerei.

Esslingen, (Wurtemberg)..HEIMSCH, Apotheke b. Fischbrunnen.
Francfort S.-M.............W. VOSS, Apotheke zum Frankfurter
                          Adler.
Hamburg...................HAFFEN-APOTHEKE.
Heilbronn.................NICK & WALTER, Apotheker.
Munich (Bavière)..........KAUFMANN, Homœopathische Central-
                          Apotheke.
Posen.....................RADLAUER's Rothe Apotheke.
Stuttgart.................OTTO, Apotheker.

ALSACE-LORAINE.

Colmar....................W. RIBSTEIN, Pharmacien.
Gebweiler.................MERKLEIN, Pharmacien.
Metz......................G. CORHUMMEL, Pharmacien, rue Ser-
                          penoise.
Strasbourg ....Pharmacie de L'HOMME de FER.

AUTRICHE.

Vienne....................C. HAUBENER, Apotheker, Stadt am Hof.
   id. ....BARBER, Apotheke zum heilgen Geist.
   id. ....SCHARRER, Apotheke zum goldenen
                          Kreuz.
   id. ....Dr. OTH. ZEIDLER, Apotheke zum Erzen-
                          gel Michael.
Agram.....................ARAZIM, Salvator-Apotheke.
Bozen.....................MOSER, Stadtapotheke z. St-ANNA.
Brunn ....JOH. BŘICHTA, Apotheker.
Cracovie..................VICTOR REDYK, Apotheker.
Gmunden...................ANT. RAYMANN, Apotheker.
Goerz.....................G. CRISTOFOLETTI, Farmacia all'ORSO
                          NERO.
Klagenfurth...............W. THURNWALD, Apotheker.
Laibach...................ERAS BIRCHITZ. Apotheke z. Mariahilf.
Lemberg...................H. BLUMENFELD, Apotheke z. goldenen
                          Elephanten.
Meran (Tyrol).............WILH. v. PERNWERTH, Apotheker.
Prague ....J. FURST, Apotheke z. weissein Engel.
Salzburg ....Dr SEDLITZKY, Hofapotheke.
Wels ....C. RICHTER, Apotheker.

HONGRIE.

Budapest..................APOTHEKE z. REICHSPALATIN.
Arad......................MATH. ROSNYAY, Apotheker.
Debreczin ....Dr EMIL ROTHSCHNECK, Apotheker.
Funfkischen...............STEPHAN SIPOECZ, Apotheker.
Groos-Becrkerek ....LEOP. MENCZER, Apotheker.

HERCULESBAD..............S. FABRICIUS, Apotheker.
MISCOLCZ................Dr HERCZ, Apotheker.
NEUTRA.................TOMBOR KORNEL, Apotheker.
PRESSBURG.............WEND.-HEIM, Apotheker.
SCEGEDIN..............C. v. BARCSAY, Apotheker.
SZOLYVAN..............TOLVAY IMRE, Apotheker.
TEMESVAR..............C. M. JAHNER, Apotheke z. Koenig von
                Ungarn.

BELGIQUE.

BRUXELLES.............E. SEUTIN, Pharmacie Homœopathique.
   id.   ....PHARMACIE HOMŒOPATHIQUE, 64, rue
                de Laken.
LIÈGE ....L. BODSON, Pharmacien.

ITALIE.

ROME..................ALLEORI, Farmacia omiopatica.
FLORENCE.............LUCIO RODA, 9, Via del Giglio.
SAN REMO.............WIEDMANN, Pharmacien.

ROUMANIE.

BUCHAREST............J. THOISS, Farmacist.
   id.   ....V. THURINGER, Farmacist, Callea Vic-
                toriei. 126.
PLOIESTI ....S. SCHMETTAU, Farmacist.

RUSSIE.

VARSOVIE ....F. F. SZTEYNER, Pharmacie de la Cour
                Impériale.

SUISSE.

AIGLE ....KOERNER, Pharmacien.
BERNE ....BRUNNER, Apotheker.
BEX ....BOREL, Pharmacien.
CLARENS ....BUHRER, Pharmacien.
GRANDSON.............SCHNAPP-BERTHOLET, Pharmacien.
LAUSANNE.............PISCHL, Pharmacien.
NEUFCHATEL ....JORDAN, Pharmacien.
RORSCHACH ...........ROTHENHAEUSLER, Pharmacien.
SAMADEN (Engadine)...MUTSCHLER, Pharmacien.
ST-MORITZ ....MUTSCHLER, Pharmacien.
SCHAFFHOUSE ....PFAEHLER, Pharmacien.
LE SENTIER ....MEYLAN, Pharmacien.
ST-GALL ....HAUSMANN, Pharmacien.
VALLORBES............ADDOR, Pharmacien.
ZURICH-HOTTINGEN ....HAUSSER, Pharmacien.

AMÉRIQUE (États-Unis).

Erie Pa...................NICK, Brothers, Apothekaries.

INDES ORIENTALES.

Mangalore..............MERCANTIL MISSION BRANCH.

M. Sauter, au moment où l'impression de cet ouvrage va être terminée me prie dans l'intérêt même des malades, d'indiquer le prix-courant des remèdes Électro-Homœopathiques.

Comme je trouve ces prix extrêmement modérés comparativement surtout à ceux de Bologne, je m'empresse de souscrire à cette juste demande.

1 Tube de Globules...................... F.	1	»
1 Flacon Électricité...................... —	2	»
1 Pot de Pommade .... —	2	»
1 Flacon d'injection...................... —	2	»
1 Boîte Suppositoires pour enfants......... —	2	»
1 id. à l'Angioitique.................. —	3	»
1 id. au Cancéreux.................. —	3	»
1 id. au Scrofuleux.................. —	3	»
1 id. id. Vaginaux............ —	3	»

Pour les Communautés et les personnes qui voulant s'employer au soulagement des pauvres malades, achèteront les remèdes en quantité plus considérable, il leur sera fait un prix spécial extrêmement avantageux.

Monsieur SAUTER fournit également des Pharmacies portatives plus ou moins complètes.

La petite contenant 8 remèdes........... F.	10	»
La moyenne contenant 8 rem. et 3 élect.. —	17	50
La grande contenant 24 rem. et 5 élect... —	32	50

BOUGIES
ÉLECTRO-HOMŒOPATHIQUES
PRÉPARÉES AVEC LES
REMÈDES DE L'ÉTOILE
A LA
PHARMACIE HOMŒOPATHIQUE CENTRALE
A. SAUTER, GENÈVE

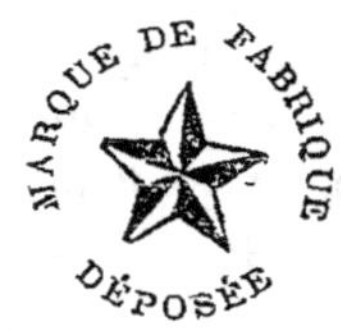

Encouragé par le bon accueil que nos produits électro-homœo-pathiques ont trouvé partout, et tout particulièrement encore par les demandes qui nous ont été adressées par des médecins, nous avons combiné de nouvelles préparations sous forme de *Bougies.*

Ce sont des cylindres minces en Beurre de Cacao médicamenté, d'environ 10 centimètres de longueur. Pour mieux distinguer, nous préparons

les Bougies	au Scrofuleux		de couleur rouge,	
»	»	à l'Angioitique	»	blanche,
»	»	au Cancéreux	»	verte,
»	»	à l'Antisyphilitique	»	jaune.

Ces Bougies permettent l'emploi local des médicaments dans les cas où l'application des pommades, etc., est difficile ou impossible.

Elles se liquéfient par la chaleur naturelle du corps et produisent un effet continu sur les tissus malades.

Dans les **maladies vénériennes, inflammation de l'urètre, gonorrhée, rétrécissements, fistules, etc.,** ces bougies sont presque indispensables; aussi sont-elles de la plus grande importance dans le traitement des **maladies catarrhales du nez et des oreilles,** ainsi que contre les **polypes.**

===

Prix de la boîte de 20 bougies : 2 Fr.

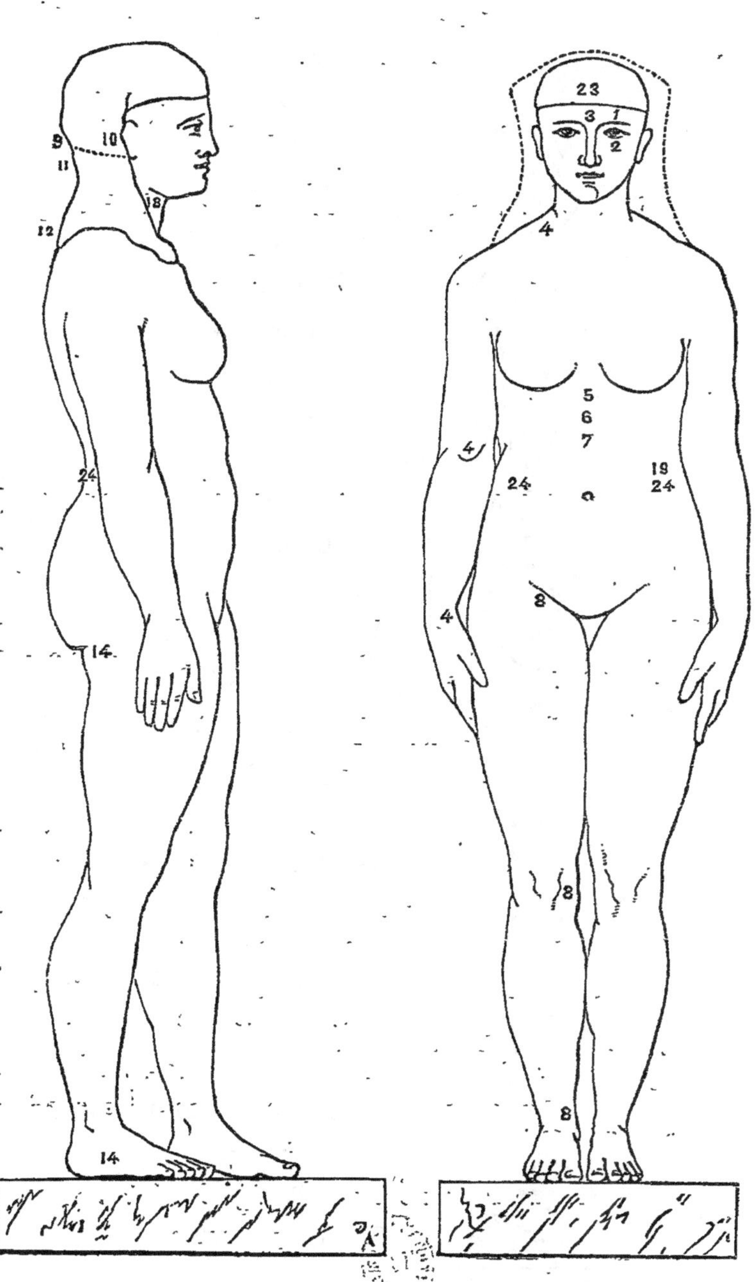

9
10
11
18
12
24
14
14
23
3
1
2
4
5
6
7
4
24
19
24
8
4
8
8

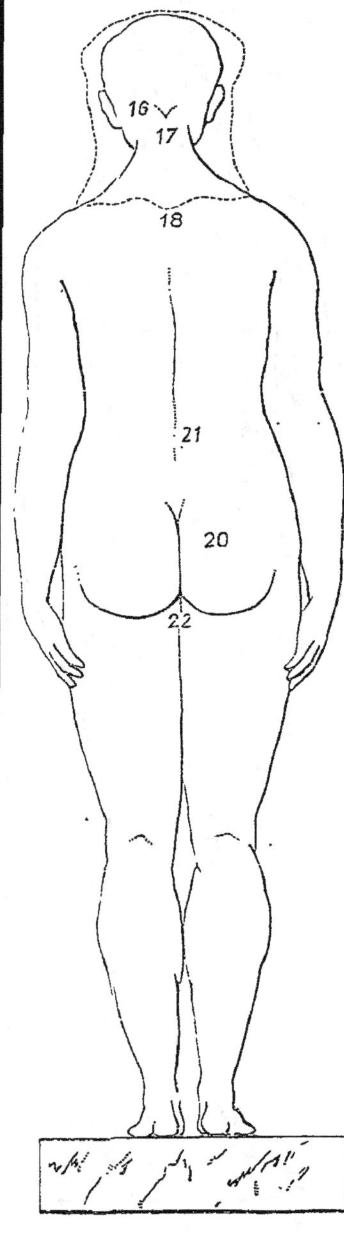

1 Sus-orbit.

2 Sous-orbit.

3 Racine du nez.

4 Brachial.

5 Plexus Solaire.

6 Plexus cœliaque.

7 Plexus mésentérique.

8 Crural.

9 Petits hypoglosses.

10 Petits muscles derrière l'oreille.

11 Occiput.

12 Sympathique.

13 Grands hypoglosses.

14 Nerf sciatique.

15 Arcade du pied.

16 Petits hypoglosses.

17 Occiput.

18 Sympath. (7me vertèbre). Ganglions cervicaux.

19 Fond de l'estomac.

20 Nerfs sacrés correspondants aux parties.

21 Reins.

22 Périnée (entre les deux orifices).

23 Frontal.

24 Hypocondres.

ERRATA.

***

Au lieu de Xantogenicens page 7, *lisez* Xantogeniens.
  — Décriera page 12, *lisez* décrira.
  — Interrompus page 17, *lisez* ininterrompus.
  — Alcaloïdes page 68, *lisez* corps.
  — Accès d'acide page 226, *lisez* excès d'acide.

TABLE DES MATIÈRES

PREMIÈRE PARTIE.

CHAPITRE 1er.

DE L'ÉTAT ACTUEL DE LA THÉRAPEUTIQUE.

CHAPITRE II.

QUELQUES MOTS D'HISTOIRE.

CHAPITRE III.

LE BUT DE L'ÉLECTRO-HOMŒOPATHIE.

CHAPITRE IV.

LE SECRET DE LA NOUVELLE SCIENCE.

§ Ier DU **CHAP. IV**. — *Théoric du système Electro-Homœopatique.*

§ II. — *Composition de chaque remède.*

§ III. — *Caractères de chaque remède. D'où 14 articles.*

CHAPITRE V.

LES DOSES DES REMÈDES.

CHAPITRE VI.

DIVERS AUTRES MODES D'EMPLOI DES REMÈDES

CHAPITRE VII.

DU RÉGIME ÉLECTRO-HOMŒOPATHIQUE.

DEUXIÈME PARTIE.

PARTIE CLINIQUE.